Prof. Dr. Norbert Fessler
Dr. Marcus Müller

Faszien low intensity

Training für Vielsitzer im Beruf, für zuhause oder unterwegs

Faszien umgeben jeden Muskel, jede Vene,
jeden Nerv und alle Organe des Körpers.
Sie trennen Muskeln und Sehnen
bis in die letzte Faser hinein.

Andrew T. Still (1899) – Gründer der Osteopathie

Reihe Körperbildung und Sport

Geschäftsführende Herausgeber

Prof. Dr. Norbert Fessler & Prof. Dr. Michaela Knoll

Die Reihe 'Körperbildung und Sport' versteht sich als Diskussionsforum für aktuelle Themen der Körperbildung und des Sports aus theorie- wie praxisbezogener Perspektive. Ergebnisse wissenschaftlicher Projekte, Kongressberichte, qualifizierte Dissertationen und Habilitationen, aber auch theoriefundierte Praxisbände können so einer breiten Leserschaft zugänglich gemacht werden.

Die Reihe ist offen für eine Vielfalt von Themen. Sie nimmt verschiedene Zielgruppen in unterschiedlichen Settings in den Blick: Erzieher, Sportlehrer, Therapeuten, Übungsleiter und Trainer ebenso Sportwissenschaftler, Sportstudierende, Fachkräfte in Sport- und Gesundheitseinrichtungen sowie Bewegungsmultiplikatoren in der betrieblichen Gesundheitsförderung.

Mit den theoriefundierten Praxisbänden zur Körperbildung sollen insbesondere auch Bewegungs- und Sportinteressierte angesprochen werden, die Anregungen für die Praxisarbeit mit Gruppen suchen und auch selbst etwas für ihre Körperbildung tun wollen.

Bisher erschienen

Band 1 - Gesundheitsförderung in der Gemeinde von Prof. Dr. Klaus Bös, Prof. Dr. Alexander Woll, Prof. Lothar Bösing, Prof. Dr. Gerhard Huber (Hrsg.)

Band 2 - Gesundheit zum Mitmachen von Prof. Dr. Alexander Woll, Prof. Dr. Klaus Bös

Band 3 - Erlebniswelt Sport (3. Auflage) von Dr. Manfred Schraag, Frank-Joachim Durlach, Christel Mann (Hrsg.)

Band 4 - Sporttreiben und Gesundheit von Prof. Dr. Michaela Knoll

Band 5 - Gesund durch Schwimmen von Dr. Jürgen Kozel, Johannes Schmitz, Prof. Dr. Kurt Wilke (Hrsg.)

Band 6 - Kooperation zwischen Schule und Sportverein von Prof. Dr. Sergio Ziroli

Band 7 - Soziale Funktionen des Sports von Prof. Dr. Volker Scheid, Dr. Joachim Simen (Hrsg.)

Band 8 - Moderner Tanz und Tanzerziehung von Dr. Gabriele Postuwka

Band 9 - Innovation aus Tradition von Prof. Dr. Michael Krüger (Hrsg.)

Band 10 - Gesundes Altern, Aktivität und Sport von Prof. Dr. Hermann Rieder (Hrsg.)

Band 11 - Gemeinsam etwas bewegen! Schule und Sportverein in Kooperation von Prof. Dr. Norbert Fessler, Prof. Dr. Volker Scheid, Prof. Dr. Gerhard Trosien, Dr. Joachim Simen, Prof. Dr. Frank Brückel (Hrsg.)

Band 12 - Jugendsport als Dienstleistung von Prof. Dr. Klaus Cachay, Prof. Dr. Ansgar Thiel, Heiko Olderdissen

Band 13 - Gesundheitssportprogramme in Deutschland von Prof. Dr. Walter Brehm, Prof. Dr. Klaus Bös, Dr. Elke Opper, Joachim Saam

Band 14 - Qualitätsmanagement von Gesundheitssport im Verein von Prof. Dr. Herbert Hartmann, Dr. Elke Opper, Artur Sudermann

Band 15 - Talente fördern mit System von Prof. Dr. Volker Scheid, Dr. Markus Eppinger, Dr. Helga Adolph

Band 16 - Standards, Kompetenzen und Lehrpläne von Prof. Dr. Günter Stibbe (Hrsg.)

Band 17 - Qualitätsentwicklung an Partnerschulen des Leistungssports von Dr. Sascha Creutzburg, Prof. Dr. Volker Scheid

Band 18 - Praxisorientierte Biomechanik im Sportunterricht – Vom Tun zum Verstehen von Dr. Axel Schnur, Prof. Dr. Hermann Schwameder

Band 19 - Körperbasiertes Entspannungstraining im Elementarbereich von Dr. Marcus Müller

Band 20 - Körper-Achtsamkeit – Das Basistraining von Prof. Dr. Norbert Fessler

Band 21 - Yoga der Achtsamkeit – für jedes Alter jeden Tag von Prof. Dr. Norbert Fessler, Volker Linder

Band 22 - Tennis 4ever – Achtsam mit dem Körper und sich selbst von Dr. Marcus Müller, Prof. Dr. Norbert Fessler

Band 23 - ballstars – Zielschussspiele im Grundschulalter integrativ vermitteln von Prof. Dr. Volker Scheid, Philip Julius, Dr. Andreas Albert

Band 24 - Progressive Muskel-Relaxation nach Jacobson – für den täglichen Gebrauch von Prof. Dr. Norbert Fessler

Band 25 - Faszien low intensity – Training für Vielsitzer im Beruf, für zuhause oder unterwegs von Prof. Dr. Norbert Fessler, Dr. Marcus Müller

Bibliografische Informationen der Deutschen Nationalbibliothek

Die Deutsche Nationalbibliothek verzeichnet diese Publikation in der Deutschen Nationalbibliografie; detaillierte bibliografische Daten sind im Internet über http://dnb.d-nb.de abrufbar.

Bestellnummer 3236

Hinweis: In der Reihe Körperbildung und Sport wird darauf geachtet, geschlechtergerechte Formulierungen zu verwenden. Dies betrifft z.B. die explizite Verwendung weiblicher und männlicher Formen oder auch die Verwendung geschlechtsneutraler Ausdrücke. Allerdings bitten wir um Nachsicht, wenn wir zugunsten einer verbesserten Lesbarkeit auf die Verwendung von Vollformen verzichten.

Erschienen in der Reihe
Körperbildung und Sport als Band 25

Wichtiger Hinweis: Wissenschaften sind ständiger Entwicklung unterworfen und erweitern durch ihre Forschung unsere Erkenntnisse. Bei allen in diesem Werk erwähnten Dosierungen oder Applikationen, bei Übungsanleitungen, bei Empfehlungen und Tipps dürfen Sie darauf vertrauen: Autoren, Herausgeber und Verlag haben große Sorgfalt darauf verwandt, dass diese Angaben dem Wissensstand bei Fertigstellung des Werkes entsprechen. Die Übungen und Programme haben sich in der Praxis erfolgreich bewährt. Eine Garantie kann jedoch nicht übernommen werden. Eine Haftung des Autors bzw. der Autoren, der Herausgeber oder des Verlags für Personen-, Sach- oder Vermögensschäden ist ausgeschlossen.

Hofmann-Verlag, 73614 Schorndorf;
www.hofmann-verlag.de
Druck & Verarbeitung: Medienhaus Plump,
53619 Rheinbreitbach

Printed in Germany. ISBN 978-3-7780-3236-7

Vorwort

Faszientraining etabliert sich und setzt Trends. Es beansprucht für sich, in jedem Alter leistungsfähig und fit zu halten. Spezifisch wird das Bindegewebe gestrafft, regeneriert und bei nachhaltigem Training sogar erneuert. In der Folge wird mehr Beweglichkeit erzielt, Rückenschmerzen sollen gemindert und Effekte bis hin zur Cellulite-Reduktion möglich sein. Das Interesse an Faszientraining freut Sportgeräte-Hersteller, welche Faszienrollen in unterschiedlichen Härtegraden und -längen, Faszienroller, Faszienbälle verschiedener Größen u.a.m. anbieten.

Wenn allerdings Faszienrollen auf untrainierte Körper treffen und dann auch noch ohne Trainingsanleitung geübt wird, kann solch ein Training eher schaden als nutzen. Deshalb haben wir ein gesundheitlich unbedenkliches Faszientraining 'low intensity' für Einsteiger entwickelt, das ohne Faszienrolle auskommt. Es ist Teil unseres Trainingssystems SeKA – SeKA steht für Selbstinstruktives Körper-Achtsamkeitstraining. Auch die Programmgruppe 'SeKA-Faszien' wurde mit der Zielsetzung erarbeitet, selbstinstruktiv trainieren zu können, ohne zuvor mit einem Trainer üben zu müssen. Dieser Anspruch gilt auch für Bewegungsungeübte. Der Nachweis wurde in mehrjährigen Studien mit hunderten von Probanden erbracht.

Unser Trainingssystem 'Faszien low intensity' umfasst Basisprogramme, Kurzprogramme, Trainingserweiterungen mit spezifischen Trainingsmethoden und Individualisierungsmöglichkeiten des Trainings nach Indikationen.
Basisprogramme: Die fünf angebotenen Basisprogramme orientieren sich an fünf myofaszialen Leitbahnen, nämlich Spiral-, Rücken-, Frontal-, Lateral- und Armlinien. Jedes Basisprogramm setzt sich aus neun Übungen zusammen: Sie beginnen mit einem sensorischen Wahrnehmen. Dann folgen zwei Mobilisationsübungen, die vor allem das myofasziale Gewebe erwärmen und damit Verletzungen vorbeugen. Zu der jeweiligen Faszienlinie schließen sich fünf Kernübungen mit den Zielsetzungen Dehnen, Tonisieren, Federn & Schwingen an. Die Programme enden mit einer Focusingübung, die das fasziale Nachspüren fördert. Die Übungsdauer der Programme beträgt etwas mehr als 20 Minuten.
Kurzprogramme: Aus den fünf Basisprogrammen gehen fünf Kurzprogramme hervor, die jeweils fünf Übungen beinhalten und ca. 10 Minuten Übungsdauer erfordern. Sie können vielseitig und zwischendurch eingesetzt werden: für Vielsitzer im Beruf, für Reisende unterwegs und für den Alltag auch zuhause.
Trainingserweiterungen: Hier wurden Übungen aus den fünf Basisprogrammen zusammengestellt, die hinsichtlich spezifischer Trainingsmethoden – es handelt sich um die Trainingsprinzipien 'Loaded Stretches' und 'Schmelzende Dehnungen' – modifiziert sind.
Individualtraining nach Indikationen: Je nach Problemstellungen wie etwa Rückenschmerzen, steifer Nacken oder Verspannungen in der Brustwirbelsäule werden Übungen vorgeschlagen, aus denen individuell verschiedene Workouts zusammengestellt werden können.

Zur Handhabung dieses Buches: Wer solch ein Buch kauft, ist natürlich neugierig auf die Übungspraxis und will sofort mit den ersten Übungen beginnen. Deshalb haben wir für den Schnelleinstieg bei allen Kapiteln angegeben, was vor dem Einstieg in die Praxis gelesen werden sollte. Es sind wirklich nur sehr wenige Seiten, die aber für ein sicheres und verletzungsfreies Training notwendig sind. Doch dieses Buch will mehr: So ist in den einleitenden Kapiteln angegeben, was Sie zur Vertiefung Ihres Faszien-Wissens lesen können – damit Sie wissen, warum Sie was tun. Auch haben wir Infotafeln entwickelt und in die Texte eingebunden, damit Sie schnell Einblick in wichtige Themen erhalten. Für Coaches, Lehrende und Fachkräfte aus den verschiedenen Gesundheitsberufen sind wir noch einen Schritt weiter gegangen, indem wir an vielen Stellen auf die jeweilige Grundlagenliteratur verweisen. Grundsätzlich kann das Buch als Lehr- und Schulungsmaterial für Weiterbildungen zur Primärprävention und Gesundheitsförderung nach § 20 SGB V eingesetzt werden.

Wir wünschen Ihnen ein gewinnbringendes Training, mit dem Sie auf Dauer Ihre Faszien gesund und funktionsfähig halten können.

Prof. Dr. Norbert Fessler & Dr. Marcus Müller
September 2020

Dank

Die Programmgruppe 'SeKA-Faszien' für Erwachsene (SeKA steht für Selbstinstruktives Körper-Achtsamkeitstraining) wurde in den Jahren 2015 bis 2018 entwickelt.
Ohne Studierende aus dem Studiengang Sport-Gesundheit-Freizeitbildung an der Pädagogischen Hochschule Karlsruhe hätte das Trainingssystem 'Faszien low intensity', das Faszientraining für Einsteiger, nicht auf eine solide empirische Grundlage gestellt werden können. Die Pilotstudien zur Implementierung der Programme in beruflichen Settings erfolgten 2016 unter Mitwirkung von Fiona Frensch, Mirjam Holl, Alena Ritter, Anna Schott, Laura Witt, Jessica Voggesser und Selin Voltin. An den Evaluationsstudien 2017 waren Florian Arambasic, Janina Hink, Malte Oldemeier und Tim Stenske beteiligt. Die letzten Studien erfolgten 2018: In dieser Projektphase waren Louis Paul Gebhardt, Nina Kirchschlager, Lucas Kühn, Delphine Pfaus und Natascha Zurow aktiv, ebenso Julia Gaugler und Joshua Kliewer, die bei der Evaluation der Faszientests mitarbeiteten.
Das Forschungsteam des Karlsruher EntspannungsTrainings [ket] hat uns bei der Fertigstellung dieses Buches maßgeblich unterstützt. Hier sei vor allem Björn Pfisterer und Alena Ritter gedankt, letztere wirkte auch als Model bei den Shootings mit. Unser besonderer Dank gilt Prof. Dr. Michaela Knoll für die vielen Anregungen bei der Entwicklung dieser Schrift. Die akribische Durchsicht des Manuskripts erfolgte zuletzt durch Josef Müller.

Selbstinstruktives Körper-Achtsamkeitstraining SeKA

Die Grundlagen

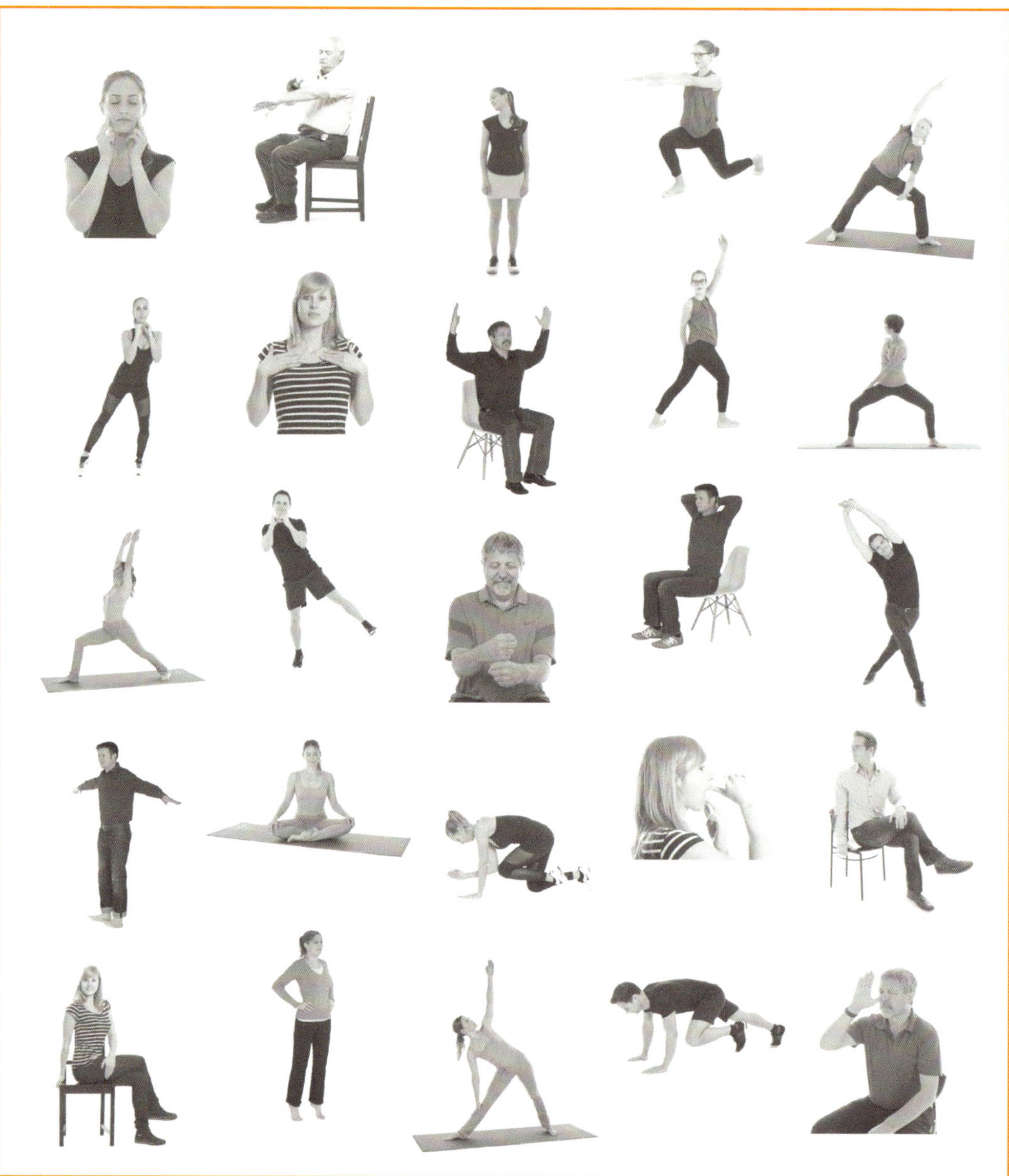

SeKA steht für <u>Se</u>lbstinstruktives <u>K</u>örper-<u>A</u>chtsamkeitstraining. Es ist ein Trainingssystem, das aus systematisch auf Wirksamkeit getesteten Programmen und Übungen besteht, die vielfältig miteinander kombinierbar sind und an individuelle Bedürfnisse angepasst werden können.

SeKA – Die Idee

Achtsamkeitstechniken, die selbst erlernt werden können, jederzeit durchführbar sind, ohne Übungsgeräte auskommen, spürbar entspannend wirken und nicht viel Zeit in Anspruch nehmen, also zugleich effizient und effektiv sind – ist das möglich?

Dieser Herausforderung haben wir uns im Karlsruher EntspannungsTraining (ket) gestellt, als wir nach mehrjährigen Vorarbeiten 2010 begonnen haben, systematisch entsprechende körperbasierte Achtsamkeitstechniken zu entwickeln. Der Körper steht dabei stets im Fokus. Denn über den Körper eröffnen sich schnelle und wirksame Entspannungsmöglichkeiten, die leicht zu erlernen sind und zugleich Achtsamkeitsprozesse fördern. Deshalb tragen alle unsere Programme das Kürzel SeKA, das für „Selbstinstruktives Körper-Achtsamkeitstraining" steht.

SeKA auf einen Blick

Handlungsprofil: achtsamkeitsfördernd und entspannend; selbstbestimmt und selbstinstruktiv; körperbasiert und progressiv

Anwendungsprofil: jederzeit und überall – im Alltag und bei der Arbeit; einfach und mit wenig Zeitaufwand durchführbar

Wirksamkeitsprofile: physisch stärkend und funktional als Prävention gegen Zivilisationskrankheiten wie Rückenschmerzen oder Herz-Kreislauf-Erkrankungen; psychisch entlastend, energiefördernd, konzentrationsstärkend und persönlichkeitsbildend

> Mit jedem Gedanken, jeder Emotion, jedem geistigen Geschehen geht eine entsprechende Körperempfindung einher. Wenn wir also die Empfindungen des Körpers beobachten, beobachten wir zugleich den Geist.
>
> S.N. Goenka
> 1994, S. 143

Unsere Programme nutzen die Körperklugheit für die individuelle leibseelische Gesundheit und eine damit einhergehende Persönlichkeitsentfaltung. Denn achtsame Bewegungsausführungen trainieren die Fähigkeit, den eigenen Körper bewusster wahrzunehmen und so Verspannungen, muskuläre Dysbalancen oder Bewegungsblockaden zu erspüren, die eng mit der Psyche verknüpft sind. Das Durchdringen der eigenen Körper-Geist-Struktur führt zu intensiverem Erkennen und der aus dem Inneren heraus gespeisten Erfahrung, das eigene Wohlbefinden gezielt steigern zu können.

Das SeKA-System beinhaltet hunderte von Übungen, die systematisch auf Wirksamkeit getestet und in Programmen zusammengefügt sind. Da die Übungen aus den Programmen heraus miteinander kombinierbar sind, kann dieses Trainingssystem persönlich ausgestaltet, also individuell an die eigenen Bedürfnisse angepasst werden.

Die folgenden Abschnitte zeigen auf, was wir unter Körper-Achtsamkeit verstehen, erläutern Ziele, methodische Ansätze und Konstruktionsprinzipien sowie die wissenschaftlich geleitete Entwicklung und Evaluation der Programme.

Achtsam werden

Eigentlich geht es uns gut. Dennoch fühlen wir uns öfter unwohl in unserer Haut, sind gestresst, ja dauergestresst. Eine Ursache liegt in uns, unseren Erwartungen, die wir an unser Leben stellen. Diese sind häufig sehr hoch und mitunter unerreichbar. Scheitern ist dann vorprogrammiert. Vernünftiger wäre es, den Ratschlag von Immanuel Kant zu befolgen, der bereits 1764 empfahl: „Denn derjenige, welcher jederzeit nur etwas Mittelmäßiges erwartet, hat den Vorteil, dass der Erfolg seine Hoffnung nur selten widerlegt, dagegen bisweilen ihn wohl auch unvermutete Vollkommenheiten überraschen."(zitiert nach Ritzel, 1985, S. 101).

Selbstinduzierter Stress ergibt sich zudem aus den Erwartungen, die von anderen an uns gestellt werden und dem Erwartungsdruck sozialer Umgebungen, in die wir eingebunden sind. Leben in der Gemeinschaft bedeutet, dass wir lebenslang sozialisiert und dabei auch zwangsläufig fremdbestimmt werden, sei es im Beruf durch Vorgesetzte, in der Familie durch Partner und Kinder oder in der Freizeit durch Freunde. Konkurrenzdenken und Leistungsdruck im beruflichen Umfeld, familiäre Anforderungen, alltägliche Belastungen durch Lärm oder Verkehr, bis hin zu Erwartungen an die Freizeitgestaltung verursachen ernst zu nehmende Stresssituationen. Wenn diese überhand nehmen, schwächen sie Körper und Geist und können die Gesundheit auf Dauer beeinträchtigen.

Kennzeichnend für den Stress unserer Zeit ist, dass das Gegenwartserleben durch den allzu häufigen Blick in die Zukunft verdrängt wird. Wer kennt nicht das Problem, den Abend nicht genießen zu können, weil man ständig an den nächsten Tag denken muss. Beim morgendlichen Frühstück kreisen die Gedanken um das Tagewerk und am Vormittag wiederum will schon überlegt sein, was alles noch am Nachmittag zu tun ist. Ein Zen-Meister hat diese Stressfalle einmal wie folgt beschrieben: 'Wenn ich stehe, dann stehe ich, wenn ich gehe, dann gehe ich, wenn ich sitze, dann sitze ich. Ihr aber in Europa denkt beim Stehen an das Gehen und beim Gehen an das Sitzen.'

Gedanken um die Zukunft sind natürlich und sinnvoll, um verantwortungsvoll für sich selbst und andere handeln zu können. Wer aber zu sehr an das Morgen denkt, läuft Gefahr, das Heute zu verlieren. Es kommt darauf an, Augenblicksorientierungen nicht immer der allgegenwärtigen Zukunftsorientierung zu opfern. Mit anderen Worten: Es geht nicht nur darum, dem Leben mehr Jahre zu geben, sondern auch den Jahren mehr Leben. Konkret bedeutet dies, immer wieder Situationen des Innehaltens in den Alltag zu implementieren und ab und zu die Kunst des Müßiggangs zu praktizieren, wie sie in den alten Kulturen beispielsweise von den Stoikern angeleitet wurde.

Gesund bleibt, wer motiviert und leistungsfähig den beschleunigten Lebenswandel bewältigt. Dazu gehört im täglichen Leben, nicht ständig im Bereitschaftsmodus zu sein, sondern gezielt Auszeiten zu schaffen, um der Gefahr einer sich chronifizierenden Über-Spannung zu begegnen. Dies verlangt gesunden Egoismus. Nur wer seine eigenen Bedürfnisse kennt und achtsam mit ihnen umgeht, ist mit sich im Reinen, kann angemessen auf andere eingehen, sich sozial einbinden und wertvolle Beiträge für die Gemeinschaft leisten.

Achtsamkeit

Achtsamkeit wird seit Jahrhunderten nicht nur in den verschiedenen buddhistischen Traditionen geschult, auch im Hinduismus oder der christlichen Mystik wird damit gearbeitet. Dass dieses Konzept vor allem auf die Lehre des Buddha bezogen wird, rührt daher, dass Achtsamkeitstechniken meist mit Meditationspraxen verknüpft werden, die aus buddhistischen Quellen stammen.

Achtsamkeit erfordert Fokussieren statt Abschweifen. Es ist ein Prozess, bei dem ich meine Aufmerksamkeit auf das Hier und Jetzt lenke, mich also zentriere und zugleich beobachtend öffne. Bewusst beobachten bedeutet, dass ich alle im gegenwärtigen Moment stattfindenden Phänomene unvoreingenommen, also nicht bewertend, wahrnehme. Achtsamkeit ist somit bewusste Wahrnehmung – ein Gewahrwerden.

Aus den religiösen Traditionen heraus versammelt sich heute unter dem Begriff Achtsamkeit ein immer umfangreicher werdendes Repertoire verschiedener Techniken und Übungssysteme. Zu den derzeit populärsten Beispielen zählt sicherlich 'MBSR', die Mindfulness-Based Stress Reduction, die von Jon Kabat-Zinn entwickelt wurde (vgl. Kabat-Zinn, 1994).

Dem Grunde nach stützt sich Achtsamkeit auf eine uralte, im Trubel des Alltags häufig vernachlässigte, aber überaus menschliche Fähigkeit: unsere Gabe der beobachtenden Wahrnehmung. Indem ich bewusster wahrnehme, schaffe ich einen besonderen Rahmen, in dem Veränderung begünstigt wird.

Wenn ich etwa wütend bin, dann verdränge ich den Zorn nicht, sondern versuche, ihn aus einer objektivierenden Distanz wahrzunehmen, also zu beobachten. Das Wunderbare daran ist, dass sich dann solche Emotionen häufig relativieren und so leichter regulieren lassen. Oder wenn ich meine eigenen körperlichen Symptome in einer Stresssituation beobachte, ohne sofort zu handeln, entschärft sich die Situation, und ich werde freier, nach neuen Reaktionsweisen zu handeln.

Die mentale Kraft, die solch ein Achtsamkeitstraining mit sich bringen kann, zeigt eindrucksvoll ein Experiment von Jon Kabat-Zinn. Er verglich die Schmerztoleranz zweier Gruppen – die eine mit, die andere ohne Achtsamkeitspraxis – beim Eintauchen eines Arms in Eiswasser. Festgestellt werden konnte, dass die Kältetoleranz mit bewusster, achtsamer Wahrnehmung deutlich höher war. Die objektiven Effekte der eintretenden Unterkühlung waren zwar bei beiden Gruppen die gleichen, allerdings machte die Perzeption, die subjektive Art der Wahrnehmung von Schmerz, den Unterschied aus (vgl. Kabat-Zinn, Lipworth & Burney, 1985).

Achtsamkeit ist ein zugleich aktives wie auch passives Tun mit offenem Ausgang. Denn Achtsamkeit nimmt für sich das paradox anmutende Erfahrungswissen in Anspruch, wonach in der Wahrnehmung Veränderung keimen kann. Gerade dadurch, dass ich wahrnehme und nicht handle, leite ich auf dem scheinbaren Umweg der Achtsamkeit eben doch Veränderungsprozesse ein, die im Idealfall wesentlich nachhaltiger sind, als immer so weiterzumachen wie bisher. Das Werkzeug richtig verstandener Achtsamkeit macht mich auf diese Weise zum wirklichen Gestalter meiner eigenen Lebensrealität und führt zu mehr Zufriedenheit mit mir selbst – oder aus der Perspektive der neueren Glücksforschung zu vermehrt glückhaftem Erleben (vgl. Bormanns, 2011; Esch, 2012; Thomä, Henning & Mitscherlich-Schönherr, 2011).

Doch Achtsamkeit will gelernt sein. Achtsamkeitstraining fängt, wie vieles im Leben, im Kleinen an – Erfolge zeigen sich Schritt für Schritt. Achtsamer werden erzieht dazu, der alltäglichen Hektik entgegenzuwirken, und damit das eigene Leben im rechten Maß selbstbezogener und weniger fremdbestimmt zu gestalten.

Körper-Achtsamkeit

Achtsames Innehalten ist keineswegs rein geistiger Natur. Denn mit jedem Gedanken, jeder Emotion gehen Körperempfindungen einher. Achtsamkeitsprozesse können deshalb auch über den Körper initiiert werden. Wenn wir also Empfindungen des Körpers beobachtend wahrnehmen, beobachten wir zugleich ein geistiges Geschehen. Ganzheitlich betrachtet gehört somit zum Umgang mit sich selbst, das biotische System mit dem mentalen System in Balance zu halten, nämlich Organe und Funktionen des Körpers mit Kognitionen, Emotionen und Einstellungen zu verbinden.

Aus der Körperperspektive steht Achtsamkeit mit Entspannung in enger Wechselbeziehung. Achtsam sein setzt die Fähigkeit voraus, entspannt in sich selbst ruhen zu können. Beim Prozess der Ruhefindung steht, neurowissenschaftlich betrachtet, unser Nervensystem im Mittelpunkt. Es ist immer auf der Hut und versucht stetig, zwischen außen (Umwelt) und innen (Körper und Geist) zu vermitteln. Unsere Nervenzellen stehen deshalb ständig unter Spannung und reagieren auf Wahrnehmungen, Gedanken, Empfindungen oder körperliche Anforderungen, indem sie situativ erregenden oder hemmenden Einfluss auf die Aktivität unserer Organsysteme ausüben.

Wenn also äußere Reize auf uns einwirken, dann senden die auf eine Erregungsleitung spezialisierten Nervenzellen, sogenannte Neuronen, die Botschaft über Axone, die faserartigen Fortsätze einer Nervenzelle, zu anderen Zellen, beispielsweise in Herz, Magen oder Darm.

Diese Informationsübertragung erfolgt mittels Botenstoffen wie Adrenalin und Noradrenalin, welche auf den Sympathikus, einen Teil des vegetativen Nervensystems, erregend wirken. Der Körper gerät aus seiner Grundspannung heraus in einen höheren Spannungszustand, um den von außen kommenden Ereignissen sofort und angemessen begegnen zu können.

Dabei unterscheidet der Körper nicht zwischen freudvollen Ereignissen, Empfindungen wie Angst, Ärger oder Gefahrensituationen – also nicht zwischen positivem Stress, der auch Eustress genannt wird, und negativem Stress, dem Dysstress. Auch wenn heute Stress wissenschaftlich nach Dauer, Dosis und Form differenziert wird, ist dies zwar ein vereinfachendes, aber immer noch tragfähiges Denkmodell.

Die (überlebens-)wichtigen biologischen Reaktionen auf Stress werden zum Problem, wenn die auf uns einwirkenden Reize zu intensiv, aber auch zu häufig sind, und über Tage und Wochen andauern. Die Nervenzellen werden dann überlastet, feuern vorschnell und ständig Botschaften in den Körper. Sie 'melden' permanent stressige Umweltsituationen. Die Folge: Chronischer Stress stellt sich ein. Besonders schädlich ist dies, wenn Stress nicht mehr abgeleitet werden kann – auch nicht über den Körper – und der Kopf deshalb nicht mehr abschaltet.

Hier setzen unsere Programme an. Die geforderte Körperkonzentration bei der Übungsausführung legt den Schalter um: Die Außenwelt und damit verbundene Umwelteinflüsse werden ausgeblendet, weil man sich gedanklich voll und ganz auf den eigenen Körper und hier die jeweiligen Körperbereiche konzentrieren muss. Physisch hat dies zur Folge, dass die Muskelspannung während des Übens oder danach reduziert wird und Atmung, Puls und Blutdruck reguliert werden. Dadurch wird auch der Kopf frei: Es wird innere Einkehr gehalten, die Reizüberflutung für die Zeit des Übens gestoppt, psychische Belastungen werden relativiert, Aggressionen vermindert und Stress abgebaut.

Immer mehr Studien belegen, dass sich dieser Mechanismus auch hirnphysiologisch auswirkt. Bestimmte Hirnareale werden aktiviert, und bei dauerhaftem Training lassen sich positive Veränderungen der Hirnanatomie feststellen, wie etwa eine Zunahme an grauer und weißer Hirnsubstanz. Aus der Perspektive der Gerontologie könnte dies im Altersgang durchaus als Verjüngungseffekt interpretiert werden, denn es gehört zum normalen Alterungsprozess, dass die Hirnsubstanz abnimmt.

SeKA – Die Ziele

Ein entspannter Körper entspannt den Geist und fördert Achtsamkeitsprozesse. Selbstinstruktives Körper-Achtsamkeitstraining (SeKA) ist ein Achtsamkeitstraining, das aus der Körperperspektive heraus entwickelt wurde und selbst erlernbar ist.

Das SeKA-Trainingssystem orientiert sich an den Prinzipien des entspannten Bewegens und des bewegten Entspannens – ein wichtiges Alleinstellungsmerkmal. Grundsätzlich sollen unsere Programme über eine Konzentration auf körperliche Prozesse zu einer Verbesserung der Entspannungs- und Resilienzfähigkeit führen, also der Widerstandsfähigkeit gegenüber psychischen Belastungen. Damit leisten sie einen Beitrag zu Gelassenheit und besserem Stressmanagement. Die

SeKA-Programme ermöglichen die tägliche kleine Auszeit, um Energie und Kraft zu tanken und Balance in den persönlichen Lebens- und Berufsalltag zu bringen.
Die mit den Übungen einhergehenden Körpermeditationen helfen, sich zwischendurch Momente des Wohlfühlens zu gönnen und die persönliche Mitte zu finden. Denn ein harmonisch arbeitender Körper wirkt auf Person und Persönlichkeit.
SeKA-Training leitet an, sich seiner selbst und der eigenen Lebensführung bewusster zu werden und über die erlernte Achtsamkeit die Beziehung zwischen Körper und Geist im Alltag selbsttätig regulieren zu können.

Stärkung der Physis, also die Förderung motorischer Fähigkeiten wie Beweglichkeit, Kraftausdauer oder Koordination, kombinieren wir zugleich mit der Entlastung der Psyche.

Physis stärken

Körperliche Praktiken sind bei Achtsamkeits- und Entspannungspraxen keineswegs nachrangig und auch nicht nur komplementär, um geistige Prozesse zu schulen. Ein einfacher Selbsttest zeigt Ihnen das: Versuchen Sie, ohne körperliche Vorübung die Augen zu schließen, und sich auf ihren Atem zu konzentrieren. In der Regel werden Sie sehr schnell feststellen, dass nicht nur die Gedanken Kreise ziehen und Sie wegtragen von der fokussierten Konzentration. Auch der Körper wird sich bemerkbar machen: Vielleicht zwickt es hier und da, die Schultern wollen nicht richtig entspannen, oder die verspannte Muskulatur im Bauch und Brustbereich verhindert einen fließenden Atem. Immer wieder werden Sie dadurch abgelenkt und aus der meditativen Versenkung gerissen.

Natürlich müssen wir nicht zuerst körperlich fit werden, um dann mit einem Achtsamkeitstraining beginnen zu können. Aber: Jede geistige Übung geht mit körperlichen Voraussetzungen einher, um den gewünschten Erfolg zu zeitigen. Kraft, angemessene Spannung und Körperstatik brauchen Sie, um über das kognitive Wissen vom richtigen Sitzen etwa das Ziel einer entspannten und aufrechten Sitzhaltung in der Praxis zu erreichen. Andernfalls sinken Sie immer wieder zusammen, oder die betroffenen Muskelgruppen benötigen zu viel Energie, und eine ungeteilte Aufmerksamkeit im mentalen Bereich wird schwierig bis unmöglich. Noch stärker werden die Störimpulse, wenn Sie körperliche Probleme und Schmerzen haben. Damit wird es für Sie noch schwieriger, sich geistig zu fokussieren. Deshalb gilt die alte Weisheit des Yoga gleichermaßen für alle SeKA-Programme: Die richtige Mischung aus einem kräftigen, beweglichen und entspannten Körper ist Ziel des Übungssystems.

SeKA bringt körperlich-funktionelle Wirkungen, wie etwa die Förderung von Ausdauer, Beweglichkeit oder Kraft, in Einklang mit geistigen Praktiken und verfolgt das Ziel, Menschen in verschiedenen Lebensaltern und Lebenssituationen für ein körperbasiertes Achtsamkeitstraining zu motivieren. Aus dieser Perspektive wirkt solch ein Training einem gesundheitlichen Grundproblem unserer Zeit entgegen: Die durch fehlende, falsche und einseitige Bewegung des Körpers verursachten muskulären Verspannungen oder Probleme mit inneren Organen, wie Verdauungsprobleme, werden nicht erst dann bemerkt, wenn es bereits zu spät ist, also ein fortgeschrittenes und akutes Stadium erreicht ist.

Psyche entlasten

Körperfunktionen wie etwa die Reduzierung der Muskelspannung oder auch die Senkung von Puls und Blutdruck regulieren zu können, bedeutet, auf die eigene Psyche Einfluss zu nehmen, etwa auf Gefühle oder psychisch belastende Stresssituationen. SeKA-Training verbessert nicht nur die Fähigkeit, auf physische Belastungen, etwa muskuläre Dysbalancen, unmittelbar und differenziell mit gezieltem körperbasiertem Üben zu reagieren, sondern auch die Fähigkeit, Emotionen zu regulieren und damit im weiteren Sinn mit persönlich kritischen Situationen besser umzugehen. Gut erforscht sind etwa die Auswirkungen von Angst. So befindet sich das Angstgedächtnis vor allem in der

Amygdala, einer zentral gelegenen Hirnregion. Sind wir einer akuten Angstsituation ausgesetzt, spüren wir die Folgen zunächst im Körper mit Symptomen wie einem erhöhten Herzschlag, hohem Muskeltonus oder gar verkrampften Muskeln. Ein Angstzustand kann deshalb nicht zugleich mit einem entspannten Körper und entspannten Muskeln einhergehen.
Werden nun bewusst die Muskeln entspannt, beispielsweise durch Übungen der Methode der 'Progressiven Muskel-Relaxation', dann signalisiert dies dem Körper, dass sich die Stresssituation vermindert. Über diesen Mechanismus verschaffen unsere Programme Entlastung, wenn ein durch Stress hervorgerufenes Angstgefühl zu entstehen droht: Das sich anbahnende 'Unheil' kann durch entspannte Muskeln mit dem nötigen Abstand betrachtet werden, die Angstsituation wird vielleicht nicht mehr als so bedrohlich empfunden wie zuerst gedacht. Denn der entspannte Muskel signalisiert den Hirnzellen, weniger zu feuern. Der gesamte Organismus reguliert die Spannung, und wir sehen wieder klarer. Die Spannungsspirale kann unterbrochen, das Angstgefühl relativiert werden.

Mit der Zeit wird es gelingen, bewusst und kontrolliert die eigenen Erregungszustände zu beeinflussen. Das ist ein wesentlicher Fortschritt auf dem Übungsweg und ein geradezu aufklärerischer Akt. Wir lernen, Stressreaktionen zu beeinflussen. Im Extremfall bedeutet dies, die Kontrolle über die eigenen Stressreaktionen, die durch ungünstige Verhaltensmuster verloren gegangen ist, wieder übernehmen zu können.

SeKA – Die Prinzipien

Unsere Programme integrieren das Wissen über die für die leibseelische Gesundheit förderlichen Aspekte der Achtsamkeit, die sich aus einem immer wieder geübten wertfreien und wohlwollenden Beobachten des gegenwärtigen Moments ergeben. Zugleich gehen sie ein gutes Stück über marktübliche Angebote hinaus. Neben der Körper-Achtsamkeit, also dem somatopsychischen Zugang, wirken weitere Aspekte zusammen, in denen wir uns von anderen Achtsamkeits-Schulungen unterscheiden: Selbstinstruktivität, Selbstbestimmung, Focusing und Progression.

Selbstinstruktivität

Unsere Programme sind speziell auf das eigenständige Lernen und Üben von Achtsamkeit ausgerichtet. Sie richten sich an Menschen, die gerne eigenverantwortlich etwas für sich selbst tun wollen, oder schlichtweg keine Zeit oder Lust haben, Kurse zu besuchen. Die Selbstinstruktivität unserer Programme haben wir in Implementierungsstudien mit verschiedenen Zielgruppen (z. B. Kinder, Erwachsene) in unterschiedlichen Settings (z. B. Kitas, berufliche Umgebungen) überprüft – vgl. hierzu das Kapitel 'Die Wissenschaft hinter SeKA' (S. 21 f.).

Unsere Selbstlernarchitekturen sind programmspezifisch und bestehen in der Regel aus mehreren Modulen: Wir setzen für unsere Übungen präzise Beschreibungen ein und achten darauf, dass diese dennoch verständlich sind. Zugleich werden die Schlüsselbewegungen wie auch die Haltungen, beispielsweise im Yoga, mit Bildmaterial verdeutlicht. Lesen und Sehen werden wiederum bei einfachen

Achtsamkeitsprogrammen durch angeleitetete Hör-CDs ergänzt. Bei komplexeren Achtsamkeitsthemen gehen wir noch einen Schritt weiter und vermitteln die Inhalte in Film und Ton, wobei unsere Filme in Echtzeit entwickelt werden, also 1:1 mitgeübt werden können. Nicht zuletzt können einzelne Übungen mit Unterstützung digitaler Technologien überall und jederzeit genutzt werden.

Selbstverantwortliches Üben ist die logische Konsequenz der Selbstinstruktivität unserer Programme. Sie können Ihren individuellen Bewegungsspielraum ausreizen und Ihre eigenen Grenzen erfahren, ohne allerdings über diese hinweg zu gehen. Deshalb sollten Sie Übungen auslassen, wenn sie nicht guttun, wenn dabei Unwohlsein entsteht oder gar Schmerzen auftreten! Gegebenenfalls konsultieren Sie einen Arzt. Liegen gesundheitliche Probleme vor, dann sollten Sie zuvor mit dem Arzt klären, ob und wie ein Training durchgeführt werden kann.

Auf keinen Fall sollte das Ausüben unserer Programme unter Leistungsdruck erfolgen. Maßgebend sind das individuelle Lerntempo und Ihr eigener Trainingsfortschritt. Auch wenn Sie in der Gruppe üben, ist ein Vergleich mit anderen unwichtig.

Selbstbestimmung

Selbstbestimmung steht deshalb im Zentrum der Programme, weil die Vielfältigkeit der Lebenssituationen, Fitnessgrade und Interessen ein differentes Üben erfordert. Bei uns haben Sie nicht nur die Möglichkeit, die einzelnen Übungen je nach aktueller körperlicher und geistiger Verfassung anzupassen. Es steht Ihnen auch eine große Fülle unterschiedlichster Programme und Techniken zur Verfügung (siehe hierzu das Kap. 'Trainingssystem im Überblick', S. 19). Die Möglichkeit, nach persönlicher Neigung und Interesse auszuwählen, erhöht die Motivation und damit die Wahrscheinlichkeit positiver Effekte.

Focusing

Focusing ist ein in der systemischen Körpertherapie geläufiger Begriff (vgl. Gendlin, 1981) und ein weiteres Merkmal unserer Achtsamkeitsprogramme. Focusing in unserem Trainingssystem bedeutet das Erlernen der uneingeschränkten Konzentration auf Körperteile, auf das innere Körpererleben, auf Bewegungsabläufe oder auch auf die Atmung. Wenn Sie Focusing lernen, werden Sie entdecken, dass Ihr Körper seinen eigenen Weg und seine eigene Antwort auf viele Probleme findet. Focusing liegen drei Aspekte zugrunde, die in allen unseren Programmen und Übungen berücksichtigt sind: Entschleunigung, geführte sowie bewusste Atmung. Sie unterstützen eine vertiefte Wahrnehmung von körperäußerlichen und -innerlichen Prozessen. Wenn im Übungsverlauf das Denken dann seine Macht verliert und die Bewegung sensorisch wahrgenommen und gefühlt wird, kommt der Übende in Fluss, und das führt zu körperlicher Ruhe und Entspannung, bis hin zu einer vollständigen inneren Entkrampfung.

- **Entschleunigung:** In den Sportwissenschaften wird vor allem die Beschleunigung des Körpers thematisiert. SeKA-Übungen hingegen werden immer bewusst, fließend und meist langsam durchgeführt. Dies hilft, sich verstärkt auf Körperprozesse im Gesamten oder auch auf die jeweilige Körperpartie im Detail zu konzentrieren, denn nur mit ruhigen Bewegungen entwickeln sich Körperwahrnehmung und Körper-Achtsamkeit: Läuft die Bewegungsausführung rund oder ist der Bewegungsspielraum eingeengt? Welche Übungen finde ich besonders angenehm? Aber auch: Wo sind meine Wohlfühlgrenzen bei einzelnen Übungen? Sind sie unangenehm, habe ich Beschwerden oder gar Schmerzen während der Bewegung? Dieselbe Übung, beschleunigt oder entschleunigt ausgeführt, kann deshalb unterschiedliche Bewegungsqualitäten und Zielsetzungen haben.

Ruhiges und bewusstes Üben konzentriert voll und ganz auf den Bewegungsablauf. Das Drumherum wird ausgeblendet, der Geist wird ruhig und das Bewusstsein hellwach.

- **Geführte Atmung** ist ein methodisches Grundprinzip in unseren Programmen. Ziel ist, das persönliche Atemtempo rhythmisch in Einklang mit den Bewegungen zu bringen. Ein ruhiger Atem fördert insbesondere bei komplexeren Übungen eine fließende Bewegungsabfolge. Den Atem anzuleiten führt auch dazu, verschiedene Körperteile intensiver erspüren zu können, etwa über Atembewegungen den Bauch, den Rücken oder die Flanken. Schließlich ist ein zu schneller oder gar stockender Atem ein deutliches Anzeichen dafür, dass das körperliche Training übertrieben wird und man sich selbst überfordert. So schützt Atem-Achtsamkeit auch vor Verletzungen.

- **Bewusste Atmung** ist die Implementierung einer weiteren Qualität von Atemprozessen in unseren Programmen. Bei der bewussten Atmung steht nicht die Rhythmisierung der Bewegung durch Atmungsvorgänge im Vordergrund, sondern das ruhige Beobachten des Einatem und Ausatem als eigenständiger Prozess. Dies fördert körpermeditative Prozesse und wirkt kontemplativ. Mit bewusstem Atmen fällt das Einfinden in das Übungsprogramm leichter, ebenso die Aufrechterhaltung einer hohen Konzentration beim Üben. Auch lassen sich innerhalb des Bewegungsflusses Atemvorgänge vergegenwärtigen, die energetisch spürbar sind.

Progression

Progression meint schließlich den stufenweisen Aufbau unserer Programmlinien. Sie bleiben nicht stehen, wenn Ihnen ein Programm in 'Fleisch und Blut' übergegangen ist, sondern Sie können weiter gehen. Entweder steigen Sie immer tiefer ein, indem Sie fortgeschrittenere Variationen derselben Übungsreihe praktizieren, oder Sie nehmen sich ein weiterführendes Programm vor. Dies unterstützt Sie darin, Ihre Körperwahrnehmungsgrenzen durch ein besser werdendes Körpererspüren zu verschieben und garantiert sowohl die Nachhaltigkeit des steten Übungsprozesses, als auch die Weiterentwicklung auf mentaler Ebene.

Trainingssystem im Überblick

Das SeKA-System differenziert sich in verschiedene Programmlinien, die in Abbildung 1 im Überblick dargestellt werden. Die Programmlinie *Basic* beinhaltet die SeKA-Basisprogramme, nämlich das Grundprogramm zur Körper-Achtsamkeit, sowie, vertiefend, das Atemtraining. Weiterhin finden Sie die Programmlinie *Relaxation* mit klassischen Entspannungstechniken wie 'Progressive Muskel-Relaxation' (PMR) nach Jacobson, 'Autogenes Training' (AT) nach

Schultz oder Yoga, die im Kontext SeKA neu interpretiert werden. Programme wie SeKA-Active, SeKA-Faszien oder SeKA-Cardio sind unter *Functional* zusammengefasst. Und schließlich die Kombination von SeKA-Techniken mit Sportarten in der Programmlinie *Exercise*. Sie sind mit Blick auf die Förderung motorischer Fähigkeiten und Fertigkeiten sportartspezifisch ausgerichtet. Jede dieser Programmgruppen beinhaltet eine Reihe von Einzelprogrammen, die je nach Thema von wenigen Minuten bis zu 30 Minuten dauern.

Jeder kann den Schwerpunkt innerhalb unseres Trainingssystems für sich wählen: Wer in hohem Maße körpermeditativ tätig werden will, konzentriert sich auf unser Basistraining zur Entwicklung von Körper-Achtsamkeit oder das Atemtraining. Wer auf intensives Entspannen Wert legt, wird nach den SeKA-Prinzipien in der 'Progressiven Muskel-Relaxation' oder im 'Autogenen Training' angeleitet. Wer den Körper im Gesamten im Fokus haben will, arbeitet mit unserem Yoga- oder Faszientraining. Und wer sich achtsam und zugleich intensiver bewegen will, führt beispielsweise das Cardio-Training durch oder wählt ein Programm, das einen Sportartbezug haben kann, etwa unser Tennis-Achtsamkeitstraining.

Mit diesen Wahlmöglichkeiten innerhalb unseres Trainingssystems gehen wir auch motivatorisch auf verschiedene Lebens-

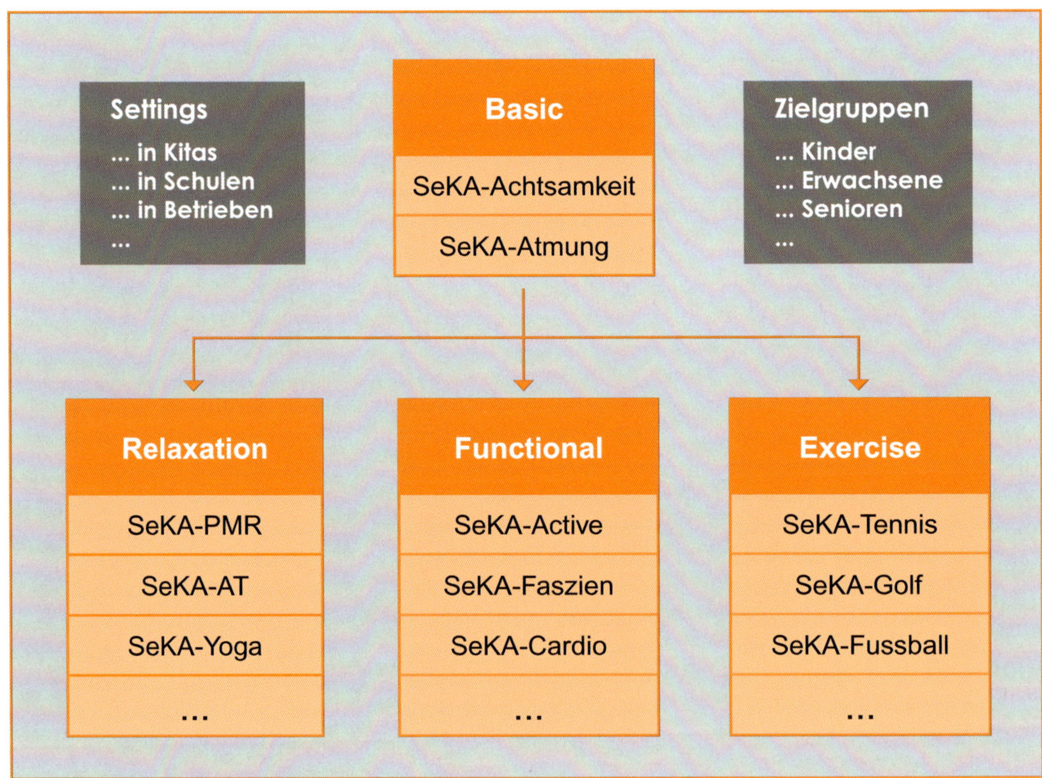

Abb. 1: SeKA-Welten – Programmlinien und Programmgruppen (PMR: 'Progressive Muskel-Relaxation'; AT: 'Autogenes Training')

abschnitte ein: Ältere Erwachsene wollen sich vielleicht eher auf Körperfunktionen konzentrieren, beispielsweise Beweglichkeit und Gleichgewichtsfähigkeit bis ins hohe Alter erhalten oder die Kraft verbessern. Für jüngere Erwachsene mag körperfunktionell eher die allgemeine Fitness im Vordergrund stehen.

Die einzelnen Übungen aus den Programmen können aber auch individuell zusammengestellt werden, sodass das SeKA-System als ein modulares Personal-Trainingssystem ausgelegt ist, das aus hunderten Übungen eine individuell zugeschnittene Nutzung für Anfänger und Fortgeschrittene ermöglicht. Nicht zuletzt können aus diesem Fundus heraus jederzeit einzelne Übungen als persönliche Micro-Wellness-Einheiten ausgewählt und nach Bedarf in den individuellen Alltag eingebracht werden.

SeKA ist jedoch nicht nur für Erwachsene gedacht. Weitere Zielgruppen profitieren davon. So wurde das Basisprogramm zur Körperachtsamkeit auch für Kinder entwickelt (vgl. Fessler & Knoll, 2015), ebenso wurden Studien mit Hochaltrigen sowie Kindern und Jugendlichen mit einer Behinderung durchgeführt.

SeKA-Implementierungsstudien zeigen, dass die Programme in verschiedenen Settings wie Kindertagesstätten, Schulen, Betrieben oder Heimen einsetzbar sind. Selbstinstruktivität bedeutet hier, dass die Programme zunächst von den Lehrenden unterrichtet und anschließend von den Teilnehmenden zunehmend eigenständig durchgeführt werden können.

Einen Überblick zu den bisher öffentlich zugänglichen SeKA-Programmen finden Sie im Schlusskapitel dieses Bandes.

Die Wissenschaft hinter SeKA

SeKA ist multidisziplinär nach modernsten bewegungswissenschaftlichen, sportwissenschaftlichen, medizinischen und psychophysiologischen Erkenntnissen wie auch physiotherapeutischen Ansätzen entwickelt und verfolgt Ziele der 'evidence-based practice' für eine nachhaltigere und individuell verantwortete Gesundheitsförderung, wie sie von der Weltgesundheitsorganisation (WHO), der EU-Kommission und der International Union for Health Promotion and Education gefordert werden. Mehrstufige und in der Regel mehrjährige Prüfverfahren sichern die Qualität der Programme:

(1) Systematische Sichtung: Zu den jeweiligen SeKA-Themen werden wirksame Übungen auf Basis internationaler Recherchen gefiltert. Der resultierende Übungspool wird zunächst auf gesundheitliche Unbedenklichkeit geprüft. Ein weiteres wichtiges Kriterium für die Auswahl der Übungen ist deren Alltagstauglichkeit, etwa schnelle Erlernbarkeit, zeitliche Effizienz oder vielfältige Einsetzbarkeit auch in beengten Räumlichkeiten.

(2) Pilotstudien: In einem zweiten Schritt erfolgt die Entwicklung von Programmen mit Qualitätsprüfungen. Hierzu gehören Wirkungsprüfungen mit psychophysiologischer und hormoneller Diagnostik, Prüfung der psychologischen Wirksamkeit durch Befragungen und die Evaluation der Praktikabilität im individuellen Lebensalltag. Außerdem werden Implementierungsstudien bei unterschiedlichen Altersgruppen und in verschiedenen Settings, beispielsweise in der Schule oder im Betrieb, vorgenommen.

(3) Programmstudien: Schließlich erfolgt die Feinjustierung der Programme und abschließende Tests mit hunderten Probanden.

Die Programmentwicklung und -evaluation wird ergänzt durch Grundlagenforschung: Drei Dissertationen des SeKA-Forschungsteams haben sich mit Kernthemen der SeKA-Forschung befasst und aus verschiedenen methodischen Zugängen wie auch bei unterschiedlichen Zielgruppen nachgewiesen, dass sich die untersuchten Probanden bereits nach einem circa zehnminütigen Training nicht nur subjektiv wohler, frischer, entspannter und konzentrierter fühlten, sondern auch signifikante psychophysiologische Reaktionen mit Blick auf entspannungsinduzierende und stressreduzierende Wirkungen auf SeKA zeigten.

Marcus Müller (2016) hat für Kinder im Alter von 4-6 Jahren verschiedene Kurz-Entspannungsprogramme zu 'Autogenem Training', 'Progressiver Muskel-Relaxation', Qigong, Yoga und auch Massage entwickelt. Diese hat er dann mittels psychophysiologischer Parameter (z.B. elektrodermale und neuromuskuläre Aktivitäten, Herzratenvariabilität) auf Wirksamkeit getestet. Im Ergebnis zeigt sich, dass schon jüngeren Kindern verschiedene Entspannungstechniken nach dreiwöchiger Intervention nicht nur vermittelt werden können, sondern auch zu einer signifikant messbaren Spannungsreduktion führen.

Tobias Rathgeber (2017) kann an hormonellen Stressparametern wie Cortisol nachweisen, dass nach den SeKA-Konstruktionsprinzipien entwickelte moderat-intensive körperliche Aktivitäten aus der Programmgruppe SeKA-Cardio gegenüber Entspannungstechniken vergleichbar hohe spannungsreduzierende Effekte besitzen. Auch sind präventive Effekte nachweisbar hinsichtlich Herz-Kreislauf-Problematiken. Die Übungen sind niedrigschwellig im Sinn von 'low effort'-Aktivitäten und damit insbesondere für Menschen im Alter von 18 bis ca. 50 Jahren ohne Vorerkrankungen mit angemessenem Fitness-Level geeignet. In differenzierungstheoretischer Perspektive ist beachtenswert, dass die Prüfung der Wirksamkeit der SeKA-Cardio-Programme per Messung unterschiedlicher Intensitäten (Varianz: 10%) erfolgt, also SeKA-Cardio-Ausführungen von 60, 70, 80 und 90 Prozent der individuellen Ausbelastung. Dabei stellt sich heraus, dass je nach Intensität unterschiedliche stressreduzierend-anabole Effekte auftreten.

Alexia Kaiser (2017) überprüfte unter Einsatz einer Kontrollgruppe die kurz- und mittelfristige Wirksamkeit des SeKA-Basisprogramms zur Körper-Achtsamkeit in verschiedenen betrieblichen Settings, z.B. bei Büroarbeit oder der Arbeit in der manuellen Produktion. Sie kann unter anderem nachweisen, dass die regelmäßige Durchführung der Körper-Achtsamkeitsprogramme am Arbeitsplatz eine signifikante Reduktion des Beanspruchungsniveaus sowie eine Verbesserung des körperlichen Erholungszustandes hervorruft. Ebenso wurde eine Abnahme körperteilspezifischer Beschwerden festgestellt.

Faszientraining

Die Theorie

Vor dem Einstieg in die Praxis bitte lesen

Indikationen für ein fasziales Training: S. 46 - 52

Lesenswertes zur Vertiefung

Faszinosum Faszien: S. 24 - 30
Kompaktwissen Faszien: S. 30 - 45

Faszinosum Faszien

Faszien – neu entdeckt

Die im 16. Jahrhundert zunächst heimlich durchgeführten Leichensezierungen legten die Basis für eine neuzeitliche Anatomie, die vor allem mit Vesalius (1514-1564) verbunden ist. Er berichtigte mehrfach die anatomischen Beschreibungen Galens, eines griechischen Arztes und Anatomen (129-199 n. Chr.), und veröffentlichte seine Erkenntnisse mit wirklichkeitsgetreuen Darstellungen der Anatomie des Menschen nach eigenen Beobachtungen und Studien unter dem Titel "De humani corporis fabrica libri septem". Bereits Vesalius stieß auf Faszien, jedoch konnte er diesen Gewebestrukturen, die kreuz und quer den Körper durchdringen, keine besondere Funktion beimessen. Faszien wurden in Anatomiebüchern bis heute nur selten exponiert dargestellt. Auch schenkte man ihnen bei Operationen und Sektionen in den Anatomiesälen lange kaum Bedeutung. Als passives und unüberschaubares Verpackungs- und Füllmaterial im Körper bewertet, wurden Faszien im Anatomiesaal meist entfernt, um dem medizinischen Nachwuchs das eigentlich Bedeutsame freizulegen: Organe, Muskeln oder auch Gelenke.

Pioniere, die sich näher mit dem Fasziengewebe beschäftigten, waren Osteopathen Ende des 19. Jahrhunderts. Andrew Taylor Still, Gründungsvater der Osteopathie, wies früh auf die Besonderheit dieses Gewebes hin. Er stellt in seiner Schrift (Still, 1899) fest, dass Faszien jeden Muskel, jede Vene, jeden Nerv und alle Organe des Körpers umgeben, dass sie alle Muskeln, Sehnen und Fasern bedecken und durchdringen.

Faszien

Faszien stammen vom lateinischen Begriff 'fascia' ab und können mit Bund, Bündel oder Verbund übersetzt werden. Faszien sind Teil des Bindegewebes, und zwar des Weichteilgewebes, das den ganzen Körper wie ein Endlossystem durchdringt und wie ein Spannungsnetzwerk verbindet. Bindegewebe hat, wie der Name es schon besagt, die Funktion, Zellen, Wasser und Gewebe zu verbinden. Es kommt überall im Körper vor und hält wie ein Klebestoff alle Körperteile zusammen.

Dieses Wissen wurde von vielen Praktikern in manualtherapeutischen Behandlungsansätzen eingebunden. Allerdings fehlten lange Zeit Nachweisverfahren für deren Wirksamkeit.
Inzwischen gibt es ultraschallbasierte Verfahren, etwa die Scherwellen-Elastografie, mit der die Elastizität und Verschiebbarkeit eines Gewebes quantifiziert werden kann. Diese Art der Diagnostik beflügelte den Faszienboom, der 2007 mit dem ersten internationalen Faszienkongress in Boston ausgelöst wurde. In der Folge vernetzten sich weltweit Forschungsgruppen, um die Wissensbasis für dieses bislang vernachlässigte 'Aschenputtelorgan' der Orthopädie zu erweitern. Die Zahl wissenschaftlicher Publikationen stieg rapide an.

So ist aus medizinischer Perspektive (vgl. Leinmüller, 2008) davon auszugehen, dass Faszienprobleme für bis zu 90 Prozent der als unspezifisch eingestuften Rückenschmerzen verantwortlich sind. Betroffen sind dabei vor allem Berufstätige mit sitzenden Tätigkeiten. Fleckenstein, Zaps, Rüger, Lehmeyer, Freiberg, Lang und Irnich (2010) kamen in ihrer Umfrage bei Ärzten verschiedener Fachrichtungen zu dem Ergebnis, dass weit mehr als die Hälfte der Patienten an einem 'myofaszialen Schmerzsyndrom' (MSS) leidet. Beim MSS gehen die Schmerzen von einzelnen Muskeln oder Muskelgruppen und deren Hüllen aus, bei denen eine zu hohe Muskelspannung vorherrscht. Zentrales Merkmal des MSS ist ein überempfindlicher (Trigger-)Punkt innerhalb des Skelettmuskels, der durch permanente Überbelastung dauerhaft kontrahiert ist und damit auch die Muskelhülle, also die Myofaszie, unter hohe Spannung setzt. Mit der Zeit kommt es dann zu Engpass-Syndromen im gesamten arterio-venös-lymphatisch-neurologischen Gefäßbündel und letztendlich zu Nährstoff- und Sauerstoffmangel der betroffenen Zellen. In Bezug auf die Schmerzmuster liegen häufig Bewegungseinschränkungen, Muskelschwäche oder Steifheit vor. Auch Schilder, Hoheisel, Magerl, Benrath, Klein und Treede (2014) gehen davon aus, dass myofasziale Strukturen bei einer Vielzahl orthopädischer Krankheitsbilder beteiligt sind. Anhand eines 'Provokationstests' untersuchten sie, von welchem Gewebe aus – Unterhaut (Subcutis), große Rückenfaszie (Fascia Thoracolumbalis) oder langer Rückenstreckermuskel (M. errector spinae) – die größten Schmerzempfindungen ausgehen. Dafür wurde den Probanden per Ultraschall eine hypertone (schmerzauslösende) Kochsalzlösung in die drei Gewebsschichten auf Höhe des 3. bis 4. Lendenwirbels injiziert. Als Indikatoren dienten unter anderem Schmerzintensität, Schmerzdauer und Schmerzausstrahlung. Im Ergebnis zeigte sich, dass bei der Injektion in das Fasziengewebe alle drei Schmerzparameter signifikant höher, länger und größer waren als bei den anderen Schichten. Aus diesen Befunden lässt sich schlussfolgern, dass Faszien das schmerzempfindlichste Gewebe sind, weil sie im Vergleich zu den beiden anderen Gewebestrukturen über eine größere Anzahl von Nerven- und Schmerzrezeptoren verfügen. Sie könnten somit eine wichtige Rolle bei der Entstehung und Behandlung von Schmerzen im Rücken spielen.

Auch in den Bewegungs- und Sportwissenschaften finden Faszien mehr und mehr Beachtung. Denn nach neuesten Erkenntnissen beeinflussen sie aufgrund ihrer ganzheitlichen Funktionsweise unsere Muskeltätigkeit und wirken somit auf alltägliche und sportmotorische Bewegungsabläufe ein. Entsprechend wurde die Lehrmeinung, dass ein Muskel als Reaktion auf einen Nervenreiz seine gesamte Kontraktions- und Zugkraft direkt über die Sehne auf den Knochen überträgt, hinterfragt. Nach Stecco (2016) wird nämlich ein Großteil der Kräfte auf bindegewebsartige Strukturen verteilt. Dazu zählen beispielsweise Sehnen, Sehnenplatten, aber auch Myofaszien wie Epi-, Peri- und Endomysium, die als intramuskuläres Bindegewebe bezeichnet werden. All diese Strukturen bilden im motorischen System eine Brücke zwischen den Gelenken. So können benachbarte Muskeln oder Muskelgruppen über mehrere Gelenke hinweg funktionell interagieren. Zudem geben intramuskuläre Bindegewebshüllen dem Muskel eine Struktur und Form und bieten gleichzeitig eine Gleitfläche. Auf Basis dieser Erkenntnisse ist nicht mehr die Frage zu stellen, 'welcher Muskel' für eine Bewegung verantwortlich ist, da Muskeln nicht mehr als funktionell abgeschlossene Einheit gelten. Ihnen obliegt die Aufgabe, Zug- und Kontraktionskräfte auf ein komplexes Netz aus verschiedenen faszialen Geweben zu übertragen. Auf dieser Annahme basierend wird von einem dynamischen Modell des Gleitens aller Teile in einem 3D-Zugspannungssystem ausgegangen: Dieses basiert auf den Prinzipien der 'Biotensegrity', nach denen jeder Körper unter Spannung steht, um Raum zu umschließen und einzunehmen. Diesen Prinzipien zufolge (vgl. S. 28) wirken kleinste Bewegungen auf das gesamte Zugspannungssystem, einem Spinnennetz vergleichbar (vgl. Abb. 2).

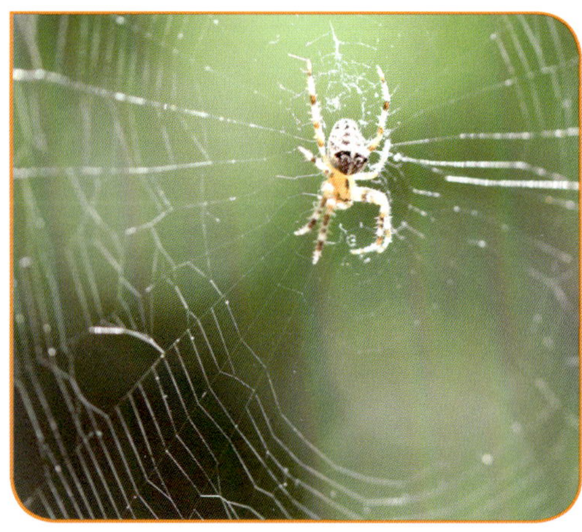

Abb. 2: Das Spinnennetz – ein Zugspannungssystem der Natur

Die exemplarisch aufgeführten Ergebnisse geben einen Einblick, wie sich die Sichtweise und Rolle des faszialen Gewebes verändert hat. Selbst in den Operationssälen wird heute dem faszialen Gewebe mehr und mehr Beachtung geschenkt. Vorbei sind die Zeiten, in denen Chirurgen achtlos mit dem Skalpell das Fasziengewebe durchtrennten. Um das fasziale Zugspannungssystem des menschlichen Körpers (vgl. S. 28) nicht zu sehr zu beeinträchtigen, werden immer mehr minimalinvasive Schlüsselloch-Operationen durchgeführt, so dass große Narben und langwierige Wundheilungsphasen vermieden werden können. Faszienexperten sprechen heutzutage von einem 'interaktiven Kommunikationssystem', das einem "Netz des Lebens" und einem "Geflecht der Gesundheit" (vgl. Luczak, 2015) gleicht, da dieses Gewebe mit dem gesamten menschlichen Organismus in Verbindung steht und damit vielfältige Eigenschaften und Funktionen (vgl. S. 39ff.) besitzt. Der Stellenwert der Faszien wird künftig wohl auch in den anatomischen Lehrbüchern neu zu bewerten sein, wie das im Jahr 2016 veröffentlichte Lehrbuch "Atlas des menschlichen Fasziensystems" (Stecco, 2016) zeigt. Als erste Gesamtdarstellung befasst es sich ausführlich mit dem Fasziengewebe, insbesondere den einzelnen Schichten wie auch den lokalen Übergängen, den myofaszialen Funktionen und Störungen.

Faszien: Definitionen

Für den Austausch zwischen verschiedenen wissenschaftlichen Disziplinen ist eine umfassende und präzise Definition zum Faszienbegriff unerlässlich. Literaturrecherchen verdeutlichen, dass die Begriffe 'Faszien' und 'Bindegewebe' oft synonym verwendet werden. Während im medizinischen Sinne auch Knochen und Knorpel als 'stützendes' Bindegewebe sowie Blut als 'flüssiges' Bindegewebe zum Bindegewebe zählen, wird der Faszienbegriff von der Fascia Research Society enger umrissen. So werden zum Fasziensystem alle Weichgewebeanteile des Bindegewebes gezählt, deren Form und Struktur in erster Linie durch vorherrschende Spannungslast und nicht wie bei Knochen und Knorpel durch Kompressionslast entsteht (unter anderem Klingler & Schleip, 2016, S. 15; Findley & Schleip, 2007; Schleip, Jäger & Klingler, 2012). Nur so kann dem Kör-

Faszien in morphologischer Perspektive

Unter einer Faszie sind Hüllen, Scheiden oder andere sezierbare Ansammlungen von Bindegewebe zu verstehen, die sich unter der Haut bilden, um Muskeln und innere Organe zu befestigen, zu umschließen und zu trennen (deutsche Übersetzung aus: Adstrum, Hedley, Schleip, Stecco & Yucesoy, 2016, S. 175).

per eine funktionelle Struktur verliehen werden, die auf Spannung basiert, und eine Umgebung, in der alle Körperteile in einem System der Biotensegrität (vgl. S. 28ff.) zusammenarbeiten können. Nach wie vor besteht Uneinigkeit über die Zugehörigkeit verschiedener Bindegewebsarten im faszialen System sowie deren funktionellen Bedeutung. Je nach Perspektive wird ein 'morphologischer' sowie ein 'ganzheitlich-funktioneller' Definitionsansatz unterschieden (vgl. Stecco, Adstrum, Hedley, Schleip & Yucesoy, 2018).

Bei der 'morphologischen' Definition (vgl. Infotafel) wird auf Form und Gestalt des faszialen Gewebes eingegangen, das Muskeln und innere Organe befestigt, umschließt und trennt. Dies ermöglicht die Identifizierung unterschiedlicher Faszienschichten mittels bildgebender Verfahren. Dank hochempfindlicher Ultraschallgeräte können Dicke und Beweglichkeit einzelner Faszienhüllen bis auf Zehntelmillimeter exakt erfasst und somit deren Festigkeit, elastisches Verhalten und Wassergehalt vor und nach Belastungsreizen bestimmt werden. Auf diese Weise sind pathologische Veränderungen des faszialen Gewebes feststellbar. Da jedoch einzelne Bindegewebsschichten oft untrennbar miteinander verwoben sind, folglich miteinander agieren sowie aufeinander reagieren, ist die morphologische Perspektive für eine bewegungsthematische Ausrichtung wenig hilfreich. Hier bietet sich der ganzheitlich-funktionelle Ansatz an, weil bei diesem nicht einzelne Schichten und deren Strukturen im Vordergrund stehen, sondern das Fasziensystem im Ganzen.

So wird beim 'ganzheitlich-funktionellen' Definitionsansatz (vgl. Infotafel, S. 28) davon ausgegangen, dass sich das Fasziensystem aus einem dreidimensionalen Kontinuum von weichem, kollagenhaltigem, lockerem sowie dichtem und faserreichem Bindegewebe zusammensetzt, das den gesamten Körper durchdringt. Es umgibt dabei alle Organe, Muskeln, Knochen und Nervenfasern, verleiht dem Körper eine funktionelle Struktur und bietet eine Umgebung, in der alle Körpersysteme interagieren können. Wie der Infotafel auf S. 28 zu entnehmen ist, werden dem faszialen Gewebe unterschiedliche Strukturen zugeordnet. Faszien werden somit, im Unterschied zur morphologischen Perspektive, nicht mehr als passives, primär schützendes oder abgrenzendes Gewebe charakterisiert, sondern als mechanisch, sensorisch und metabolisch aktives Gewebe bewertet. Entsprechend ist es an Kraftübertragungen, Tiefenwahrnehmungen und Stoffwechselaktivitäten beteiligt.

Das Zuglinienmodell

Bewegungsabläufe im menschlichen Körper basieren auf einem komplexen Zusammenspiel zahlreicher Komponenten. In den Bewegungs- und Sportwissenschaften lag der Fokus lange Zeit auf den Skelettmuskeln. Entsprechend wurden Konzepte entwickelt, wie etwa das "Muskelschlingen-Modell" von Tittel (2003). Tittel (ebd.,

Faszien in ganzheitlich-funktioneller Perspektive

Das Fasziensystem besteht aus einem dreidimensionalen Kontinuum von weichem, kollagenhaltigem, lockerem und dichtem faserigem Bindegewebe, das den Körper durchdringt. Es umfasst Elemente wie Fettgewebe, Adventitia und neurovaskuläre Hüllen, Aponeurosen, tiefe und oberflächliche Faszien, Epineurium, Gelenkkapseln, Bänder, Membranen, Meningen, myofasziale Ausdehnungen, Periost, Retinakula, Septen, Sehnen, viszerale Faszien sowie das gesamte intramuskuläre und intermuskuläre Bindegewebe einschließlich Endo-, Peri- & Epimysium.
Das Fasziensystem durchdringt und umgibt alle Organe, Muskeln, Knochen und Nervenfasern, verleiht dem Körper eine funktionelle Struktur und bietet eine Umgebung, die ein integriertes Funktionieren aller Körpersysteme ermöglicht (deutsche Übersetzung aus: Adstrum et al., 2016, S. 175). Erklärungen zu den einzelnen Faszienelementen sind bei Schleip, Findley, Chaitow und Huijing (2014) oder Stecco (2016) nachzulesen.

S. 223) analysierte verschiedene sportmotorische Bewegungsabläufe und stellte fest, dass Muskeln funktionell zusammenarbeiten, aber strukturell weitestgehend unabhängig sind.
Im Unterschied dazu gingen Autoren wie Busquet (1985) oder Myers (1997a, b) von der Annahme aus, dass die Muskeln des Körpers morphologisch nicht voneinander unabhängig, sondern unmittelbar durch fasziale Gewebsstrukturen, wie zum Beispiel Sehnenplatten, Sehnen, oder Bänder miteinander verbunden sind und somit bei der Kraftübertragung eine bedeutsame Rolle spielen. Das Zusammenspiel von Muskeln und Faszien kann als 'Myofasziales Netzwerk' bezeichnet werden.
Myofasziale Modelle und Konzepte, z.B. 'Myofasziale Ketten' (Busquet, 1985) oder 'Myofasziale Leitbahnen' (Myers, 2015), fußen auf dem Konzept der 'Tensegrity' (auf Deutsch: 'Tensegrität' - vgl. Abb. 3, S. 29), das der Architektur entstammt. Der Begriff ist eine Kombination aus den Wörtern 'tens' (Spannung) und 'integrity' (zusammengehöriges Ganzes) und beruht nach Schleip und Bayer (2018, S. 70) auf folgenden Prinzipien:

- Das Körpersystem besteht aus stabilen sowie elastischen Elementen.
- Stabile Elemente berühren sich nicht.
- Stabile Elemente sind durch elastische Elemente miteinander verbunden.
- Elastische Elemente stehen unter Spannung.
- Elastische Elemente stellen eine Zugspannung im gesamten Körpersystem her.

Auf dieser Basis wurde das sog. 'Biotensegrity'-Modell (vgl. Myers, 2015, S. 48ff.) entwickelt, das ein neues Körperverständnis beinhaltet. Knochen repräsentieren hierbei stabile Elemente, während fasziale Strukturen und Muskeln – in Form von langen Muskel-Faszien-Ketten – als elastische Zugelemente fungieren. Somit agieren Knochen nicht mehr als Lastenträger, sondern als Spannungsverteiler. Die Besonderheit dieses Spannungsnetzwerkes liegt darin, dass es in sich stabil ist. Es kann sich verformen und danach von selbst wieder in die Ausgangsposition zurückkehren. Diese

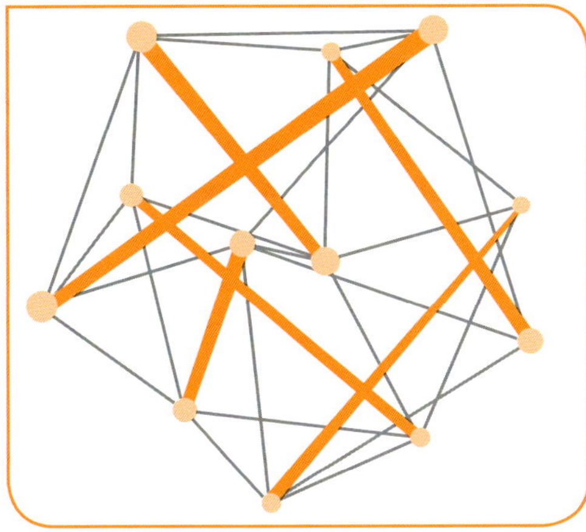

Abb. 3: Tensegrity – das Zugspannungssystem des menschlichen Körpers als unter Spannung stehendes, dreidimensionales Netzwerk, in dem die Knochen nur scheinbar frei schweben.

Eigenschaft erklärt, weshalb der Körper starke Belastungen ohne Verletzungen überstehen kann (zu 'Viskoelastizität' vgl. S. 40). Ebenso kann damit erklärt werden, warum die Folgen einer Belastung (z.B. eines Sturzes) zunächst an einem Schwachpunkt in einiger Entfernung von der körperlichen Region auftreten, an der die Krafteinwirkung erfolgte (Schleip & Grau, 2009, S. 20).

Eine derartige Betrachtungsweise macht sich die Osteopathie zunutze. So werden Körperpartien behandelt, die nicht dem Ort der Beschwerden entsprechen. Ziel solcher Behandlungen ist, die Spannungsverhältnisse so auszugleichen, dass ein gleichmaßigerer Tonus über die myofaszialen Zuglinien erzeugt wird (vgl. Myers, 2004, S. 55).

Das wohl bekannteste und meist zitierte myofasziale Konzept ist das myofasziale Leitbahnen-Modell von Myers (2015), das dieser in jahrelanger Praxis als Therapeut entwickelte. Es unterscheidet 11 myofasziale Leitbahnen ("anatomy trains"), und zwar Spiral- & Laterallinien, oberflächliche Rücken- & Frontallinien, Armlinien, funktionelle Linien sowie die tiefen Frontallinien.

Wilke (2016) sowie Wilke und Krause (2019) überprüften im Rahmen von Meta-Analysen die anatomische Kontinuität der von Myers beschriebenen Leitbahnen, ob also die Linien ununterbrochen vom Unter- zum Oberkörper beziehungsweise von der linken zur rechten Körperseite verlaufen. Bei der Auswahl wurden ausschließlich Studien mit methodologischer Qualität gemäß den QUACS-Kriterien (QUality Appraisal for Cadaveric Studies; vgl. im Detail Wilke, Krause, Niederer, Engeroff, Nürnberger, Vogt & Banzer, 2015) berücksichtigt. Im Ergebnis zeigt sich, dass für vier myofasziale Ketten eine gute Evidenz existiert, denn bei mehreren Studien konnte eine direkte strukturelle Verbindung einzelner Kettenelemente aufgezeigt werden. Es handelt sich dabei um die oberflächlichen Rückenlinien sowie die funktionellen Rückenlinien, funktionellen Frontallinien und Armlinien. Bei den Lateral- und Spirallinien liegen hingegen keine eindeutigen Ergebnisse vor: In einigen Studien konnten direkte Übergänge vorgefunden werden, in anderen dagegen nicht. Bislang fehlende Nachweise für eine strukturelle Kontinuität sind bei den oberflächlichen Frontallinien der Fall: Anhand der vorliegenden Studien konnte keine direkte Zugverbindung zwischen Unter- (Oberschenkel [M. rectus femoris]) und Oberkörper (Bauchmuskulatur [M. rectus abdominis]) nachgewiesen werden. Allerdings gründet die Datenanalyse auf älteren Studien, bei denen fasziale Strukturen und deren strukturelle Kontinuität mit Muskeln und anderen benachbarten Geweben nicht im Forschungsfokus standen, sodass weitere Analysen erfolgen müssten.

Krause und Wilke (2017) gingen davon aus, dass eine reine morphologische Existenz myofaszialer Verbindungen keineswegs mit einem möglichen Kraftübertrag zwischen den verbundenen Geweben und Muskeln gleichzusetzen ist. Daher führten sie zu drei der verifizierten Leitbahnen – oberflächliche Rückenlinien, funktionelle Rückenlinien und funktionelle Frontallinien – eine weitere systematische Literaturrecherche durch, um einen Krafttransfer belegen zu können. Anhand der Ergebnisse wird offensichtlich, dass auch hier noch Forschungsbedarf besteht. Denn der Nachweis eines Kraftübertrags konnte mit moderater Evidenz nur für die oberflächlichen Rückenlinien gefunden werden. In-vivo-Studien (vgl. Wilke, Vogt, Niederer & Banzer, 2017) spiegeln dieses Ergebnis wider: So wurde die Beweglichkeit der Halswirbelsäule durch Dehnübungen an der Waden- und hinteren Oberschenkelmuskulatur in gleichem Maße verbessert wie durch lokale Dehnübungen am Nacken. Für die beiden funktionellen Rücken- und Frontallinien war hingegen kein konsistentes Bild ersichtlich (vgl. hierzu im Detail Krause, Wilke, Vogt & Banzer, 2016).

Aufgrund dieses Standes der Forschung wurde für die Entwicklung des Trainingssystems 'Faszien low intensity' der Fokus auf fünf Leitbahnen gelegt (vgl. S. 57): Spirallinien, Rückenlinien, Frontallinien, Laterallinien und Armlinien. Funktionelle Linien wurden hingegen nicht berücksichtigt, denn sie kommen eher sportartspezifisch zum Einsatz und sind somit für ein Trainingssystem, das für den Alltagsgebrauch gedacht ist, weniger relevant.

Noch ein Wort zu den Frontallinien: Obwohl für diese aktuell noch keine gesicherten Ergebnisse in Bezug auf Kontinuitäten vorliegen, sind die in das Trainingssystem einbezogenen Übungen für Vielsitzer von großer Bedeutung. Denn im Alltag sind die Frontallinien aufgrund der weit verbreiteten gebeugten Sitzhaltung in stetiger Kompression, da der Rumpf nach vorne verlagert ist und sich so ein Rundrücken bildet. Dadurch entsteht ein tensegrales Spannungsungleichgewicht zwischen Frontal- und Rückenlinien: Probleme im Nacken, in den Armen, im unteren Rücken sowie bei der Atmung können entstehen und sich manifestieren.

Kompaktwissen Faszien

Das fasziale System im Überblick

Als Bestandteile des faszialen Systems können Zellen sowie die extrazelluläre Matrix (EZM) unterschieden werden (vgl. Abb. 4, S. 31). Die Zellen haben die Aufgabe, sich um die Produktion der Fasern sowie um den Aufbau und Erhalt der EZM zu kümmern. Insofern sind sie in die EZM eingebunden. Bei den Zellen handelt es sich in erster Linie um Bindegewebszellen. Hinzu kommen insbesondere Nervenzellen, Fettzellen, Immunzellen und Mesenychmzellen. Die Zellen nehmen im gesamten Fasziengewebe weniger als fünf Prozent ein.

Die EZM lässt sich in zwei Bestandteile unterteilen: nämlich in Grundsubstanz und Fasern. Nach Stecco (2016, S. 1) sind die Zellen für den Metabolismus zuständig, also den Stoffwechsel, die Grundsubstanz für die Verformbarkeit und Gleitfähigkeit des Fasziengewebes und die in ihr enthaltenen Fasern für die Kraftübertragung.

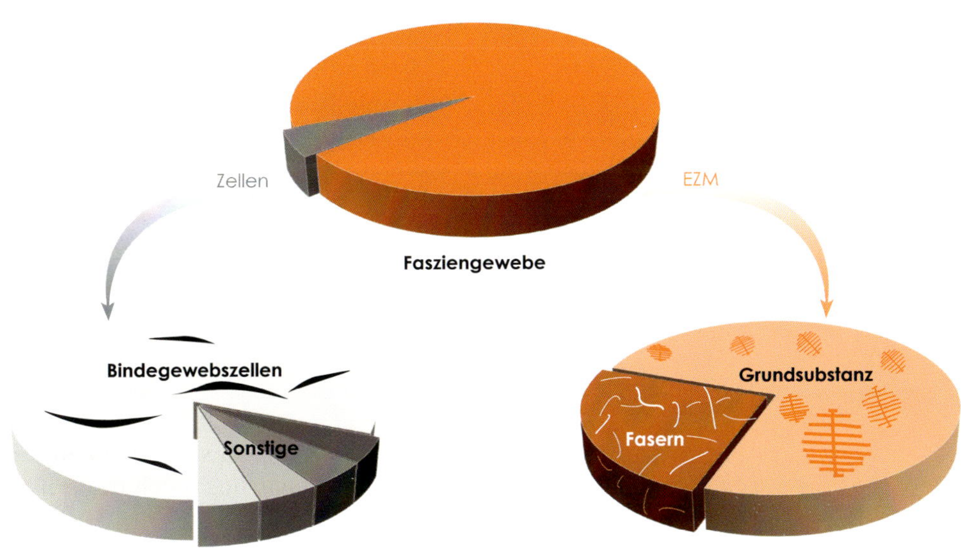

Abb. 4: Bestandteile des faszialen Systems im Überblick

Die Zellen

Hervorzuheben sind die Bindegewebszellen, auch Fibroblasten genannt. Sie sind die Baumeister des Fasziennetzwerkes und zählen zu dem am zahlreichsten vorkommenden Zelltyp. Mittels Zell-zu-Zell-Kontakten werden Informationen auf Basis biochemischer Impulse ausgetauscht. Entsprechend funktioneller Notwendigkeit werden Bindegewebszellen zur Neubildung angeregt, die wiederum dafür sorgen, dass mehr Grundsubstanz, flüssigkeitsbindende Zucker-Eiweiß-Ketten und Fasern produziert werden. Bei Verletzungen unterstützen biochemische Reize die Regeneration durch Botenstoffe aus den beschädigten Gewebszellen.

Neueren Erkenntnissen zufolge (vgl. Myers, 2015; Schleip, 2016) können Bindegewebszellen auch mechanisch stimuliert werden und dann intern biochemische Reaktionen auslösen. Unter mechanischen Stimulationen sind Zug- oder Druckkräfte zu verstehen, wie sie beispielsweise bei Bewegungen, Dehnübungen oder manualtherapeutischen Akupressurtechniken vorkommen. Als Reaktion auf Belastung produzieren die Bindegewebszellen mithilfe des Trainingssystems 'Faszien low intensity' mehr Fasern im Gewebe, um reißfester zu werden. Bei Druckbelastungen wird mehr Grundsubstanz in Form von Flüssigkeit oder flüssigkeitsbindenden Zucker-Eiweiß-Ketten (Glykosamino- und Proteoglykane; vgl. im Detail S. 32) in der EZM hergestellt, die als Stoßdämpfer des Gewebes fungieren und so eine kompressionsdämpfende Funktion erfüllen.

Neben dem Aufbau des kollagenen Netzwerkes sind Bindegewebszellen auch für dessen Abbau zuständig, indem sie dafür das Enzym Kollagenase freisetzen. Nur dieses Enzym ist in der Lage, die starke Kollagenstruktur (Tripelhelix, vgl. Abb. 6 auf S. 35) in Fragmente aufzuspalten und damit den Austausch von alten durch neue Fasern zu gewährleisten. Die Zeitdauer dafür liegt zwischen 7 und 14 Monaten, bis alte Kollagenfasern im gesamten Körper komplett abgebaut und durch neue Fasern ersetzt sind. Allerdings können Faktoren wie Genetik, lokale Vorgeschichten wie Narben sowie mechanische Stimulationen in Form von Über- oder Unterforderung zu Dysregulationen führen und Stoffwechselvorgänge beeinflussen.

Für das fasziale Bewegungstraining sind auch die Nervenzellen von Bedeutung, denn 80 Prozent der freien Nervenendigungen befinden sich im Bindegewebe. Diese sind zuständig für die Informationsverarbeitung und -weiterleitung von Signalen verschiedenster Rezeptoren (Golgi-Sehnenorgane, Vater-Pacini-Körperchen und Ruffini-Körperchen) und geben dem Körper sensorische und propriozeptive Rückmeldung über dessen Haltung und zu Bewegungsabläufen.

Die 'Extrazelluläre Matrix' (EZM)

Die EZM setzt sich aus Grundsubstanz und Fasern zusammen. Sie ist im gesamten Körper vorhanden und füllt den Raum zwischen den einzelnen Zellen aus, indem sie diesem eine strukturelle Umgebung verleiht. Mit Blick auf mechanische Belastungsreize sorgt die EZM für die Verteilung der Belastung auf das Gewebe. Entsprechend variiert in der EZM das Verhältnis zwischen Grundsubstanz und Faseranteil je nach Funktion und Ort des Gewebes im Körper.

Grundsubstanz: Sie kann als 'fasziales Labor' aufgefasst werden, denn alle Funktionen des Bindegewebes, seien es Auf- oder Abbauprozesse, werden von hier gesteuert. Die Grundsubstanz gleicht einem Flüssigkeitsbad, in dem die Zellen und Fasern eingebettet sind. Den Zellen dient sie als Lebensraum und ermöglicht so den Stoffwechsel im Organismus, indem sie diese mit Wasser und Nährstoffen umspült. Quantität und Qualität der Grundsubstanz beeinflussen in erheblichem Maße Geschmeidigkeit und Verformbarkeit des Fasziengewebes, daher besitzt sie auch viskoelastische Eigenschaften (vgl. S. 40). Dehydration, also ein Verlust an Wasser, oder Übersäuerung können dafür sorgen, dass das Fasziengewebe weniger elastisch ist und somit die Verletzungsanfälligkeit steigt.
Die Grundsubstanz besteht vorwiegend aus diversen Zucker-Eiweiß-Verbindungen, nicht-kollagenen Proteinen und Wasser. Zucker-Eiweiß-Verbindungen haben die Aufgabe, möglichst viel Wasser im Fasziengewebe zu binden. Nach van den Berg (2016, S. 46-47) handelt es sich hierbei um Glykosaminoglykane (GAG), also Mehrfachzuckereinheiten, die an eine zentrale Eiweißkette gebunden sind.
Aktuell sind sieben GAGs bekannt, wobei Hyaluronan – auch Hyaluron oder Hyaluronsäure genannt – zu den bekanntesten zählt. Denn Hyaluronan wird als Essenz in Faltencrèmes verwendet, ebenso in Zusammenhang mit ästhetisch-plastischen Eingriffen oder auch mit dem Knorpelaufbau zur Verhinderung beispielsweise von Arthrose.
GAGs nehmen den größten Volumenanteil in der EZM ein und verfügen über eine hohe negative elektrische Ladung. Dadurch sind sie in der Lage, viel Wasser zu binden. Zur besseren Vorstellung der GAGs kann das in der Natur wachsende Moos dienen, das ebenfalls über eine solche Wasserbindungsfähigkeit verfügt und Wasser wie ein Schwamm aufnehmen und speichern kann, um 'feucht' zu bleiben (vgl. Abb. 5, S. 33). Vor allem Hyaluronan, das im Gegensatz zu anderen GAGs im gesamten Körper vorzufinden ist, besitzt extrem hydrophile

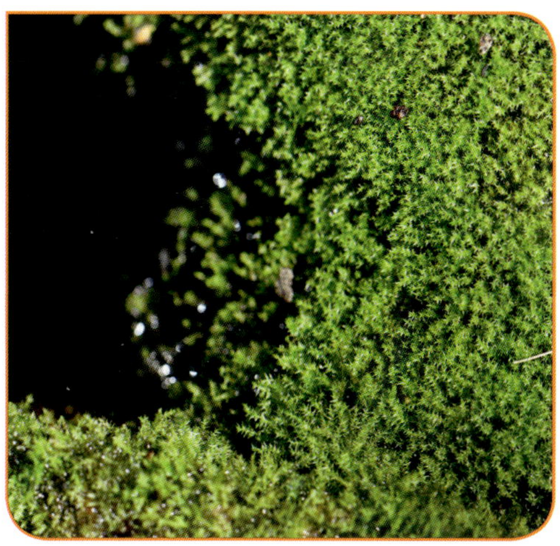

Abb. 5: 'Moos' als Symbol für die Wasserbindungsfähigkeit der Grundsubstanz als Teil der EZM

Eigenschaften: Es kann Flüssigkeit bis zum 1000-fachen seines Eigengewichtes aufnehmen. Im Organismus fungiert es vor allem als 'biologisches' Schmier- oder Gleitmittel, um die Gelenkigkeit zu erhöhen. Außerdem agiert es, wie andere GAGs auch, als Puffersystem bei eintretenden Belastungskräften (u.a. durch Sprünge), wie zum Beispiel im Knorpel oder in der Bandscheibe. Schließlich erfüllen GAGs vielfältige Funktionen, indem sie das Bindegewebe stabilisieren und Fasern, Zellen und Wasser binden (vgl. hierzu vertiefend van den Berg, 2016, S. 49). Auf diese Weise verleihen sie dem Gewebe seine viskoelastische Eigenschaft, indem sie das Gewebe nach eintretender Belastung in die Ursprungsform zurückführen. Darüber hinaus sind GAGs dafür zuständig, dass Kollagenfasern auch bei Krafteinwirkungen relativ reibungsarm gleiten können. Durch die Wasserbindung liefern sie auch einen Transportweg für Nährstoffe und Abfallprodukte.

Nicht-kollagene Proteine wie Fibronektin und Laminin besitzen zwei Funktionen: Sie sorgen dafür, dass GAGs Bindungen mit Wasser und Fasern eingehen können und verleihen dem Bindegewebe so ein stabiles und funktionelles Netzwerk. Durch diese Verbindungsfunktion werden sie auch als "Klebemittel des Körpers" (Slomka, 2015, S. 43) deklariert. Weiterhin erfüllen sie eine Vernetzungsfunktion, indem sie für die Kommunikation der einzelnen Komponenten des Bindegewebes sorgen.

Wasser stellt eine der wichtigsten Substanzen im Organismus dar. So überrascht nicht, dass der gesamte Körper eines Erwachsenen aus etwa 70 Prozent Wasser besteht. Neben seinen bisher drei bekannten Aggregatzuständen – fest, flüssig und gasförmig – existiert noch ein vierter Zustand: Dieser liegt nach Pollack (2013; 2015, S. 18ff.) in gebundenem Wasser vor. Dieses „bulk water" (bulk auf dt.: massenhaft), das im Bindegewebe vorkommt und sich immer dann bildet, wenn Wasser mit hydrophilen Stoffen in Kontakt tritt, hat eine Struktur wie ein Kristallgitter, vergleichbar mit einer Schneeflocke unter dem Mikroskop. Es ist gleichermaßen stabil wie Eis und gleichzeitig beweglich wie flüssiges Wasser. Nach van den Berg (2016, S. 55) lagern sich die Wassermoleküle 'strukturiert' und 'massenhaft' wie ein Wassermantel an die GAGs – und hier insbesondere Hyaluronan – an. Ohne diese Form des Wassers würden GAGs zusammenbrechen und könnten ihre Funktion nicht erfüllen. Die Folgen wären Funktionsstörungen im gesamten Organismus.

Bindegewebserkrankungen zeichnen sich durch eine Stauung und Ansammlung von mehrheitlich ungebundenem beziehungsweise freiem Wasser ab. So werden – wie nach einem Regentag – kleine 'Pfützen' gebildet, die die Strömungsdynamik (zur hämodynamischen Funktion von Faszien

Ein Blick in die Zukunft

Es ist kein Geheimnis, dass myofasziale Funktionsstörungen bis hin zu Schmerzen durch bewegungsarme Lebensstile und die Verschiebung der Alterspyramide hin zu einer immer älteren Bevölkerung zunehmen werden. Dies auch vor dem Hintergrund, dass mit fortschreitendem Alter die Wasserbindungsfähigkeit und der Wassergehalt des Fasziengewebes abnehmen, wodurch die Grundsubstanz 'austrocknet'. Deutlich wird dies an der Haut, die schlaffer wird, aber auch am Gang und an der Haltung, die an Dynamik einbüßen.

Solch degenerative Prozesse können durch vermehrtes Trinken nicht aufgehalten werden. Denn das zugeführte Wasser wird relativ schnell wieder ausgeschieden, da es nicht im Gewebe gebunden werden kann. Grund dafür sind eine vermehrte Bildung und Ansammlung freier Radikale im Gewebe, die die eigentlich für das Wasser gedachten Bindungsstellen der GAGs belegen und damit eine Wasseranlagerung blockieren. Das einzige 'Rezept' gegen diese altersbedingten Veränderungen ist Bewegung. Dadurch kann auf die Wasserbindungsfähigkeit der GAGs eingewirkt werden.

Neueste MRT-Bildverfahren sind in der Lage, die Anteile gebundenen und ungebundenen Wassers in den Muskeln und Faszienstrukturen zu visualisieren (vgl. Menon, Oswald, Raghavan, Regatte & Stecco, 2020). Dadurch könnte zukünftig überprüft werden, inwiefern Bewegungsreize und auch Therapieformen wirksam sind, um myofasziale Probleme zu behandeln.

vgl. S. 44f.) einschränken. Dann können aufgrund von Überbelastungen Ödeme oder Schwellungen auftreten. Nach van den Berg (2016, S. 55f.) gibt gebundenes Wasser dem Gewebe Volumen und hat die mechanische Funktion, starke Kompressionsbelastungen abzupuffern, das heißt unter Belastung des Gewebes wird entsprechend Wasser abgegeben, das bei Entlastung wieder aufgenommen wird.

Unser Trainingssystem 'Faszien low intensity' hat in Bezug auf die EZM zum Ziel, auf deren Wassergehalt und Wasserqualität und somit auf die viskoelastischen Eigenschaften und die Gleitfähigkeit des faszialen Gewebes einzuwirken. So wird durch die faszialen Dehnungen eine große Menge an Wasser aus den gedehnten faszialen Geweben wie bei einem Schwamm 'ausgepresst'. Da das Wasser nicht einfach aus dem Körper austreten kann, findet eine Flüssigkeitsverschiebung vom gedehnten in das nicht gedehnte Fasziengewebe statt. Wenn der Dehnzug nachlässt, also in der Entlastungsphase, strömt Wasser, aber auch Blut und Lymphe, entsprechend dem Druckgefälle aus dem umliegenden Fasziengewebe wieder in das zuvor gedehnte Gewebe zurück. Dieser langsam verlaufende Flüssigkeitsaustausch (vgl. auch 'Fluid Dynamics', S. 196f.), der als Rehydration bezeichnet wird, hat mehrere Vorteile: Während in einem 'gesunden' Fasziengewebe vorwiegend gebundenes Wasser gespeichert wird, bildet sich in einem 'kranken' Gewebe mehr freies Wasser, wodurch Entzündungen, Ödeme und vermehrte Ansammlungen von freien Radikalen entstehen können. Durch den Flüssigkeitsaustausch soll freies Wasser im gedehnten Gewebe durch 'frisches' Wasser aus dem Blutplasma der umliegenden Gewebe ersetzt werden. Dadurch sollen sich Gesamtwasserhaushalt und 'Wasserqualität' verbessern: Nachhaltiges

Training führt im Organismus dauerhaft zu einem höheren Anteil an gebundenem Wasser und dadurch zu einer höheren Wasserbindungsfähigkeit. Auf diese Weise kann dem Dehnen ein 'Reinigungseffekt' zugesprochen werden. Es ist davon auszugehen, dass das Fasziengewebe an Körperstellen, die im Alltag nicht ausreichend bewegt und 'durchfeuchtet' werden, so wieder mit 'frischem' Wasser versorgt werden kann.

Fasern: Hier handelt es sich in erster Linie um Kollagen- und Elastinfasern. Sie sind für mechanische Eigenschaften des Fasziengewebes verantwortlich und unterscheiden sich je nach Körperstelle und funktioneller Beanspruchung in Form und Aufbau. Durch das Trainingssystem 'Faszien low intensity' werden diese Strukturen gezielt angesprochen.

'Kollagen' stellt neben Wasser die größte Komponente des Fasziengewebes dar. Es weist eine Tripelhelix-Struktur auf, sodass die Fasern mehrfach spiralig umeinander gedreht sind. Dadurch weisen sie eine extreme Reiß- und Zugfestigkeit auf (vgl. Abb. 6) – vergleichbar mit Drahtseilen. Daher wird Kollagen auch als Struktur- oder Gerüstprotein bezeichnet. Mikroskopische Untersuchungen zeigen, dass kollagene Fasern im Ruhezustand leicht 'gewellt' sind. Diese Wellung (Crimp genannt, vgl. Abb. 6) erinnert an Sprungfedern und bietet Fasern eine Reservelänge, die wie ein 'Jo-Jo' nach dem Aufspannen in die Ausgangsstellung zurückkehrt. So besitzt die Faser eine Anfangselastizität (Schünke, 2014, S. 75), welche vor plötzlichen explosivartigen Fehlbelastungen schützt. Man stelle sich einen Sprung von einer Treppenstufe vor, bei dem sich die Kollagenfaser zunächst deformiert, indem sie in die Länge gezogen beziehungsweise geglättet wird (vgl. Abb. 6). Dies führt zu einer Speicherung kinetischer Energie, die im Anschluss wieder freigesetzt wird und

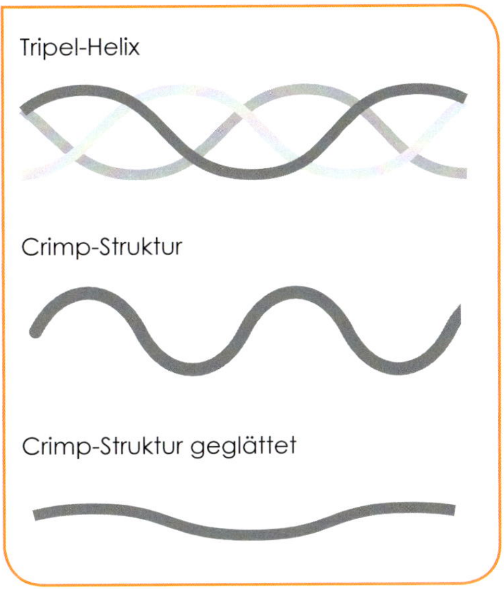

Abb. 6: Kollagenstrukturen im menschlichen Körper

elastische Rückprallbewegungen ('Katapult-Effekt'; vgl. S. 87f.) bewirkt. Kollagenfasern sind somit in der Lage, Zugspannung aufzunehmen, zu speichern und dann wieder abzugeben. Allerdings sind sie aufgrund ihres Aufbaus nur zu fünf Prozent dehnbar. Bei einer Überdehnung (beispielsweise eine Bänderdehnung) verformen sie sich plastisch ('Plastizität'; vgl. S. 42). Bei höheren Krafteinwirkungen können die Fasern auch zerstört werden und reißen ('Sprödigkeit'; vgl. S. 42). Bekannte Beispiele hierfür sind Achillessehnen- oder Bänderrisse.

Die Kollagenstruktur richtet sich an der funktionellen Belastung aus: Erfolgt eine Stimulation wieder und wieder auf die gleiche Weise und aus der gleichen Richtung, so entsteht geformtes, straffes Bindegewebe mit paralleler Ausrichtung der Kollagenfasern in Zugrichtung. Als Beispiel sind Aponeurosen, Gelenkkapseln, Bänder und Sehnen zu nennen. Wirken die Kraftlinien aus unterschiedlichen und

wechselnden Richtungen, bildet sich ungeformtes, straffes Bindegewebe. Der Verlauf der einzelnen Kollagenfasern ist somit mehrdirektional oder auch maschengitterartig, wie zum Beispiel beim intramuskulären Bindegewebe (Epi-, Peri- und Endomysium) oder bei aponeurotischen Faszien.
Elastin ist ebenfalls ein Faser- und Strukturprotein wie Kollagen, jedoch sind die Fasern dünner und elastischer. Es befindet sich überwiegend im lockeren Bindegewebe, und zwar in der Haut oder in den Gefäßen (hier bis zu 50 Prozent) und nur in geringen Anteilen in den Sehnen und Bändern. Aufgrund seiner elastischen Eigenschaft, vergleichbar mit einem Gummiband, kann es auf das Mehrfache seiner Ausgangslänge gedehnt werden (100-150 Prozent) und sich in kürzester Zeit, sobald die Zugspannung wieder abnimmt, auf seine Ursprungslänge verkürzen. Dadurch, dass es mit Kollagenfasern in Sehnen und Bändern verwoben ist, schützt es durch seine elastische Eigenschaft das Gewebe vor Verletzungen, wie beispielsweise vor Einrissen oder Überdehnungen.

Fasziale Hüllschichten

Faszien umhüllen den menschlichen Körper in Form von zähen, derben oder feinen Häuten. Solche Strukturen sind auch in der Natur zu beobachten. So finden sich beispielsweise räumlich trennende und zugleich formgebende Häute in Orangen oder Zwiebeln wieder (vgl. Abb. 7). Das fasziale 'Hüllschichten-Modell' des Menschen besteht aus vier Hüllen, und zwar aus einer oberflächlichen, tiefen, viszeralen und meningealen Hülle (vgl. Infokasten auf S. 37). Die vier Hüllschichten unterscheiden sich in Beschaffenheit und Funktion voneinander (vgl. unter anderem Meinl, 2017; Purslow & Delage, 2014; Schleip & Bayer, 2018; Stecco, 2016; Willard, 2014a, b).

Oberflächliche Faszienhülle: Die äußerste Hüllschicht wird auch als 'Pannikulusfaszie' (lat.: Unterhaut) oder 'Fascia superficialis' (lat.: oberflächlich) bezeichnet. Sie liegt direkt unter der Haut, ist mit dem Fettgewebe verwoben und mit den tiefen Faszien verbunden. Die oberflächliche Faszienhülle weist die gleiche Ausdehnung und Gewebemaße wie die Haut auf, umschließt den gesamten Körper und besteht vorwiegend aus lockerem, geflechtartigem, ungleichmäßig angeordnetem Bindegewebe, das entsprechend der Region eine unterschiedliche Dichte von Kollagen- und Elastinfasern sowie Fettzellen aufweist. Struktur, Dichte und Dicke dieser Schicht nehmen aufgrund der aufrechten Körperhaltung und täglichen Bewegungsaktivitäten ausgehend vom Kopf bis zu den Füßen zu. Da sie mit der Haut verbunden ist und das Fettgewebe stützt, dient sie als Stoßdämpfer für die darunter liegende Muskulatur.

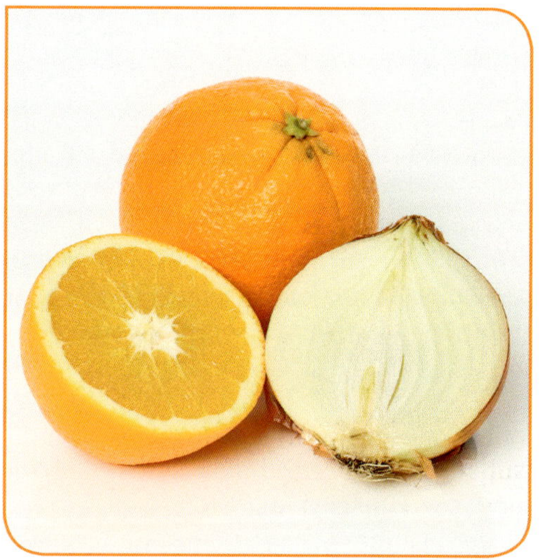

Abb. 7: 'Orangen und Zwiebeln' als Beispiel für natürliche Hüllschichten

Hüllschichtenmodell

Oberflächliche Faszienhülle – Ganzkörperumhüllung: Die äußere Schicht umhüllt den gesamten Körper. Sie ist mit dem Fettgewebe verwoben und mit den tiefen Faszien um die Muskeln verbunden.

Tiefe Faszienhülle – Muskelumhüllung & Septenbildung: Durch diese Hüllschicht werden Strukturen des Bewegungsapparates, wie z.B. Muskeln, Gelenkkapseln, Bänder sowie Sehnen, miteinander verbunden. Zwischen diesen Hüllschichten sind Trennwände, also Septen, in denen lockeres Bindegewebe und Hyaluronan für den Gleitmechanismus zuständig sind.

Viszerale Faszienhülle – Organumhüllung: Diese Hüllschicht erstreckt sich von der Schädelbasis bis zum Becken, ummantelt und schützt dabei innere Organe und sorgt dafür, dass diese in Position bleiben.

Meningeale Faszienhülle – Kopf- & Wirbelsäulenumhüllung: Diese Hüllschicht umschließt das Zentralnervensystem, also Gehirn und Rückenmark, mit den dazugehörigen Hirn- und Rückenmarkshäuten. Sie schützt und stabilisiert Kopf und Wirbelsäule.

Zudem weist die oberflächliche Faszienhülle aufgrund ihrer Speicherfähigkeit einen hohen Flüssigkeitsanteil (Grundsubstanz) auf, wodurch sie sehr elastisch und anpassungsfähig ist. So ist sie bei Beanspruchung in alle Richtungen verschiebbar und kann nach einer Belastung wieder in ihre Ausgangsform zurückkehren. Zudem gestattet sie unabhängige Bewegungen von Haut und Muskulatur, d.h. Muskeln und Haut lassen sich reibungslos gegeneinander verschieben.
Außerdem dient diese Faszie als Durchgangsbereich für zahlreiche Arterien, Venen, Lymphgefäße und freie Nervenendigungen zur tiefen Faszie, wodurch sie als Sinnesorgan dient und eine wichtige Rolle bei der Gesunderhaltung des Organismus einnimmt. So übernimmt die oberflächliche Faszienhülle funktionell eine Stütz-, Schutz-, Versorgungs-, Entsorgungs- sowie Speicherfunktion.

Tiefe Faszienhülle: Diese fasziale Hüllschicht wird auch als 'Fascia profunda', 'Körper-Faszie' oder 'Faszie des Bewegungsapparates' bezeichnet. Es handelt sich nach Stecco (2016, S. 51) um eine "gut organisierte, dichte, fibröse Schicht, die mit den Muskeln interagiert". So werden in ihr verschiedene Strukturen des Bewegungsapparates miteinander verbunden. Hierzu zählen die 'echten' Faszien, also aponeurotische Faszien, Aponeurosen, Gelenkkapseln, Bänder sowie Sehnen und das intramuskuläre Bindegewebe (vgl. hierzu S. 66ff.). Eine exakte morphologische Zuordnung von Kriterien wie Faserdichte, -ausrichtung und -anteil sowie Flüssigkeitsanteil gestaltet sich sehr schwierig, da innerhalb der einzelnen Gewebstypen indifferente Strukturen, zum Teil auch Misch- und Zwischenformen, bestehen (vgl. hierzu Klingler & Schleip, 2016, S. 16).
Grundsätzlich ist die tiefe Faszienhülle weniger dehnbar als die oberflächliche Faszienhülle. Sie besitzt jedoch eine größere Fülle an Rezeptoren und kann somit sensorisch Bewegungsreize sowie Spannungs- und Schmerzzustände differenzierter wahrnehmen. Des Weiteren ist sie im Vergleich zur oberflächlichen Faszie dichter von Arterien und Venen durchzogen und weist einen größeren Anteil an

Kollagenfasern auf, wodurch sie reiß- und zugfester und somit belastbarer ist. Anatomisch gesehen stehen Muskeln nicht direkt mit den Knochen des Bewegungsapparates in Verbindung. Vielmehr erfolgt ihre Ansatzstelle über Sehnen, die die Muskelkräfte übertragen. Des Weiteren bildet die Skelettmuskulatur mit dem zugeordneten intramuskulären Bindegewebe eine morphologische und funktionelle Einheit: Da sie eng und fein verzahnt sind, spricht man auch von Myofaszien. Sie durchziehen die Skelettmuskeln, Faserbündel und Fasern. So ist jede kleinste Muskelfaser von einer Bindegewebshülle, dem Endomysium, ummantelt. Gruppen von Muskelfasern werden durch das Perimysium zu Muskelbündel zusammengefasst. Das Epimysium stellt die äußerste Faszienhülle des Muskels dar. Es gibt dem Muskel seine Form und setzt sich nahtlos in den Sehnen fort, die wiederum den Muskel über die Knochenhaut mit dem Knochen verbinden (vgl. Abb. 17 auf S. 67).
Zwischen den einzelnen Hüllen befinden sich Trennwände, die auch als Septen bezeichnet werden, in denen lockeres Bindegewebe und Hyaluronan für den Wasser- und Gleitmechanismus zuständig sind. Nur so können die Hüllen gegeneinander gleiten und Kräfte übertragen.

Viszerale Faszienhülle: Diese fasziale Hüllschicht erstreckt sich von der Schädelbasis bis zum Becken. Ihre Aufgabe besteht darin, für die Einbettung der inneren Organe zu sorgen, indem sie diese in einer Doppelschicht aus Bindegewebshüllen ummantelt und schützt. Auf diese Weise stützt, trennt und verbindet die viszerale Faszienhülle sämtliche Organe, damit diese ihre physiologischen Aufgaben erfüllen können. Viszerale Dysfunktionen können dazu führen, dass die inneren Organe und die entsprechenden Gefäß-, Lymph- und Nervenstrukturen in ihrer Funktion eingeschränkt werden, wodurch der Organismus geschädigt werden kann.

Meningeale Faszienhülle: Die meningeale Hüllschicht umschließt das gesamte Zentralnervensystem, also Gehirn und Rückenmark, mit den dazugehörigen Hirn- und Rückenmarkshäuten. Zu den bekanntesten Hüllen der Meningen zählen von innen nach außen: die weiche Kopfhaut (Pia Mater), die Spinngewebehaut (Arachnoidea) und die harte Kopfhaut (Dura Mater). Zwischen den einzelnen Faszienhüllen befindet sich Hirn- und Rückenmarksflüssigkeit, das Liqour genannt wird. Dieses zirkuliert in den Liquor-Räumen des Gehirns und Wirbelkanals und sorgt etwa dafür, dass Druck von außen durch die Flüssigkeitsummantelung des Gehirns abgeschwächt wird.
Die meningeale Faszienhülle schützt Kopf und Wirbelsäule vor mechanischen Einflüssen und stabilisiert das Hirngewebe bei abrupten und schnellen Bewegungen. Nach Stechmann (2016, S. 7) ist die meningeale Faszienhülle äußerst sensibel und schmerzempfindlich. Daher wird ihr auch eine Beteiligung an Kopfschmerzen zugeschrieben.

Mit Blick auf das Trainingssystem 'Faszien low intensity' ist zusammenfassend anzuführen, dass die Programme und Übungen primär darauf gerichtet sind, Trainingswirkungen auf die oberflächlichen und tiefen Faszienhüllschichten zu erzielen.
Weiterhin ist die Atemführung ein methodisches Grundprinzip unserer Übungssysteme (vgl. S. 19). Sie kann Trainingsreize auf viszerale Faszien ausüben (siehe Infotafel, S. 39).
Auch auf meningeale Faszienhüllen können sich die Übungen indirekt auswirken.

Ein gutes Beispiel hierfür ist der Spannungskopfschmerz als eine der häufigsten Zivilisationskrankheiten. Wenn die tiefe Faszienhülle (vgl. S. 37), ausgehend vom Rumpf, durch Faktoren wie Stress oder Fehlhaltungen zu sehr unter Spannung steht, kann sich dies auf die meningeale Faszienhülle, hier die Hirnhäute, auswirken. Denn diese korrespondiert mit der tiefen Körperfaszie. So lösen hohe Spannungszustände in Rumpf, Schultern und Nacken Schmerzreize aus.

Fasziale Eigenschaften

Faszien besitzen unterschiedliche Eigenschaften (vgl. unter anderem Avison, 2016; Bierhaus, 2004; Brand, 2010; Dennenmoser, 2016; Meert, 2014; Meinl, 2017), die durch unser Trainingssystem spezifisch angeregt werden. Sie werden im Folgenden erläutert.

Viskosität: Sie kann vereinfacht als 'Zähflüssigkeit' beschrieben werden. Ein Beispiel: Honig besitzt im Vergleich zu Wasser eine höhere Viskosität (vgl. Abb. 8, S. 40), das heißt er hat in einer strömenden Flüssigkeit eine höhere innere Reibung und ist abhängig von der Umgebungstemperatur. So verändert Honig, wenn er erhitzt wird, seinen Zustand und wird dünnflüssiger. Vergleichbares gilt für die Grundsubstanz als Bestandteil der extrazellulären Matrix (EZM). Auch bei der zähflüssigen, zuckerreichen Grundsubstanz variiert die Fließeigenschaft. Infolge eines Temperaturanstiegs in Form von Bewegungsimpulsen – sei es durch mechanische Zugspannungen (Dehnungs- & Mobilisationsübungen) oder Druckreize (Akupressurtechniken bei manuellen Therapien) – wird die Grundsubstanz flüssiger. Dadurch nehmen Gleitmechanismen und die Elastizität zwischen den einzelnen Faszienschichten zu. Wenn hingegen die

Exkurs: Trainingsreize auf viszerale Faszien durch die Atmung

Viszerale Faszien können durch eine bewusste Zwerchfell- und Bauchatmung stimuliert werden.

So wird das Zwerchfell, welches unterhalb der Lunge zwischen Brust- und Bauchhöhle liegt und die Form einer Doppelkuppel hat, um so mehr angespannt, je tiefer die Einatmung erfolgt. Durch die Anspannung flacht sich die Kuppel um etwa 30 Prozent (6 bis 7 Zentimeter) ab, und der Brustraum wird in Längsrichtung (nach unten) entsprechend vergrößert. Dadurch werden innere Organe des Bauchraums sanft gepresst. Dies führt wiederum dazu, dass gleichzeitig über fasziale Verbindungen durch Zugspannung andere Organe wie beispielsweise Lunge und Nieren mobilisiert werden.

Des Weiteren entsteht während des Einatmungsvorgangs ein Unterdruck im Brustkorb und folglich eine Sogwirkung auf das venös-lymphatische System. Auf diese Weise fungiert das Zwerchfell bei entsprechender Atmung als "venös-lymphatische" Pumpe, indem es Teile der Hals- (C3 bis C5) und Brustwirbelsäule (Th6 bis Th12) innerviert.

Fazit:
Eine bewusste und vertiefte Atmung wirkt Verklebungen in den viszeralen Faszien entgegen. Sie ist nicht nur beim Faszientraining selbst wichtig, sondern sollte auch im Alltag ohne körperliche Belastung gepflegt werden, da sie nicht zuletzt auch Stress entgegenwirkt.

Grundsubstanz durch zu geringe Bewegungsaktivitäten verdickt, wirkt sich dies in Form von Bewegungseinschränkungen und einer gefühlten Steifigkeit aus. Auf histologischer Ebene bilden sich in der Grundsubstanz kleinste Kristalle – wie bei einem Honig, der zulange unberührt im Regal stand und an den Rändern kristalline Strukturen bildet (vgl. Abb. 9). Dieser chemische Prozess wird als 'Advanced Glycation Endproducts' (AGE) bezeichnet (Bierhaus, 2004; vgl. Infotafel, S. 41). Aufgrund des geringen Wasseranteils in der Grundsubstanz werden die Fasern spröde, Reibung entsteht, und schließlich werden die Faszien immer 'poröser'. Infolgedessen steigt die Gefahr, dass diese Strukturen bei intensiven oder ungewohnten Bewegungen reißen.

Elastizität: Ein wichtiges Attribut des Fasziengewebes ist die Elastizität. Hier sind in erster Linie Sehnen, aber auch aponeurotische Faszien und Aponeurosen zu nennen. Sie verformen sich unter äußerer Krafteinwirkung, speichern diese kinetische Energie und schnalzen dann wie ein Gummi beim Loslassen explosionsartig wieder in ihre Ausgangsform zurück (vgl. Abb. 10, S. 41). Dieser Vorgang wird auch als 'Katapult-Effekt' bezeichnet (vgl. im Detail S. 87f).

Viskoelastizität: Der Begriff setzt sich aus Viskosität und Elastizität zusammen, stellt demnach eine Mischform dar. Diese Eigenschaft kann am Beispiel von Fruchtgummi, etwa Colafläschchen (vgl. Abb. 11, S. 41), aufgezeigt werden. Diese lassen sich durch äußere Kräfte, beispielsweise in Form einer Zugspannung, in ihrer Länge verändern. Vergleichbares lässt sich bei Faszien feststellen. Entscheidend ist der Zeitfaktor, also wie lange die Verformung aufrechterhalten wird. Ebenso spielt das Ausmaß der Verformung, in diesem Falle die Intensität der Dehnung, und auch die Steifigkeit des Gewebes eine wichtige Rolle. Das langsame 'Wieder-Zusammenziehen' oder 'Zurückkriechen' wird auch 'Creeping-Effekt' genannt. Für ein gesundes fasziales Gewebe bedeutet dies, dass es nach einer Dehnung Stück für Stück in seine Ausgangsform zurückkehrt.

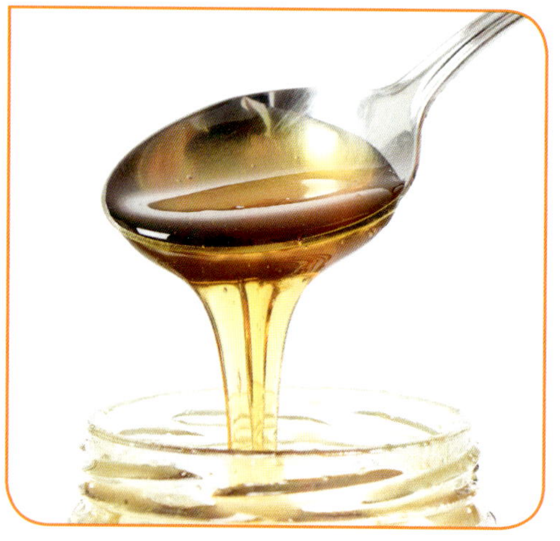

Abb. 8: 'Honig' als Beispiel für Viskosität

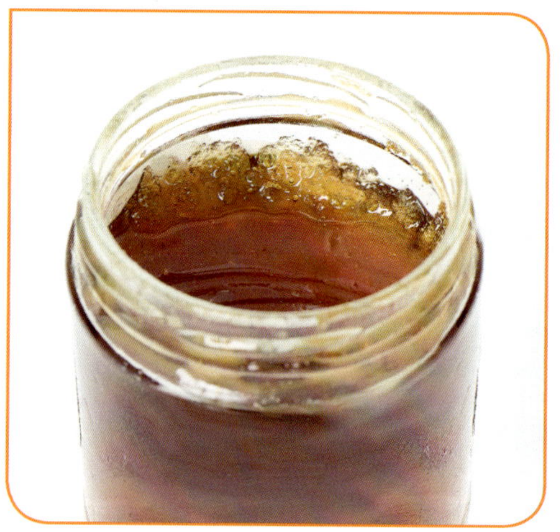

Abb. 9: 'Honig' als Beispiel für kristallisierte Strukturen

Advanced Glycation Endproducts (vgl. Bierhaus, 2004)

Wenn Proteine (Eiweiße) mit Zucker erhitzt werden und reagieren, entstehen Glykierungs-, also Röst- oder Bräunungsprodukte. Im Alltag kommen solche Produkte als braune Farbe im Honig oder braune Kruste eines Brotes vor. Dieser chemische Prozess basiert auf der 'Maillard-Reaktion', die nach dem Chemiker Louis Camille Maillard benannt wurde. Solche 'Maillard-Reaktionen' laufen auch im Körper ab, und zwar im Zuge des Alterungsprozesses. Sie führen zu Gewebeveränderungen, die den Organismus krank machen können. Eine verstärkte Glykierungsbildung wird z.B. im Alter an der Farbe der Sehnen deutlich: Während diese im Kindesalter weiß sind, werden sie in der ersten Lebenshälfte gelblich und dann im fortgeschrittenen Alter braun.
Als Folge von Glykierungsbildung können Gelenkversteifungen aufgrund reduzierter Belastbarkeit des Kollagens auftreten. Grund dafür ist die Bildung von großen karamellartigen Kristallen in der Grundsubstanz. Diese langsam verlaufende chemische Reaktion wird auch als 'chemische Uhr' des Körpers bezeichnet, d.h. aus 'alten' entstehen durch weitere Reaktionen 'fortgeschrittene' Glykierungsendprodukte. Daher werden sie als 'Advanced Glycation Endproducts' (AGEs) bezeichnet. Bewegungsimpulse sind deshalb mit zunehmendem Alter wichtiger, um eine optimale biochemische Stimulation für die Elemente der 'Extrazellulären Matrix' und der Zellen zu bewirken.
Auch der rote Blutfarbstoff Hämoglobin bildet mit Zucker solche AGEs. Der HbA1c-Wert, der bei Diabetes mellitus-Patienten als Maß für die Güte der Blutzuckereinstellung gemessen wird, spiegelt hier das Ausmaß der Glykierung wider. Je höher der gemessene Wert ist, desto mehr Hämoglobin hat mit Zucker reagiert und je größer ist die Gefahr, dass Bewegungseinschränkungen, Schmerzen und Verletzungen im faszialen Gewebe auftreten.

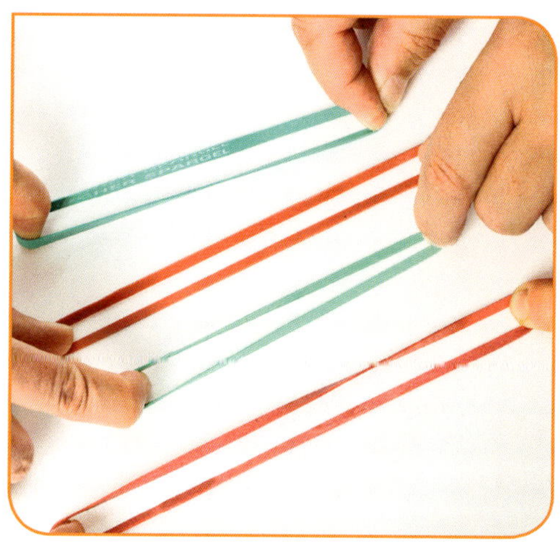

Abb. 10: 'Gummi' als Beispiel für Elastizität

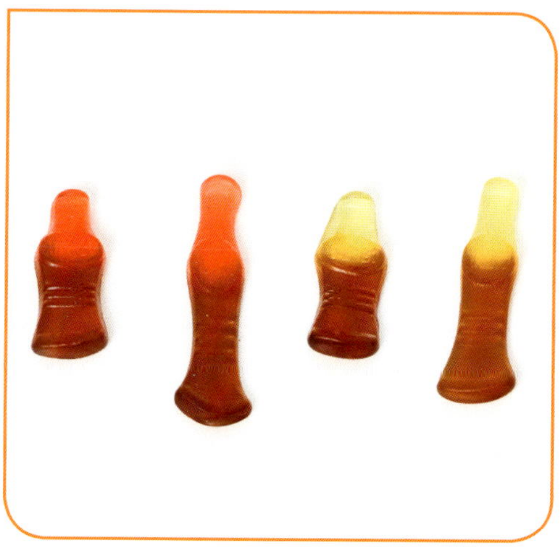

Abb. 11: 'Colafläschchen' als Beispiel für Viskoelastizität

Viskoelastische Formveränderungen dauern im Vergleich zu elastischen deutlich länger. Durch langanhaltende bzw. 'schmelzende' Dehnungsübungen (vgl. S. 196ff.), die eine Zeitdauer von bis zu 5 Minuten aufweisen, können diese Effekte auf das fasziale Gewebe (zum Beispiel auf das intramuskuläre Bindegewebe oder Aponeurosen) und vor allem auf dessen Grundsubstanz provoziert werden.

Plastizität: Beim Vorgang der Plastizität verformt sich ein Gewebe unter Krafteinwirkung irreversibel. In Bezug auf das Fasziengewebe ist hier eine Überdehnung faszialer Strukturen wie der Bänder zu nennen. Dieser Prozess geht meist mit einer strukturellen Veränderung einher. Denn die Bänder, die für Stabilisierung, Belastbarkeit des Gelenkes und für dessen Bewegungsumfangs verantwortlich sind, können durch die Überstreckung mit einhergehender 'plastischer' Deformierung nicht mehr in vollem Umfang ihrer funktionellen Rolle nachgehen. Daher ist ein Gelenk nach einer starken Bänderdehnung instabiler und anfälliger gegenüber neuen Verletzungen. Dies kann beispielhaft am Bild einer Frischhaltefolie gezeigt werden (vgl. Abb. 12). Auch diese kehrt nach einer Überdehnung nicht wieder in ihre ursprüngliche Form zurück. Stattdessen bilden sich Ausstülpungen.

Sprödigkeit: Sie gibt Auskunft darüber, wie lange und in welchem Maß sich ein Gewebe unter Krafteinwirkung elastisch verformen lässt, bevor es reißt oder zerbricht. Bewegungsmangel, Immobilisation und Verletzungen können dazu führen, dass fasziale Strukturen spröde werden. Meist ist ein Verlust der Grundsubstanz, also der Wasseranteile im Bindegewebe, dafür verantwortlich, wodurch sich die Reibung zwischen den Kollagenfasern erhöht. Darunter leidet dann die Verschiebbarkeit einzelner Faszienschichten. Gleichzeitig reduziert sich die Belastbarkeit dieser Strukturen. Sie gleichen dann sprödem Reispergament und können bei Krafteinwirkungen, zum Beispiel beim Heben eines Gegenstandes, einreißen. Sprödigkeit kann bildhaft durch einen

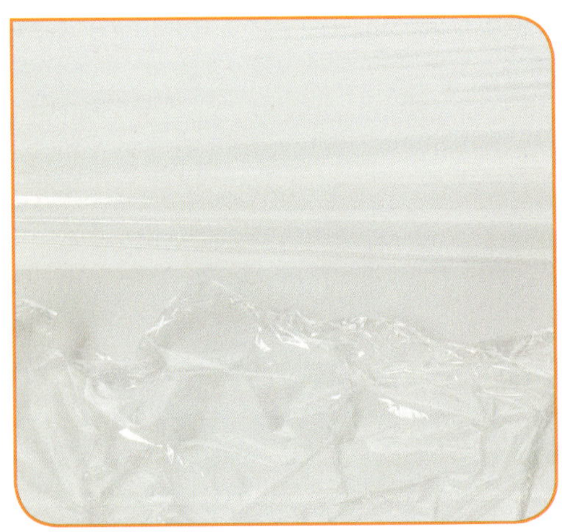

Abb. 12: 'Frischhaltefolie' als Beispiel für Plastizität

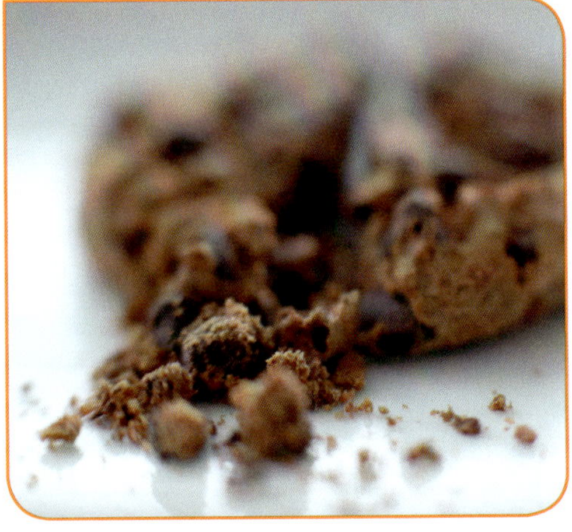

Abb. 13: 'Kekskrümel' als Beispiel für Sprödigkeit

Keks verdeutlicht werden (vgl. Abb. 13, S. 42), der sich nur bis zu einem gewissen Grad biegen lässt. Ist seine Dehngrenze erreicht, zerbricht er abrupt.

Kontraktilität: Die Fähigkeit, sich aufgrund spezieller Zellen zusammenzuziehen, stellt eine besondere Eigenschaft des faszialen Gewebes dar. Ein natürliches Beispiel ist die Oberflächenspannung von Wasser. Abb. 14 verdeutlicht dies mit einer Münze, die durch die Wasserspannung an der Wasseroberfläche gehalten wird. Abb. 15 zeigt ein Beispiel aus der Natur: Gezeigt wird ein sogenannter Wasserläufer, der nur mittels dieser Spannung über das Wasser laufen kann. Dafür sind die Wasserteilchen verantwortlich, die durch Anziehungskräfte zusammengehalten werden.
Nachweise für kontraktile Zellen, wie beispielsweise in der Unterschenkelfaszie, an der Fußsohle, in der Oberschenkelfaszie oder in der Rückenfaszie, liegen seit den 1990er Jahren vor (vgl. Yahia, Pigeon & DesRosiers, 1993; Staubesand & Li, 1997; Schleip, Klingler & Lehmann-Horn, 2005). Bei den kontraktilen Zellen handelt es sich größtenteils um Myofibroblasten. Sie stellen eine Mischform zwischen einer Bindegewebszelle, also einem Fibroblasten, und einer glatten Muskelzelle dar, und werden als 'Supermänner' der Bindegewebszellen bezeichnet. Sie haben die Fähigkeit, sich aufgrund ihres Aktinanteils zusammenzuziehen. Nach Slomka (2016, S. 182f.) fehlt den Myofibroblasten allerdings der Myosinanteil, wodurch sie nicht eigenständig fähig sind, zu kontrahieren. Sie reagieren auf 'Befehl' mittels Botenstoffen. Wenn sich beispielsweise die chemische Zusammensetzung der Grundsubstanz aufgrund einer Verletzung verändert, produzieren die Myofibroblasten viermal so viel Kollagen wie normale Bindegewebszellen, um etwa die Wunde zu verschließen. Wichtig zu wissen ist aber auch, dass Myofibroblasten durch chronischen Stress aktiviert werden können (vgl. S. 48). Dies hat zur Folge, dass das auf Zugspannung abgestimmte Fasziensystem fester gespannt wird und dadurch Fehlspannungen entstehen können.

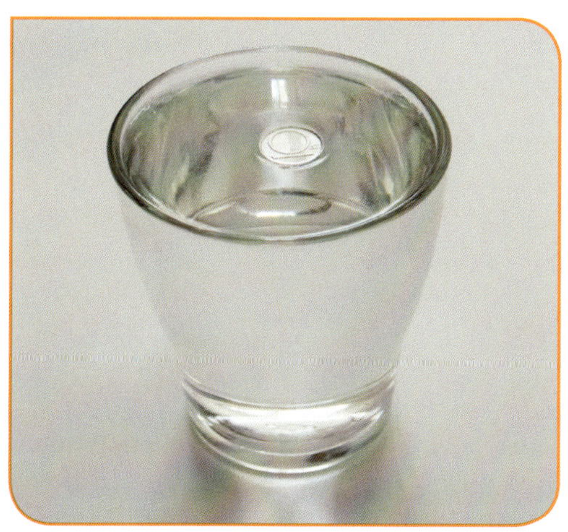

Abb. 14: 'Oberflächenspannung von Wasser' als Beispiel für Kontraktilität

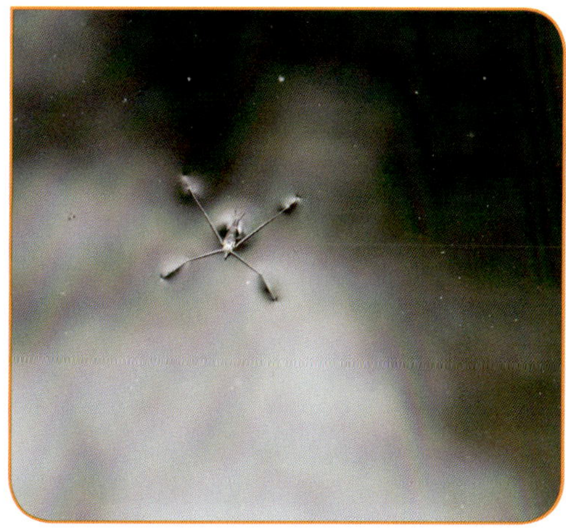

Abb. 15: Nutzung der Wasserspannung durch einen Wasserläufer

Fasziale Funktionen

Das fasziale System erfüllt verschiedene Funktionen, die für das Grundverständnis unseres Trainingssystems 'Faszien low intensity' wichtig sind. Sie können wie folgt differenziert werden (vgl. u.a. Meert, 2014; De Morree, 2013; Paoletti, 2011).

Kraftübertragungs-Funktion: Faszien spielen eine wichtige Rolle bei der Kraftübertragung. Denn aufgrund ihres elastischen Spannungszugnetzwerkes sind sie in der Lage, Muskelkräfte aufzunehmen und diese im Körper weiterzuleiten. Sie dienen somit als Energiespeicher und unterstützen die Biomechanik funktionell (vgl. auch die Ausführungen zum Zuglinienmodell auf S. 27ff.).

Stütz- & Trennfunktion: Faszien bilden für den Körper ein stützendes Gerüst und ermöglichen dadurch eine aufrechte Körperhaltung. Sie verweben alles miteinander und garantieren dadurch eine anatomische Integrität sämtlicher Strukturen des menschlichen Körpers. Ohne ihr Vorhandensein würde der Körper kollabieren. Gleichzeitig sind sie aber auch für die Trennung und Abgrenzung benachbarter Muskeln oder Organe zuständig.

Trägerfunktion: Das fasziale System stellt das tragende Element für das Nerven-, Gefäß- und Lymphsystem dar. Bereits in der Embryonalentwicklung sind diese Systeme miteinander verflochten, da sich das Wachstum des Nerven-Gefäß-Systems parallel zum Fasziensystem entwickelt. Dadurch, dass diese Systeme teilweise selbst aus faszialen Elementen bestehen und von diesen ummantelt sind, erscheint hier eine Trennung fast unmöglich. Vielmehr interagieren diese Systeme miteinander, was bedeutet, dass sich verklebte oder verfilzte fasziale Strukturen zum Beispiel auf das Nervensystem auswirken und zu Schmerzsignalen führen können.

Schutzfunktion: Faszien erfüllen auch eine schützende Funktion. So gewähren sie anatomischen Strukturen wie Muskeln oder Organen Schutz vor einwirkenden Spannungskräften. Beispielsweise fangen sie das Körpergewicht ab, das durch einen Kraftimpuls über die fasziale Kette auf die Beine in den Boden übertragen wird. Aber auch bei Gewalteinwirkungen (z.B. durch Schläge, Stürze oder Unfälle) wirken sie wie 'Stoßdämpfer'. Ist ein solcher Impuls allerdings zu stark, wird zunächst das Fasziengewebe geschädigt. So schmerzt bei einem Sturz auf die Hand meist das Handgelenk, da es geprellt oder verstaucht ist, das heißt die faszialen Strukturen um das Gelenk konnten den Kraftimpuls nicht kompensieren. Faszien der unteren Extremitäten wie die Sehnenplatte an der Fußsohle (Plantaraponeurose) oder an der Oberschenkelaußenseite sind aufgrund alltäglicher Bewegungsquantitäten in der Regel robuster und dicker als Faszien in den oberen Extremitäten. Meningeale Faszienhüllen, wie z.B. die Hirnhäute haben die Funktion, plötzliche Druckschwankungen und Stöße auf das Gehirn und Rückenmark abzupuffern. Zudem wirkt hier ein zweites Puffersystem, und zwar die Gehirnflüssigkeit, die zusätzlich als Polsterung dient. Auch bieten Faszien in den tieferen Schichten dem Gefäß- oder Nervensystem Schutz vor Kompressionen und Schädigungen. Faszienhüllen um die Organe erfüllen nicht nur eine Stützfunktion, denn sie dringen auch ins Innere der Organe ein und unterteilen diese in Abschnitte (Kompartimente). Auf diese Weise können sich Infektionen nicht so schnell auf ganze Organe ausbreiten.

Hämodynamische Funktion: Gefäß- und Lymphsystem sind untrennbar mit dem Fasziensystem vernetzt. Sie ergänzen die Pumpfunktion des Herzens, indem sie den Rückstrom des verbrauchten Blutes durch die Venen erleichtern. Dieser Prozess wird insbesondere durch das vegetative Nervensystem geregelt. Hämodynamische Prozesse wirken sich aber nicht nur auf die Strömung des Blutflusses aus, sie sind auch für das Lymphsystem bedeutend. Denn das lymphatische System, das eine Reinigungs-, Transport- und Abwehrfunktion des Körpers erfüllt, benötigt ebenfalls ein Pumpsystem. Diese Rolle übernehmen auch fasziale Elemente mit einer Frequenz von 6-8 Zyklen pro Minute, die wie eine Muskelpumpe wirken. Hierzu ist anzumerken, dass Lymphgefäße wie Venen im Blutkreislauf mit Klappen versehen sind. Faszien ergänzen also die zentrale Pumpleistung des Herzens und werden daher als sogenannte peripher wirksame Pumpe bezeichnet. Hohe Spannungszustände auf das fasziale System, hervorgerufen durch beispielsweise stressbedingte Reize, können dazu führen, dass entsprechend der venöse Rückstrom des Blutes eingeschränkt wird und auch eine Stauung der Lymphflüssigkeit entsteht.

Abwehrfunktion: Bestandteile des faszialen Systems, wie etwa die Immunzellen (Mastzellen und Makrophagen), sind in besonderem Maß an der Immunabwehr beteiligt und bilden eine Barriere gegen eindringende Fremdkörper. Sie werden aktiv, wenn sich in der Grundsubstanz beispielsweise eine Verschiebung des pH-Wertes ins saure Milieu ergibt. Somit werden Krankheitserreger und Infektionen sofort durch einen Abwehrvorgang, der verschiedene Phasen mit dazugehörigen Entzündungskaskaden beinhaltet, bekämpft. Dieser Phasenprozess führt dazu, dass ein wechselseitiger Informationsaustausch zwischen den lokalen Blut- und Lymphgefäßen, dem vegetativen Nervensystem und den Immunzellen der Grundsubstanz stattfindet. Langfristige Veränderungen der Grundsubstanz sind somit ein entsprechender Nährboden für verschiedene Krankheiten.

Wahrnehmungsfunktion: Faszien beherbergen eine Fülle von Bewegungs- und Schmerzrezeptoren, daher werden sie auch als der sechste Körpersinn bezeichnet. Zu den Bewegungsrezeptoren, die der Wahrnehmung von Stellung und Bewegung des Körpers im Raum dienen, zählen beispielsweise Muskelspindeln, Golgi-Sehnenorgane oder sensible Rezeptoren in den Gelenken wie Ruffini- oder Vater-Pacini-Körperchen. Durch diese Rezeptoren gelangen Informationen zu Muskel-Sehnenspannung, Muskellänge und Gelenkstellung zum Kleinhirn und Cortex, wo diese verarbeitet werden (vgl. Weineck, 2019, S. 775f.). Schmerzrezeptoren werden mechanisch, aber auch durch thermische (Kälte- und Wärmereize) sowie biochemische Reize (Veränderungen in der Grundsubstanz) erregt. Somit können sie Verletzungen oder Entzündungen im Gewebe registrieren und schicken dann Signale über das Rückenmark zum Zentralnervensystem. Solche Rezeptoren kommen in allen schmerzempfindlichen Geweben des Körpers vor. Dysfunktionen dieser Rezeptoren spiegeln sich in faszialen Fehlspannungen und schließlich in Haltungsasymmetrien wider. Es ist davon auszugehen, dass das fasziale Netzwerk über ein 'Schmerzgedächtnis' verfügt. Faszien wären demnach in der Lage, kinetische Energie eines Traumas, wie zum Beispiel eines Schleudertraumas, zu speichern. Wurde diese gespeicherte Energie im Faszienzugsystem nicht gelöst, könnten sich Fehlhaltungen und Schmerzzustände potenzieren und schließlich manifestieren.

Indikationen für ein fasziales Training

Mit Blick auf anatomisch-physiologische Wirkungen kann Faszientraining muskuläre Verspannungen und Verhärtungen sowie Adhäsionen (Verklebung oder Verwachsung zweier Organe nach Operationen oder Entzündungen) lösen, Anregung zu arterio-venös-lymphatischer Zirkulation geben, Bewegungs- und Haltungsmuster über die anatomischen Zuglinien positiv beeinflussen, schließlich Bandstrukturen stärken und Gelenkdysfunktionen normalisieren.

Bei der Zusammenstellung von Indikationen, die für ein Faszientraining sprechen, wurden vor allem die Schriften und Beiträge zu Rate gezogen, in denen sich ein Faszientraining nicht ausschließlich auf ein Training mit der Hartschaumrolle bezieht (z.B. Dennenmoser, 2016, S. 187-189; Nagel, 2016, S. 82f.; Richter, 2015, S. 121; Rieth, 2018, S. 23; Schleip & Bayer, 2018, S. 136f.; Slomka, 2015, S. 277; Stechmann, 2016, S. 35).

Bewegungsmangel

Der menschliche Körper stellt aufgrund seiner biotensegralen Struktur ein fasziales 3D-Spannungsnetzwerk dar, das sich an wiederkehrende alltägliche Bewegungsmuster anpasst. So reagiert das Bindegewebe sensibel auf Inaktivität: Bewegungsmangel führt über einen längeren Zeitraum – hierzu zählen auch Immobilisationen, die durch Gipsverbände oder Bettlägerigkeit nach Operationen verursacht werden – zu einem Verlust der Gewebestärke und -elastizität sowie der räumlichen Fasergrundordnung.
Die Folgen sind Einschränkungen mechanischer Eigenschaften. Der Fachbegriff hierfür lautet Fibrosierung. In Bezug auf

Faszien und Gesundheit

Faszientraining ist vor allem in der primären Prävention einsetzbar. Nach Wellensiek (2011, S. 41) wird Prävention (von lateinisch praevenire = zuvorkommen, verhüten) im medizinischen Kontext als Schutz vor Krankheit verstanden. Auch der Begriff 'Prophylaxe' bezeichnet vorbeugende Maßnahmen, um ein unerwünschtes Phänomen oder eine widrige Entwicklung zu vermeiden. Ganz allgemein kann die Vokabel mit 'vorausschauender Problemvermeidung' übersetzt werden. Verhindert werden sollen vor allem Krankheiten und körperliche Problemstellungen wie Bewegungseinschränkungen und Körperfehlhaltungen, aber auch Sportverletzungen. Deshalb ist Faszientraining im 'Leitfaden Prävention' des Spitzenverbands der Gesetzlichen Krankenkassen (GKV – Stand 2020) als Methode der Primärprävention nach § 20 Abs. 1 SGB V und als Maßnahme der betrieblichen Gesundheitsförderung nach § 20b SGB V anerkannt.

Ebenso kann der Einsatz dieser Methode in der Sekundär-Prävention erfolgen. Hierunter sind Zielgruppen zu fassen mit manifesten Risikofaktoren wie zu hoher Blutdruck, Bindegewebserkrankungen oder chronifizierten Stressfaktoren wie etwa ein erhöhter Cortisolspiegel.

Schließlich kann Faszientraining in der Tertiärprävention eingesetzt werden, um Rückfälle bei schon eingetretenen Erkrankungen zu verhindern und Folgeschäden zu verzögern, zu begrenzen oder gar zu vermeiden.

die räumliche Grundordnung ist anzumerken, dass beispielsweise die scherengitterartige Struktur der Kollagenfasern verloren geht. Auch deren Crimp-Bildung, die mikroskopisch als Wellenform ersichtlich und mit Sprungfedern zu assoziieren ist, erscheint eher abgeflacht (vgl. Schleip, 2016). Schleip (2016) geht bei solchen Veränderungen von einer erhöhten Hysterese aus, einem Maß für den Verlust an kinetischer Energie und Spannkraft. Dies kann schon im Gangbild sichtbar werden. So zeigen Gangbildanalysen, dass elastische, federnde und energiegeladene Komponenten beim Gehen ausbleiben und eher ein 'Latschen' oder 'Schlurfen' feststellbar ist.
Meist liegt bei langer körperlicher Inaktivität auch eine Dehydration des Bindegewebes vor. Diese Art der Austrocknung in der EZM basiert auf der chronischen Unterforderung der Bindegewebszellen, die ihre metabolische Funktion nicht mehr erfüllen. Hier wird dann von einer Art 'trockenen Verfilzung' des Faszien-gewebes gesprochen. Die zähflüssige Grundsubstanz verdickt immer mehr und verhärtet sich. Die sich darin befindenden Kollagenfasern können dann nicht mehr ihrer mechanischen Aufgabe nachkommen, reiben aneinander, und es kommt zur kristallinen Versprödung, also zu sogenannten Glykierungsprodukten (zu 'Advanced Glycation Endproducts' vgl. S. 41). Meist handelt es sich dann um Gewebsverhärtungen, unter denen auch die Muskulatur leidet. Bei Vielsitzern treten häufig erhöhte Verspannungen und Verhärtungen am Übergang von der Hals- zur Brustwirbelsäule auf.
Ebenso können Faszien durch Bewegungsmangel verkleben, wodurch dann die Gleitfähigkeit und Verschiebbarkeit eingeschränkt sind. Da fasziales Gewebe in enger Verbindung zur Lymphe steht, kann es hier zu einem Lymphstau kommen. Fibrinogen, ein Blutgerinnungsfaktor, liegt in der Lymphe als gelöster Stoff vor, wird aber aufgrund eines solchen Staus und in Kombination mit bestimmten Substanzen zu Fibrin, was ein körpereigener Klebestoff ist und eigentlich bei der Wundheilung auftritt. Durch diesen Prozess können Faszien intensiv miteinander verkleben und zu massiven Bewegungseinschränkungen führen. Oft berichten die Betroffenen von einer Körpersteifigkeit.

Körperfehlhaltungen in Beruf & Alltag

Auch durch routinemäßige Körperfehlhaltungen im Berufsleben oder im Alltag können sich Fehlspannungen im faszialen Zugspannungssystem ergeben. Denn

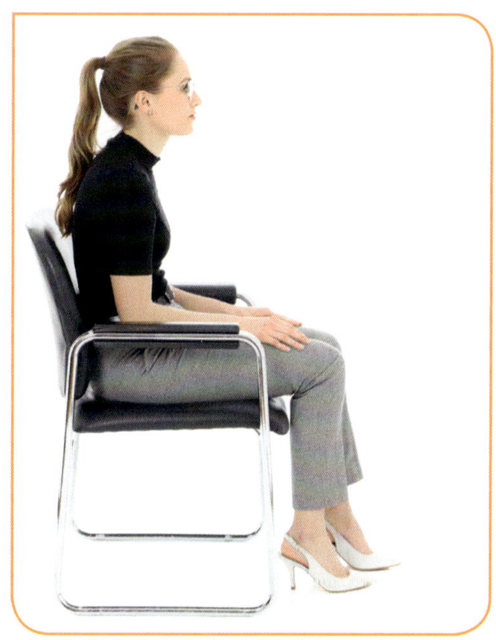

Fehlspannung durch Fehlhaltungen: Stundenlanges Verharren im Sitzen provoziert kollabierte Körperfehlhaltungen, die das fasziale Zugspannungssystem außer Balance bringen.

Schon- und Fehlhaltungen stellen eine Art kontinuierliches 'Dysbalance-Training' für das Fasziensystem dar. Zum Beispiel führt eine gebeugte Haltung am Arbeitsplatz oder beim Autofahren zu einer erhöhten Nackenspannung, da der Kopf nach vorne geführt wird und sich dadurch nicht mehr über dem Oberkörper im Lot befindet. Hierbei ist zu erwähnen, dass die Halswirbelsäule lediglich für sechs Kilogramm Belastung ausgerichtet ist. Befindet sich der Kopf in einem 60-Grad-Winkel, lasten jedoch bis zu 27 Kilogramm auf der Nackenmuskulatur. Zusätzlich werden oft unbewusst die Schultern zu den Ohren gezogen, wodurch sich die Spannungszustände potenzieren. Dieses typische Nach-Vorne-Schieben des Kopfes (Protraktion) bewirkt mit der Zeit muskuläre Verspannungen, die mit Schmerzen verbunden sein können. Nach einer gewissen Leidenszeit lassen die Schmerzen jedoch nach. Grund dafür ist, dass fasziale Strukturen die Muskeln bei dieser Fehlhaltung 'unterstützen' beziehungsweise zunächst entlasten und somit die Spannung herabsetzen. Auf diese Weise werden anfängliche Schmerzsignale kaum beachtet, und der Kopf verweilt weiterhin in dieser Halteposition, bis sich die Fehlspannungen im faszialen System manifestiert haben und nachhaltige Schmerzen auslösen. Ebenso ist bei Vielsitzern zu beobachten, dass sie instinktiv schmerzhafte Bewegungen meiden. Auf diese Weise wird ein Teufelskreis in der Art provoziert, dass unökonomische Bewegungsabläufe, gepaart mit weiteren Funktionseinschränkungen, zu weiteren Schmerzen führen.

Ein besonderes Beispiel ist die intensive Smartphonenutzung. Niederer, Bumann, Mühlhauser, Schmitt, Wess, Engeroff, Wilke, Vogt und Banzer (2018) konnten aufzeigen, dass sich neben der erhöhten Nackenspannung auch die Gangart und -geschwindigkeit veränderten. So ist zum einen eine erhöhte Fußrotation nach außen feststellbar. Dies könnte möglicherweise eine Strategie des Körpers sein, die Trittsicherheit durch die Aktivierung der Hüftrotatoren zu erhöhen. Zum anderen zeigten sich deutliche Unterschiede bei den Plantardruckverhältnissen – Anstieg des Vorfußdruckes beim Lesen und Recherchieren im Vergleich zum normalen Gehen ohne Smartphoneeinsatz –, die zu Fehlspannungen im tensegralen System führten.

Alltägliche Stressmomente

Grundsätzlich kann mit einem Faszientraining Stress entgegengewirkt werden, ebenso werden Regeneration und Erholung gefördert. Stresssituationen können sich auf das fasziale Gewebe auswirken, weil es, wie bereits an anderer Stelle erwähnt (zu 'Kontraktilität' vgl. S. 43), kontraktile Zellen enthält, die auf Stressreize reagieren (vgl. Schleip, Klingler & Lehmann-Horn, 2005). Grund dafür ist, dass das Fasziennetzwerk von unzähligen Nervenendigungen des autonomen Nervensystems durchsetzt ist. Aufgrund dieser engen Verbindung zwischen Nervensystem und faszialem System können durch Stress Myofibroblasten mittels Botenstoffe (erhöhte Ausschüttung des Stresshormons Cortisol) vermehrt gebildet, dann in Alarmbereitschaft versetzt werden und sich schließlich anspannen. Chronifizierter Stress bewirkt entsprechend eine dauerhafte An- oder Verspannung, die unterschiedlich stark ausgeprägte Schmerzsymptome hervorrufen kann. Auf diese Weise ändern sich die mechanischen Eigenschaften faszialer Strukturen, wodurch Biomechanik und Bewegungssteuerung beeinflusst werden können (vgl. Schleip, Duerselen, Vleeming, Naylor, Lehmann-Horn, Zorn, Jaeger & Klingler, 2012).

Fasziale Sportverletzungen

Der Fokus bei der Diagnostik und Therapie sportspezifischer Verletzungen liegt traditionell auf der Skelettmuskulatur und den dazugehörigen Sehnen sowie Bändern. Neue Erkenntnisse lassen die Vermutung zu, dass auch die Hüllschichten um die Muskeln eine besondere Rolle spielen können. Aufgrund der geflechtartig bis scherengitterartigen Faserstruktur des intramuskulären Bindegewebes sind diese bei Zugkräften in verschiedene Richtungen leicht dehnbar. Ebenso sind sie anpassungsfähig an unterschiedliche Bewegungskräfte und an die Form der darunterliegenden Muskeln. Aufgrund ihrer Kollagenstruktur leisten sie zudem relativ starken Widerstand gegen auftretende Kräfte. Plastische Verformungen (zu 'Plastizität' vgl. S. 42) treten meist infolge zu schnell einwirkender oder zu starker beziehungsweise fehlgesteuerter Belastungsspitzen auf. Als Folge können dann kleine Mikrotraumata oder größere Rupturen innerhalb der Hüllschichten auftreten. Ödembildungen und Einblutungen wären die Konsequenz.

Eine Beteiligung des intramuskulären Bindegewebes wird nach heutigem Stand beim Muskelkater und bei muskulären Traumata durch Überdehnungen angenommen. Muskelkater wird in der Regel durch exzentrische Belastungsreize auf eine nicht ausreichend trainierte Muskulatur hervorgerufen. In den Sportwissenschaften werden verschiedene Erklärungsmodelle diskutiert. Neben dem Nachweis von Entzündungsmarkern im Urin, die für eine Kollagenzerstörung sprechen (vgl. unter anderem Brown, Child, Day & Donnelly, 1997), zeigen neue Untersuchungen am Epimysium, der äußeren Hüllschicht des intramuskulären Bindegewebes (vgl. hierzu im Detail Gibson, Arendt-Nielsen, Taguchi, Mizumura & Graven-Nielsen, 2009; Lau, Blazevich, Newton, Wu & Nosak, 2015), dass dort im Vergleich zu den bislang angenommenen Mikrorupturen der Z-Scheiben im Aktin-Myosin-Komplex deutlich höhere Entzündungsanzeichen vorliegen. So injizierten Gibson et al. (2009) sowie Lau et al. (2015) den Probanden – zuvor wurde durch Trainingsimpulse ein Muskelkater provoziert – eine hypertone (Schmerz hervorrufende) Kochsalzlösung in den Muskel und in das Epimysium. Die Probanden berichteten, dass die größte Schmerzintensität durch die Injektion in die Faszie beziehungsweise in das Epimysium ausgelöst wurde. Basierend auf diesen Ergebnissen ist davon auszugehen, dass das Bindegewebe an der Entstehung und Schmerzwahrnehmung von Muskelkater beteiligt ist und man demnach von einem 'Faszienkater' sprechen könnte. Allerdings liegen bislang nur Indizienbefunde vor, morphologische Schädigungen der Faszie konnten visuell bisher noch nicht aufgezeigt werden.

Zu den weiteren bindegewebsspezifischen Sportverletzungen zählen beispielsweise Zerrungen, Überdehnungen, Rupturen oder Entzündungen (wie zum Beispiel die Knochenhautentzündung). Zudem können nicht vollständig auskurierte Verletzungen ein Grund für neue Verletzungen sein. Meist liegen dann zum einen Veränderungen in der Grundsubstanz, zum anderen Schäden in den Kollagenfasern vor.

Bindegewebserkrankungen

Bei allen Bindegewebserkrankungen findet eine Veränderung in der Grundsubstanz, dem wässrigen Anteil der Extrazellulären Matrix (EZM), statt. Ebenso sind Entzündungsherde und ein zum Teil schnell fortschreitender Krankheitsverlauf ersichtlich.

Kollagenosen: Unter dem Oberbegriff 'Kollagenosen' sind systemische Autoimmunerkrankungen zu verstehen. Diese gehen mit chronisch-entzündlichen Bindegewebserkrankungen einher und können verschiedene Organe stark beeinträchtigen. Beispielsweise bei der Systemsklerose, früher auch Sklerodermie genannt, kommt es zu einer gesteigerten Kollagenproduktion der Haut, die zu einer langsamen Verhärtung des Bindegewebes führt und dadurch schließlich systemisch die Funktionalität innerer Organe wie Magen-Darm-Trakt, Herz oder Nieren beeinträchtigt.

Diabetes mellitus: Bei dieser Erkrankung ist – neben vielen anderen Faktoren – auch eine starke Degeneration des Bindegewebes feststellbar. Nicht selten ist davon auch die körpereigene Hyaluronanproduktion betroffen. Das heißt, dass das Puffersystem des Körpers nicht mehr funktionsfähig ist, wodurch Überlastungsschäden auftreten. Hier findet, wie bereits an anderer Stelle erwähnt, eine verstärkte Glykierungsbildung mit entsprechenden Folgeerscheinungen statt (vgl. S. 41). Von den Einbußen hinsichtlich Elastizität und Beweglichkeit im Gewebe sind auch Kapseln oder andere ungeformte straffe Bindegewebsarten betroffen. Solche Veränderungen können sich nach van den Berg (2016, S. 65) auf das Zentralnervensystem auswirken und schließlich Krankheiten wie Alzheimer oder Parkinson begünstigen. Weiterhin können diese Gewebsveränderungen auch zu Verhärtungen der Gefäßwände und zu Bluthochdruck oder Nierenbeschwerden führen.

Narben: Eine Narbenbildung nach tiefen Schnittwunden (zum Beispiel Blinddarm- oder Kaiserschnittnarben) oder auch nach Sportverletzungen – dazu zählen postoperative Narben nach Eingriffen wie beispielsweise am Knie – ist ein natürlicher Geweberegenerationsprozess, der in drei Phasen abläuft: Entzündungs-, Proliferations- sowie Remodellierungsphase. Nach neueren Erkenntnissen erfolgen diese Wundheilungsphasen nicht sukzessiv, sondern weitgehend parallel (vgl. hierzu im Detail Bringeland & Boeger, 2017). In der Proliferationsphase, in der die Gefäßneubildung und Wiederauffüllung der Wunde stattfindet, sowie in der Remodellierungsphase spielen Bindegewebszellen (Fibroblasten und Myofibroblasten) und bestimmte Wachstumsfaktoren, wie beispielsweise der 'transforming growth factor beta 1' (TGF-β1), der als Stimulator für die Kollagenproliferation dient, eine besondere Rolle. Sie sind für die Produktion des Kollagens verantwortlich und sorgen für die mechanische Festigkeit der Wunde. Heilungs- und Reparaturvorgänge können durch schlechte Wundheilungsprozesse (zum Beispiel infolge von Diabetes oder Immunschwäche) beeinträchtigt werden. Im schlimmsten Fall ergeben sich Wulstnarben (Keloiden) durch eine zu hohe Ansammlung an Kollagen (vgl. im Detail Mutch, 2016, S. 220). Jede Narbe hinterlässt Spuren und führt zu Irritationen des Bindegewebes. Nicht selten wird das Gewebe dann unter zu starke Span-

Narbenbildung

Wenn durch Operationen Narben entstehen, ist es notwendig, möglichst frühzeitig in Abstimmung mit einem Arzt mit manuellen Behandlungstherapien oder Mobilisationsübungen zu beginnen. Wichtig ist, dass solche Behandlungen beziehungsweise Übungen schmerzfrei erfolgen, um Re-Traumatisierungen auszuschließen.

nung gesetzt, wodurch es zu einer Veränderung in der Faszienmechanik kommt.

Bindegewebsschwächen: Hier sind zunächst 'Dehnungsstreifen' anzuführen. Sie entstehen beispielsweise durch starke Dehnreize der Haut in der Schwangerschaft oder bei starker Gewichtsabnahme. Bei sog. 'Besenreisern' oder Krampfadern handelt es sich um kleine Venen unterhalb der Haut, die sich in Form von dünnen, kleinen Ästen zeigen. Obwohl diese meist ungefährlich sind, können vor allem an den Beinen die Venenklappen davon betroffen sein, wodurch sich Wassereinlagerungen, Blutstauungen und dicke Beine als Folgen ergeben können. Cellulite ist ebenfalls eine Bindegewebsschwäche, bei der mehr oder weniger sichtbare Beeinträchtigungen des Hautbildes vorliegen. Alter, Gewicht oder Sportlichkeit sind dabei unerheblich. Die Ursache ist in der mangelnden elastischen Spannkraft der oberflächlichen Faszien zu suchen. Auch Hernien, besser bekannt als Leistenbrüche, können durch Bindegewebsschwächen entstehen.

Kontraindikationen

Wirft man einen Blick auf die im Internet vorfindbaren Angebote für Faszien-Kurse und die dort aufgeführten Kontraindikationen, fällt auf, dass das unreflektierte gegenseitige Übernehmen von Gegenanzeigen für die Aufnahme eines Faszientrainings anderer Autoren gebräuchliche Praxis ist. Anders ist nicht zu erklären, dass Listen mit Kontraindikationen wortwörtlich übernommen wurden. Urheber und Nachahmer sind nicht unterscheidbar. Auf diese Weise geraten auch fragwürdige Kontraindikationen auf die weit gefassten Kontraindikationslisten.
Der Ausschluss von einem Faszientraining bei einer Schwangerschaft (vgl. beispielsweise Rieth, 2018, S. 23) ist solch ein Beispiel. Selbsterklärend ist, dass auf intensive Sprungübungen vor allem in der späten Schwangerschaftsphase zu verzichten ist, denn dadurch könnte im Extremfall die Geburt vorzeitig eingeleitet werden. Andererseits ist ein behutsam durchgeführtes Faszientraining mit geringen Anspannungsintensitäten, wie das beispielsweise bei unserem Armlinien-Programm der Fall ist, auf jeden Fall umsetzbar. Denn Faszientraining kann während der Schwangerschaft positive Impulse zu den dort auftretenden Problemstellungen geben: So verändert sich durch eine Schwangerschaft der Körperschwerpunkt einer Frau, was das gesamte myofasziale Zugsystem aus der Balance bringen kann. Darüber hinaus reduziert sich im Laufe der Schwangerschaft zum Beispiel die Zugkraft der Bänder aufgrund hormoneller Einflüsse. Auch in den Faszienschichten der unteren Extremitäten finden Veränderungen statt. Denn um dem Gewicht des ungeborenen Kindes entgegenzuwirken, müssen die Rückenlinien, das heißt unter anderem Oberschenkelrückseiten und Unterschenkel mit einem erhöhten Kraftaufwand 'dagegen' arbeiten, wodurch deren Zugspannung, also Tonus, zunimmt (vgl. Schwind, 2014, S. 241).
Aus den genannten Gründen soll folgend der Versuch unternommen werden, Kontraindikationen beim Faszientraining so einzugrenzen, dass daraus eine Ausschlussliste erstellt werden kann, die verlässlich ist, aber nicht den größten Teil der Bevölkerung von der Teilnahme an solch einem Training ausschließt.
Es kommt auf den Einzelfall an, ob vorliegende Störungs- und Krankheitsbilder ein Faszientraining verbieten oder 'nur' relativ kontraindiziert sind.

Relative Kontraindikationen: Eine relative Kontraindikation ist der Fall, wenn

bei der Risiko-Nutzen-Abwägung mit entsprechenden Vorsichtsmaßnahmen der zu befürchtende Schaden durch ein Training minimiert werden kann und gleichzeitig der Nutzen des Trainings überwiegt. Grundsätzlich hängt es vom Schweregrad einer Störung oder Krankheit ab, ob ein Verfahren absolut oder relativ kontraindiziert ist.
Dabei stehen Kontraindikationen auch in einem Spannungsverhältnis zu den Indikationen. So kann Faszientraining bei Rückenschmerzen positiv wirken, in manchen Fällen aber auch zur Verstärkung der Symptome führen. In diesem Sinn können folgende 'relative' Kontraindikationen aufgeführt werden:

- Bewegungseinschränkungen, Gleitwirbel, Rheuma, hochgradige Osteoporose, Fibromyalgie, systemisch-entzündliche Erkrankungen, neuralgische Erkrankungen oder Kollagenosen: Bei diesen Erkrankungen sind Bewegungen empfehlenswert, es ist aber unbedingt Vorsicht geboten, dass die Belastungen nicht zu intensiv gestaltet werden. Hier bietet 'Faszien low intensity' im Unterschied zu einem intensiven Faszientraining sehr gute Möglichkeiten der Linderung.

- Herz-Kreislauf-Erkrankungen: Bei tonisierenden Übungen muss bedacht werden, dass statisch gehaltene Übungen belastend auf das Herz- Kreislauf-System wirken. Ebenso ist auf Übungen zu achten, bei denen explosivartig der Kopf Richtung Füße geschwungen wird, denn dadurch kann Schwindel auftreten. Solche Übungsdurchführungen sollten bei vorliegenden Beschwerden mit besonderer Achtsamkeit umgesetzt werden.

- Regelmäßige Medikamenteneinnahme: Hierzu zählen beispielsweise Medikamente mit den Wirkstoffen Acetylsalicylsäure, Diclofenac, Ibuprofen und Kortison sowie Kontrazeptiva, die sich alle kollagensynthesehemmend auswirken können (vgl. z.B. Dennenmoser, 2016, S. 188). Hier ermöglicht das Trainingssystem 'Faszien low intensity' den sanften Einstieg in ein Faszientraining, das die Kollagensynthese anregt.

Absolute Kontraindikationen: Hier sind grundsätzlich vier Fallgruppen zu beachten:

- Bei akutem Muskelrheuma, akuten Bandscheibenvorfällen oder auch Lumbalgien, nämlich akuten Rückenschmerzen vor allem im Bereich der Lendenwirbelsäule, verbietet sich ein Faszientraining alleine wegen des bei der Faszientechnik erforderlichen Anspannens myofaszialer Strukturen oder Muskeln.

- Auch sollte vor dem Einstieg in ein Faszientraining immer gründlich abgeklärt werden, ob organische Ursachen für das jeweilige Leiden vorliegen. Dabei sollte mit Blick auf die Faszienfunktionsweise vor allem auf akute Zustände stark sympathisch geprägter Störungsbilder geachtet werden, wie zum Beispiel auf Gefäßspasmen. Nach dem Abklingen akuter Symptome sollte die Durchführung eines Faszientrainings immer vorab mit dem behandelnden Arzt abgeklärt werden.

- Selbstverständlich verbietet sich die Aufnahme eines Faszientrainings bei Verletzungen, insbesondere, wenn es um Muskelfaserrisse, Band- oder Sehnenrupturen geht. Ebenso in der Akutphase nach Operationen, wenn Anspannungsvorgänge in der Nachsorge kontraindiziert sind.

- Bei Infektionen sollte grundsätzlich auf Sportaktivitäten verzichtet werden. Dies gilt auch für ein Faszientraining.

Faszien low intensity

Die Konzeption

Vor dem Einstieg in die Praxis bitte lesen

Lesenswertes zur Vertiefung

'Faszien low intensity' im Überblick

- 5 *Basisprogramme für 5 Faszienzuglinien mit insgesamt 45 Übungen* ermöglichen ein wirksames Faszientraining.

- Ein Basisprogramm umfasst *6 Bausteine*: Sensorisches Wahrnehmen, Mobilisation, Fasziales Dehnen, Tonisieren, Federn und Schwingen sowie Focusing, die sich zu einer methodisch stringenten Komposition in 9 Übungen verbinden und etwas mehr als 20 Minuten Übungszeit beanspruchen.

- Aus den 5 Basisprogrammen können 5 *Kurzprogramme* im Umfang von ca. 10 Minuten abgeleitet werden.

- Die Kombinierbarkeit der einzelnen Basisprogramme erlaubt die *Intensivierung des Trainings* durch Erweiterung zu längeren Übungseinheiten.

- Erweiterungen der Basisprogramme nach Indikationen und spezifischen Trainingsmethoden ermöglichen eine *Individualisierung des Trainings.*

- Da das Übungssystem auf die Einbindung von Faszienrollen verzichtet, können alle Übungen in stehenden oder sitzenden Positionen durchgeführt werden: Dies und der geringe Zeitaufwand ermöglichen die Anwendung der Programme in *beruflichen Settings, zuhause, unter freiem Himmel oder unterwegs.*

- *Anpassungen an fitness-, alters- und konstitutionsbedingte Unterschiede* ermöglichen die Ausführungs-Variationen.

- *Atemsynchrone Bewegungsabläufe* fördern die konzentrationssteigernde Wirkung des Faszientrainings.

- Der programmübergreifend *systematische Aufbau* der Übungsanleitungen unterstützt nach dem Erlernen des ersten Programms den Einstieg in die weiteren Programme.

- *Präventiv wirksam*: Durch die Übungen wird die Faszienmechanik (re-)aktiviert und der ganze Körper beweglich gehalten.

- *Anti-Stress-Wirkungen* werden durch eine achtsame Übungspraxis in Verbindung mit dem rechten Maß an körperlichem Training in Kombination mit Nachspürphasen erzielt.

- *Entwicklung und Evaluation* des Übungssystems nach wissenschaftlichen Vorgaben.

- *Geprüfte Selbstinstruktivität* im Rahmen der Programm-Evaluation mit insgesamt 922 Probanden.

- Inhalte sind auch *audiovisuell* in modernen Lernarchitekturen verfügbar.

Dem Trainingssystem 'Faszien low intensity' liegen die im vorigen Kapitel aufgezeigten allgemeinen Ziele und Prinzipien von SeKA zugrunde. In den folgenden Abschnitten werden die spezifischen Ansätze dieses Faszien-Trainingssystems erläutert.

Grundlagen

Zielsetzungen

Das Trainingssystem 'Faszien low intensity' wurde auf Basis einer bewegungswissenschaftlichen, medizinischen und nicht zuletzt auch physiotherapeutischen Analyse entwickelt. Die Zielsetzungen können wie folgt zusammengefasst werden:

- Das Übungssystem zielt darauf ab, präventiv wirksam zu sein.

- Mit ausgewählten faszialen Trainingsprinzipien (vgl. S. 87ff.), die spezifisch auf fasziale Strukturen einwirken, sollen gezielt physiologische Prozesse in Gang gesetzt werden. So kann beispielsweise in den myofaszialen Strukturen die Durchblutung angeregt, in den Gelenken die Synovialflüssigkeit verbessert, die Fasern faszialer Elemente gemäß ihrer Faserstruktur verstärkt sowie die Grundsubstanz flüssiger werden.

- Mit wenig Einsatz und ohne Verletzungsrisiko kann grundsätzlich Stress und seinen Folgen (vgl. hierzu S. 48) wirkungsvoll begegnet werden.

- Das Übungssystem ist auf den modernen Menschen und dessen Alltagssituationen in Beruf und Freizeit zugeschnitten. Ziel der Entwicklung, Auswahl und Zusammenstellung der Übungen in den Programmen war, ohne Materialien jederzeit zuhause oder unterwegs in vielfältigen, auch beengten alltäglichen Situationen üben zu können, ob stehend oder sitzend.

- Auch Anfängern sollte der Einstieg in fasziale Trainingsmethoden ermöglicht werden. Deshalb waren Programme und Übungen gefragt, die Erwachsene ohne Erfahrungen mit einem Faszientraining erlernen und selbsttätig durchführen können.

- Mit dem 'low-intensity-Prinzip' soll sichergestellt werden, dass auch Menschen mit leichten Bewegungseinschränkungen die Ausführung der Übungen auch in Alltags- und Berufskleidung möglich ist.

- Weiterhin sollten die Übungen für Trainingsunerfahrene in reduziertem Tempo durchführbar sein, um zu Beginn des Trainings eine rhythmische, durch Atemführung unterstützte Übungsausführung zu ermöglichen, Wahrnehmungsprozesse zu verstärken und damit den bewegten Körperteil achtsamer erfahren zu können.

- Präzise Bewegungsvorgaben, die falschen Ausführungsweisen entgegenwirken, sollten die Potentiale für Schädigungen, z.B. durch zu hohe Belastungen der angespannten Muskulatur, minimieren.

- Die Praktikabilität der Programme und Übungen soll bis in den Arbeitsalltag hinein gegeben sein. So sind die Programme auch für den Einsatz in der betrieblichen Gesundheitsförderung gedacht und können je nach Zeitbudget kürzer oder länger ausgeführt werden. Alle Programme beinhalten Optionen, um in jeder Alltagssituation trainieren zu können: als Basisprogramm mit etwas mehr als 20 Minuten Übungszeit; daraus hervorgehenden Kurzprogrammen mit einer Halbierung des Zeitaufwands; schließlich 'Special-Programme' für das individuelle Training bis hin zu auswählbaren Einzelübungen für zwischendurch.

Sammlung und Zusammenstellung eines Übungspools

Die Sammlung eines geeigneten Übungspools erfolgte aus der Sichtung des weitläufigen Feldes der 'Functional Fitness-Konzepte' und der bislang vorliegenden Schriften zur Praxis des Faszientrainings. Die Übungen sollten eine Passung zu myofaszialen Zuglinien haben und für berufliche Vielsitzer wirksam sein.

Die so gesichteten Übungen wurden dann einer Auswahl unterzogen, bei der folgende Fragen beantwortet werden sollten:

- Welche funktionellen Zielsetzungen, etwa die Ansteuerung von langen myofaszialen Muskelketten, erfüllen die Übungen?
- Welche motorischen Fähigkeiten, wie Kraft, Ausdauer, Koordination, werden primär gefördert?
- Welche der Übungen sind im Sitzen und welche im Stehen durchführbar?
- Bei welchen Indikationen sind die Übungen wirksam?
- Welche psychischen Auswirkungen werden den Übungen zugeschrieben?
- Sind die Übungen geeignet, Körperhaltungen in Bezug auf die tensegrale Struktur bewusster wahrzunehmen und Reaktionen des Körpers auf stressige Situationen oder emotionale Zustände erfahrbar zu machen?
- Können die Übungen mit einer gezielten Atemführung kombiniert werden, die dazu beiträgt, die Fähigkeit zu fördern, sich auf seinen Körper intensiv zu konzentrieren und sich zu sammeln?
- Sind die Übungen geeignet, dazu beizutragen, dass in den Basisprogrammen zwar einzelne Faszienlinien in den Fokus genommen werden können, jedoch eine Aufmerksamkeitslenkung auch auf sensorische körperinnere Vorgänge des Körpers im Ganzen ermöglicht wird?
- Ist jede einzelne Übung effizient genug, um die Zielsetzungen des jeweiligen Programms zu realisieren und dessen körperlich-psychische Wirkungen zu intensivieren?
- Sind die Übungen aus den Basisprogrammen auch für die Zusammenstellung von Kurzprogrammen geeignet?

In weiteren Schritten wurden die Übungen schließlich unter Berücksichtigung verschiedener Trainingsmethoden (vgl. S. 59ff.), Trainingswirkungen auf Bindegewebsarten (vgl. S. 64ff.) und faszialer Trainingsprinzipien (vgl. S. 87ff.) ausgewählt und unter der Zielsetzung 'low intensity' neu interpretiert.

Die resultierenden Übungen aus dem Übungspool wurden schließlich in Basisprogrammen zusammengestellt, die in mehrjährigen Studien einer Evaluation unterzogen wurden (vgl. S. 73ff.).

Konzeption

Das Trainingssystem 'Faszien low intensity' gründet auf Basisprogrammen, aus denen Kurzprogramme ebenso hervorgehen wie Trainingserweiterungen mit spezifischen Trainingsmethoden und Trainingsvorschlägen für verschiedene Indikationen. Einen Überblick gibt Abb. 16 (S. 57).

Basisprogramme: Grundlage von 'Faszien low intensity' sind fünf Basisprogramme. Sie ermöglichen das gezielte Training

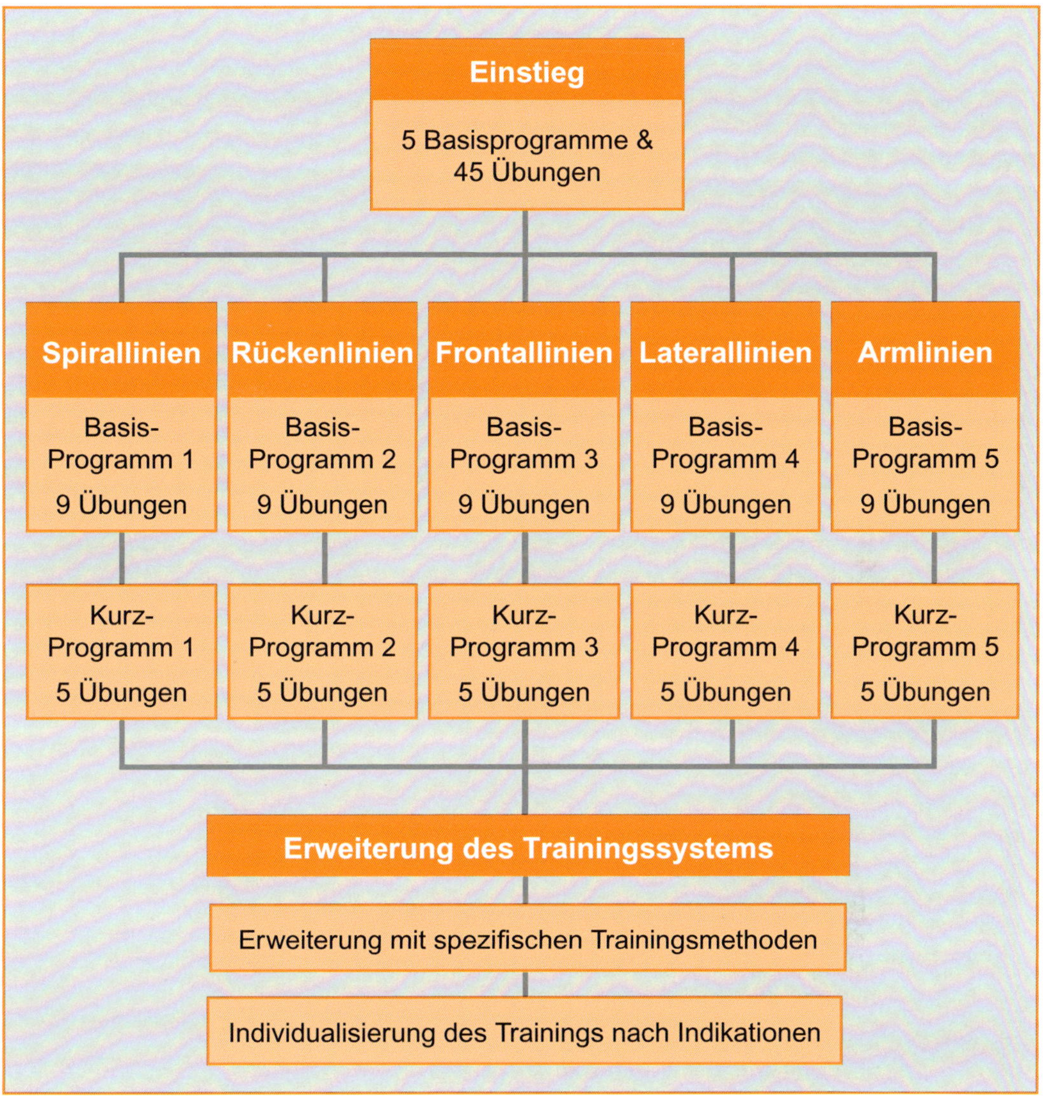

Abb. 16: Das SeKA-Trainingssystem 'Faszien low intensity'

von fünf langkettigen Faszienzuglinien. Jedes Basisprogramm beinhaltet wiederum 9 Übungen. Die unterschiedlichen Anforderungen der Übungen (vgl. hierzu Tab. 2, S. 59) sind so gestaltet, dass das Programm im Gesamten auf myofasziale Strukturen gezielt und intensiv einwirkt. In den tabellarischen Übersichten zu den Basisprogrammen sind zu jeder Übung auch Zeitangaben zu deren Dauer angeführt. Zusammengefasst ist der zeitliche Umfang der Programme nahezu gleich und differiert von 21 bis 25 Minuten. Wie Tab. 1 (S. 58) zeigt, sind alle Übungen auf 2 bis 4 Minuten konzipiert. Dies trägt dazu bei, dass ...

Tab. 1: Das Trainingssystem 'Faszien low intensity' im Überblick: Übungsdauer der 5 Basisprogramme und 45 Übungen (in Minuten)

Trainingssystem 'Faszien low intensity'	Übung 1	Übung 2	Übung 3	Übung 4	Übung 5	Übung 6	Übung 7	Übung 8	Übung 9	Übungen 1-9 in Min.
Spirallinien	4	2	2	3	3	3	2	2	4	25
Rückenlinien	3	2	2	2	2	3	2	2	3	21
Frontallinien	4	2	2	2	2	3	3	2	3	23
Laterallinien	4	2	2	2	2	3	2	2	3	22
Armlinien	3	2	2	3	3	3	2	3	4	25

- ... fasziale und muskuläre Strukturen über das Training hinweg variabel belastet werden,
- ... motorisch, beispielsweise bezüglich Kraftschnelligkeit oder Ausdauer, gleichmäßig belastet wird,
- ... die Integration einzelner Übungen in den persönlichen Alltag erleichtert wird.

Kurzprogramme: Im Alltag kann aus Zeitgründen nicht immer ein vollständiges Faszienprogramm durchgeführt werden. Aus diesen Gründen bietet 'Faszien low intensity' Kurzprogramme an, die aus den fünf Basisprogrammen hervorgehen und nur die Hälfte der Zeit beanspruchen, nämlich etwas mehr als 10 Minuten. Damit eignet sich das Training auch für spezifische Settings wie die betriebliche Gesundheitsförderung – hier Bewegungspausen im Arbeitsalltag – zumal die Übungen stehend und zum Teil auch sitzend in Arbeitskleidung durchgeführt werden können. Aber auch in der Freizeit zuhause oder unterwegs sind die Kurzprogramme aus zeitlicher Perspektive problemlos umzusetzen.

Trainingserweiterungen: 'Faszien low intensity' wird erweitert durch den Einsatz spezifischer Trainingsmethoden. Hier werden Übungen aus den Basisprogrammen umgestaltet und nach den faszialen Dehn-Prinzipien 'Loaded Stretches' und 'Schmelzende Dehnungen' ausgeführt.
Weiterhin werden aus den fünf Basisprogrammen heraus Workouts für spezifische Indikationen vorgeschlagen. Der Anwender kann somit sein Training und seine Aufmerksamkeit auf bewegungseingeschränkte und stressbelastete Körperteile und Muskelpartien und die dort vorfindbaren Fehlspannungen des faszialen Zugsystems richten. Damit ist ein individuell angepasstes und besonders motivationsförderndes Training möglich. Unsere Trainingserweiterungen nach Dehnprinzipien und stressinduzierten Indikationen finden Sie im Kapitel 'Specials' auf den Seiten 190 bis 203.

Programmstrukturen und trainingsmethodische Adaption der Übungen

Entwicklungsprinzipien

Mit Blick auf die Fülle kursierender Faszienprogramme in medizinischen, trainingswissenschaftlichen oder therapeutischen Büchern und Zeitschriften wird deutlich, dass es das 'eine' Faszientraining nicht gibt. Bei unserem Trainingssystem 'Faszien low intensity' geht es darum, zielgerichtet auf verschiedene myofasziale Strukturen einzuwirken. Vor diesem Hintergrund haben wir uns die folgenden grundlegenden Fragen gestellt:

- Wie können Bindegewebszellen durch Bewegungsimpulse aktiviert werden, mehr Fasern zu bilden, um reißfester zu werden? Wie hoch muss dabei der Trainings- beziehungsweise Belastungsreiz sein?

- Mit welchen Bewegungen können kollagene Fasern entsprechend ihrer Zugrichtung und Faserstruktur aktiviert und gestärkt werden?

- Durch welche mechanische Stimulation kann die Viskosität der Grundsubstanz in den oberflächlichen sowie tiefen Faszienhüllen gesteigert werden?

'Faszien low intensity' wurde insbesondere für Vielsitzer konzipiert. Es soll Antworten auf die zuvor aufgeführten Fragestellungen geben, was ein präventiv ausgerichtetes Faszientraining grundsätzlich beinhalten sollte. Über diese Fragestellungen hinaus und aufbauend auf den auf S. 55 aufgezeigten Zielsetzungen ist das Besondere dieses Trainingssystems:

Tab. 2: Trainingssystem 'Faszien low intensity' – Strukturierung am Beispiel des Programms zu den Spirallinien

Trainingsziele	Übungsbausteine	Dauer
Wahrnehmung	Spirallinien-Scan	bis 4 Min.
Mobilisation	Körper rotieren	bis 2 Min.
	Beine pendeln & kicken	bis 2 Min.
Fasziales Dehnen	Gesäßmuskeln dehnen	bis 3 Min.
	Körper aufdrehen	bis 3 Min.
Tonisieren	Beine & Rumpf stärken	bis 3 Min.
Federn & Schwingen	Beine twisten	bis 2 Min.
	Arme seitwärts fliegen lassen	bis 2 Min.
Focusing	Spirallinien erspüren	bis 4 Min.

- Es erfolgt eine differenzierte Schwerpunktsetzung auf fünf verschiedene myofasziale Zuglinien in fünf verschiedenen Programmen.

- Körper-Achtsamkeitsprozesse werden gefördert, indem ein Körper-Scan in jedes Programm einleitet und zum Abschluss ein Focusing auf die im Programm angesprochene myofasziale Zuglinie erfolgt. Es wird trainiert, den eigenen Körper und dessen tensegrale Struktur achtsamer wahrzunehmen.

- Innerhalb eines Zuglinien-Programms sind die Übungen so aufeinander aufgebaut, dass die Faszienmechanik (re)aktiviert und der gesamte Bewegungsapparat mobilisiert, gedehnt, gekräftigt und elastisch gehalten wird.

- Jedes Programm im Trainingssystem erfolgt nach spezifischen Trainingszielen (S. 59). Resultierend weisen alle Programme eine einheitliche Grundstruktur auf, wie Tab. 2 am Beispiel 'Spirallinien' aufzeigt.

- Die Entwicklung des Trainingssystems mit den fünf myofaszialen Zuglinien basiert auf einer wissenschaftlichen Überprüfung mit 922 Probanden (vgl. S. 73ff.).

Trainingsziele

Folgend werden die sechs Trainingsziele erläutert, die sich in der Grundstruktur der Programme zeigen, nämlich Wahrnehmung, Mobilisation, Fasziales Dehnen, Tonisieren, Federn & Schwingen sowie Focusing.

Wahrnehmung: Für eine ganzheitliche Bewegungsausführung mit entsprechender Dynamik ist die mentale Vorbereitung von Übungsabläufen unabdingbar. Ebenso verlangt das Einfinden in den Augenblick Konzentration und Ruhe. Nur so ist die Initiierung von Achtsamkeitsprozessen möglich. Daher wird zu Beginn eines Programms ein spezifischer Zuglinien-Scan durchgeführt, der der sensorischen Wahrnehmung dient. Es wird bewusst in den Körper hineingespürt und die Aufmerksamkeit nach innen gelenkt, sodass momentan ablaufende Körpervorgänge ins Bewusstsein rücken. Das Außen wird ausgeblendet, der Geist beruhigt sich, Spannungszustände werden reguliert und die Verbindung zwischen Körper und Psyche intensiviert.

Mobilisation: Zur Vorbereitung des Körpers auf die faszialen Hauptübungen werden pro Faszienprogramm jeweils zwei Übungen vorangestellt, um das Herz-Kreislauf-System zu aktivieren, die Muskulatur zu erwärmen und die Gelenke zu mobilisieren. Damit werden myofasziale Strukturen für die folgenden dynamisch ausgerichteten Übungen aktiviert, und es wird Verletzungen vorgebeugt. Ziel ist, die Grundsubstanz des Bindegewebes, die im Ruhezustand in zähflüssiger Form vorliegt, durch körperliche Bewegungsimpulse, d.h. Energie in Form von Wärmezufuhr, zu verflüssigen. So wird ein 'Gel-Sol-Zustand' hervorgerufen, vergleichbar mit einem Softeis, das in die Sonne gestellt wird. Diese Aggregatszustandsveränderung von zähflüssig zu flüssig sorgt für eine bessere Verschiebbarkeit der Bindegewebsschichten gegeneinander und wird als Thixotropie bezeichnet. Gleichzeitig soll durch die Mobilisationsübung die Schmierung der Gelenke mit Synovialflüssigkeit verbessert werden (vgl. Schleip, 2004).

Fasziales Dehnen: Jahrelang kontrovers diskutiert, erfahren dynamische Dehntechniken durch die Faszienforschung eine Renaissance. Der Einwand, dass Verletzungen durch federnde Bewegungen

Arme während
des Grätschsprungs
vor dem Körper
auf und ab
bewegen
(vgl. S. 135).
Mobilisation

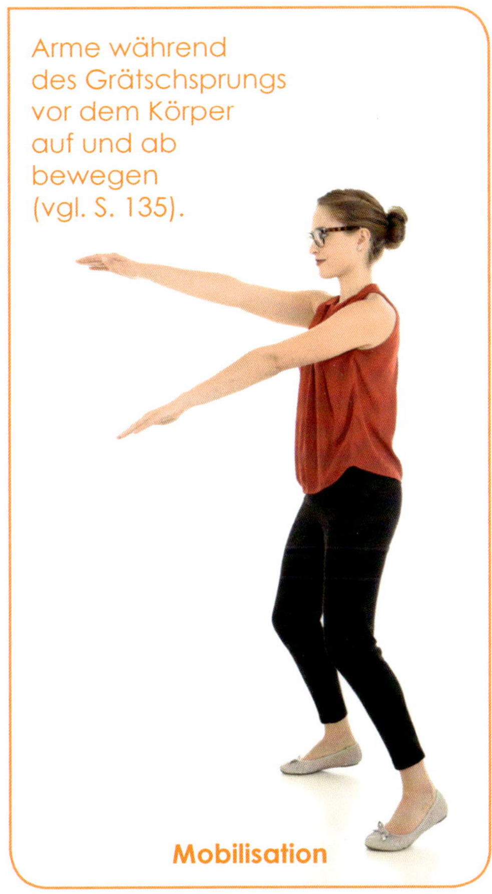

Den Arm nach vorne-oben führen, dabei mit der anderen Hand den Oberschenkel umgreifen (vgl. S. 105).

Fasziales Dehnen

Typische Merkmale einer Übung aus dem Übungsfeld 'Mobilisation': Durch die Schulung koordinativer Fähigkeiten werden myofasziale Strukturen vielfältig aktiviert. Dies geht einher mit der Erwärmung der Muskulatur, der Aktivierung der Gelenkschmiere sowie der Anregung des Herz-Kreislauf-Systems.

Typische Merkmale einer Übung aus dem Übungsfeld 'Fasziales Dehnen': Über viele Gelenke hinweg werden Dehnpositionen in endgradigen Haltungen über mehrere Atemzüge eingenommen. Dann sind dynamische Wippbewegungen durchzuführen, um unterschiedliche fasziale Strukturen zu stimulieren.

provoziert werden und die Effektivität durch das Auslösen eines Dehnungsreflexes aufgehoben wird, konnte wissenschaftlich nicht belegt werden (vgl. Lindel, 2010, S. 30). Vor diesem Hintergrund wird im Trainingssystem 'Faszien low intensity' das fasziale Spannungsnetzwerk über möglichst viele Gelenke hinweg unter Zugspannung gesetzt. In diesen endgradig eingenommenen Dehnpositionen werden dann zusätzlich dynamisch-wippende Bewegungen durchgeführt.

Dadurch werden in erster Linie Bindegewebszellen aktiviert, die unterschiedliche Prozesse in verschiedenen Bindegewebstypen in Gang setzen. So werden beispielsweise Signalmoleküle produziert, die den Parasympathikus anregen und schließlich eine Entspannung des Gewebes hervorrufen. Dabei spielen die Golgi-Rezeptoren, die an den Muskel-Sehnen-Übergängen vorzufinden sind, eine wichtige Rolle. Denn sie senden die tonussenkende Information zum Hypothalamus, der wiederum den Parasympathikus steuert.

Durch die Dehnungen an Muskel-Sehnen-Übergängen werden aber auch propriozeptive Rückkopplungen ausgelöst, die die Gleitfähigkeit und Elastizität des Fasziengewebes verbessern. Außerdem werden die Fasern gemäß ihrer Faserausrichtung stimuliert. Damit können Verklebungen zwischen den einzelnen intramuskulären Schichten gelöst und eine Erweiterung der Gelenkamplitude erreicht werden.

Von den insgesamt 10 Übungen zum faszialen Dehnen, die in den 5 Programmen zu finden sind, wird aus den vorgenannten Gründen nur eine statisch durchgeführt. Hierbei handelt es sich um die Übung 'Hals dehnen' (vgl. S. 136). Grund der rein statischen Ausführung ist die Verletzungsanfälligkeit von Hals und Nacken, die bei dynamischer Ausübung insbesondere bei bewegungsunerfahrenen Personen in untrainiertem Zustand erhöht wäre.

Tonisieren: Tonisierende Übungen wirken kräftigend. Dabei werden gezielt myofasziale Ketten unter intensive muskuläre Spannung gesetzt. Ziel ist, das Zusammenspiel der einzelnen Kettenelemente zu verbessern – ein Prinzip, das aus Functional-Trainingskonzepten bekannt ist. Gezielt sollen dadurch aponeurotische Faszien und intramuskuläre Bindegewebshüllen (Epi-, Peri- und Endomysium) angesprochen und gestärkt werden. Dadurch können diese faszialen Strukturen Spannung aufbauen und schließlich den Muskel in seiner Kraftleistung unterstützen. Somit werden wiederum elastische Eigenschaften trainiert, indem zusätzliche Energie aus den Faszien für die Muskeltätigkeit genutzt wird.

Zunächst in der tiefen Position verharren – dann Wechselsprünge durchführen (vgl. S. 139).

Tonisieren

Typische Merkmale einer Übung aus dem Übungsfeld 'Tonisieren': Myofasziale Ketten werden gezielt über mehrere Gelenke hinweg unter intensive muskuläre Spannung gesetzt, um deren Zusammenspiel zu verbessern. Dadurch werden fasziale Strukturen aktiviert, die die Muskeln in ihrer Kraftleistung unterstützen.

Federn & Schwingen: Kennzeichnend für faszial ausgeführte Übungsformen ist eine

Mit federnden kleinen Sprüngen die Füße vom Boden lösen (vgl. S. 109).
Federn

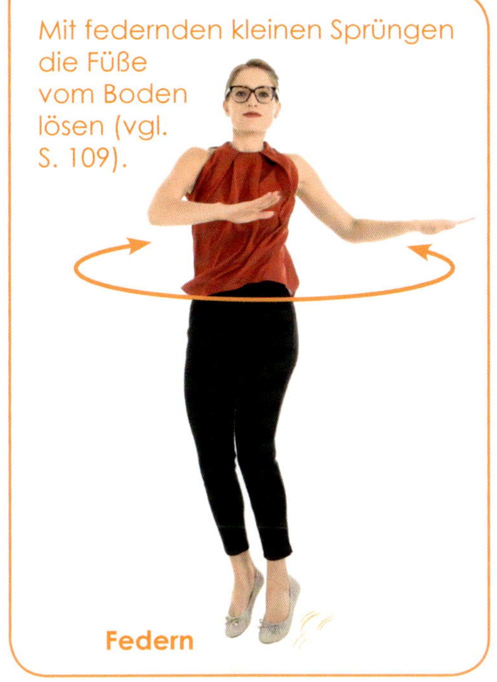

Die Arme mit der Bewegung gegengleich mitschwingen lassen (vgl. S. 141).

Schwingen

Typische Merkmale einer Übung aus dem Übungsfeld 'Federn & Schwingen' – Fokus Federn: Beim Federn werden vor allem fasziale Strukturen, wie z.B. Sehnen oder Aponeurosen, in eine leichte Vorspannung versetzt. Aus der Vorspannung heraus kann der Körper die erzeugte kinetische Energie dann katapultartig entladen.

Typische Merkmale einer Übung aus dem Übungsfeld 'Federn & Schwingen' – Fokus Schwingen: Schwingbewegungen können über die Muskulatur oder fasziale Elemente erfolgen. Arme und Beine werden so in Schwingung versetzt, dass sie der Schwerkraft folgen. Gelenke werden dabei mobilisiert und vermehrt Gelenkflüssigkeit gebildet.

erhöhte Dynamik, die überwiegend durch federnde und schwingende Bewegungselemente erzeugt wird. Bei der Übungsumsetzung ist folgende Differenzierung wichtig: Beim Federn – oder auch Springen und Hüpfen – werden in erster Linie Sehnen oder Aponeurosen in eine Vorspannung versetzt, die der Körper katapultartig in Form von kinetischer Energie entladen kann ('Katapult-Effekt'; S. 87f.). Die Muskeln erzeugen allenfalls eine Kontraktion, mit der die Sehnen unter Spannung gesetzt werden. Hier reichen schon wenige Millimeter oder Zentimeter in dieser Gegenbewegung aus, um eine deutlich höhere Zugspannung auf die faszialen Strukturen zu erzeugen. Dies ist vergleichbar mit einem Gummiband, das man unter leichte Vorspannung bringt und dann schnalzen lässt. Beim Schwingen der Arme oder Beine hingegen kann die Ansteuerung muskulärer oder nicht muskulärer Art sein. Ziel ist hier, dass Arme und Beine der Schwerkraft folgen, wodurch auch die Gelenke mobilisiert werden und vermehrt Gelenkflüssigkeit gebildet wird.

Focusing: Die Nachbereitung dient nochmals der Achtsamkeitsschulung. Der Fokus wird explizit auf die inneren Prozesse gelenkt. Ziel ist es, den wohltuenden Wirkungen der vorangegangenen Übungen bewusst nachzuspüren. Fragen wie 'Konnten Sie einen Unterschied zwischen der gekrümmten und aufgerichteten Haltung feststellen?' koppeln physische mit psychischen Prozessen, fördern die Achtsamkeit und sind beim nächsten Üben bewusster verfügbar. Des Weiteren dient das bewusste Nachspüren der Bewegungsoptimierung, indem die Vorstellung geschult wird, wie die Übung bei der nächsten Durchführung fließender ausgeführt werden kann. Die entschleunigten Übungen zum sensorischen Wahrnehmen und zur Schulung der Achtsamkeit bilden eine Klammer um das Programm und sorgen für den entspannenden und achtsamkeitsförderlichen Rahmen der Programme.

Wirkungen der Programme und Übungen auf Bindegewebsarten

Grundsätzlich zielt das Trainingssystem 'Faszien low intensity' darauf ab, faseriges Bindegewebe in den oberflächlichen und tiefen Faszienschichten zu stimulieren. Im Einzelnen handelt es sich um folgende Bindegewebsarten:

- Lockeres Bindegewebe in den oberflächlichen Faszien.
- Straffes, dichtes und ungeformtes Bindegewebe in den tiefen Faszien mit Fokus 'intramuskuläres Bindegewebe'.
- Straffes, dichtes und ungeformtes Bindegewebe in den tiefen Faszien mit Fokus 'aponeurotische Faszien'.
- Straffes, dichtes und geformtes Bindegewebe in den tiefen Faszien mit Fokus 'Sehnenplatten und Sehnen'.
- Straffes, dichtes und geformtes Bindegewebe in den tiefen Faszien mit Fokus 'Gelenkkapseln und Bänder'.

Nachfolgend werden die angeführten Fasertypen (basierend auf Literaturrecherchen – vgl. u.a. Freiwald, 2013; Meinl, 2017; Moll & Moll, 2006; Myers, 2015; Schleip & Bayer, 2018; Schünke, 2014; Slomka, 2016; Stecco, 2016; van den Berg, 2016; Weineck, 2019) nach Funktionen, Faserstruktur und Trainingsreiz dargestellt. Zwar ist zu beachten, dass bei einem faszialen Training mehr oder weniger auf alle Bindegewebsarten eingewirkt wird, dennoch werden zur besseren Übersicht den Trainingsreizen und daraus resultierenden Trainingszielen die entsprechenden Übungen aus 'Faszien low intensity' in tabellarischer Übersicht zugeordnet.

Lockeres, faseriges Bindegewebe in den oberflächlichen Faszien

Funktionen: Dieser Gewebetyp tritt von allen Bindegewebsarten am häufigsten im menschlichen Organismus auf, vor allem in den oberflächlichen Faszienschichten.

Der Hauptbestandteil des lockeren Bindegewebes ist die Grundsubstanz, also der wässrige Anteil des Bindegewebes. Durch den hohen Anteil an Hyaluronan, das Wasser binden und speichern kann, sowie durch die gemischt 'fibroadipöse' Zusammensetzung – also einer Mixtur zwischen Fasern und Fettschichten – sorgt das lockere Bindegewebe für eine Puffer- und Schutzfunktion bei Kompressions- und Scherkräften.
Gleichzeitig ermöglicht dieses Gewebe eine hohe Verschiebbarkeit bei Lageveränderungen.
In den oberflächlichen Faszien sorgt das lockere Bindegewebe dafür, dass diese Schicht elastisch und anpassungsfähig ist, nämlich bei Belastungen in alle Richtungen verschiebbar und danach wieder in die Ausgangsposition zurückführbar.
Es enthält darüber hinaus einen großen Anteil an Lymph- und Immunzellen und umfasst arterio-venös-neurologische Gefäßbündel, womit diese Gewebeart eine große Rolle für den Stoffwechsel spielt.

Faserstruktur: Die Faserstruktur des lockeren Bindegewebes ist geflecht- und spinnwebenartig (vgl. Meinl, 2017, S. 76). Somit ermöglicht dieses sehr leicht bewegliche, weitmaschige, dreidimensionale Netzwerk aus dünnen Kollagen- und Elastinfasern Zugkräfte in alle Richtungen (vgl. Willard, 2014a, b).

Tab. 3: Trainingsreize, Trainingsziele und Übungsangebot 'Faszien low intensity' zum lockeren Bindegewebe in den oberflächlichen Faszien

Oberflächliche Faszien	
Art des Gewebes	**lockeres Bindegewebe**
Trainingsreize	■ primär multidirektionale Zugimpulse in Form faszialer Dehnungen ■ tonisierende sowie federnde & schwingende Übungen
Trainingsziele	■ Ankurbelung der Hyaluronan-Produktion zur höheren Puffer- und Schutzfunktion bei Kompressions- & Scherkräften ■ bessere Verschiebbarkeit einzelner Schichten gegeneinander mit gleichzeitig effizienterer Kraftübertragung ■ Anregung der Durchblutung
Übungsangebot	In erster Linie sind alle 10 Übungen hilfreich, die in unseren Programmen unter 'Fasziales Dehnen' aufgeführt sind. In zweiter Linie besitzen auch die Übungen zu 'Mobilisation' (10 Übungen), 'Tonisieren' (5 Übungen) und 'Federn & Schwingen' (10 Übungen) anregende Wirkung auf das lockere Bindegewebe.

Trainingsreize: Lockeres, faseriges Bindegewebe, das in den oberflächlichen Faszienschichten vorkommt, kann durch unterschiedliche Zug- und Druckreize in verschiedene Richtungen und Winkelpositionen stimuliert werden – trainingsmethodisch erfolgt dies durch multidirektional ausgerichtete Übungen (vgl. das fasziale Prinzip 'Multidirektionalität auf S. 90).

Hierfür eignen sich insbesondere fasziale Dehnübungen – beispielsweise die Übung 'Flanken langmachen' (vgl. S. 152): Dadurch, dass die eine Hand die andere am Handgelenk umgreift, können über Zugreize und verschiedene Winkelpositionen die oberflächlichen Faszien aufgespannt und vitalisiert werden.

Aber auch tonisierende sowie federnde und schwingende Übungen, mit denen die Hyaluronan-Produktion und der Blutfluss angekurbelt werden, eignen sich als Trainingsreize.

Tab. 3 (S. 65) gibt einen Überblick zu den daraus resultierenden Trainingszielen und dem damit einhergehenden Übungsangebot von 'Faszien low intensity'.

Straffes, dichtes und ungeformtes Bindegewebe in den tiefen Faszien mit Fokus 'intramuskuläres Bindegewebe'

Funktionen: Dem intramuskulären Bindegewebe werden Epi-, Peri- und Endomysium zugeordnet (vgl. Abb. 17, S. 67).

Das Epimysium hat nach Stecco (2016, S. 51ff., 89ff.) die Aufgabe, den Muskel zusammenzuhalten. Somit bestimmt es Form und Volumen des Muskels. Außerdem sorgt es für eine reibungslose Verschiebbarkeit gegen die umgebenden Strukturen wie der aponeurotischen Faszie (oberhalb des Epimysiums) und den Muskelfaserbündeln des Perimysiums (unterhalb des Epimysiums). Da es mit

Straffes & dichtes Bindegewebe in den tiefen Faszien im Überblick

Beim straffen und dichten Gewebe handelt es sich um einen faserreichen Typ, bei dem Kollagenfasern die Hauptrolle übernehmen. Diese sind wie Stahlseile belastbar und können daher hohe Zugkräfte aushalten und auch Rückstellkräfte (z.B. für den Katapult-Effekt, vgl. S. 87f.) bereitstellen. Im Vergleich zum lockeren Bindegewebe setzt sich der straffe Bindegewebstyp aus weniger Grundsubstanz und mehr Fasern zusammen. Allerdings liegen beim straffen Bindegewebe erhebliche Unterschiede in der Faserstruktur vor, gemeint sind Faserdichte und -anordnung sowie die Matrixkomponenten-Zusammensetzung. Daher ist zwischen ungeformtem und geformtem Bindegewebe zu unterscheiden.

Den ungeformten, teils geflechtartig, teils scherengitterartig ausgerichteten Fasern sind intramuskuläre Bindegewebshüllen (Epi-, Peri- & Endomysium) sowie aponeurotische Faszien (also die 'echten' Muskelfaszien) zuzuordnen. Die Struktur beim ungeformten Bindegewebe ist geflecht- und scherengitterartiger Natur, da hier bei Bewegung Kräfte aus verschiedenen Zug- und Belastungsrichtungen wirken können. Des Weiteren liegen Unterschiede in der Faserdichte von locker bis fest vor.

Zu den geformten und meist parallelfaserigen Bindegewebsstrukturen zählen Sehnenplatten (Aponeurosen) und Sehnen, Gelenkkapseln und Bänder.

Sie bestehen in erster Linie aus Kollagenfasern, die parallel, straff und eng aneinandergeschmiegt in einer Vorzugsrichtung angeordnet sind.

den Muskeln untrennbar in Verbindung steht, ist es auch für die Kraftweiterleitung zwischen zusammenarbeitenden Muskelfaserbündeln, die nicht zwangsweise aus derselben motorischen Einheit stammen müssen, zuständig. Eine weitere Funktion des Epimysiums ist die Nährstoffversorgung des Muskels, denn es wird von Blut- und Lymphgefäßen sowie Nerven durchzogen.

Das Perimysium reicht in die Tiefe der Skelettmuskulatur hinein und untergliedert die großen Muskelbündel in kleinere funktionelle Einheiten. Es geht nach innen in das Endomysium über und verfügt wie das Epimysium über reichlich Blut- und Lymphgefäße sowie Nerven, die den Muskel versorgen.

Das Endomysium umhüllt schließlich die gesamte Länge einer einzelnen Muskelfaser in Form eines 'Gitterfaserschlauches' und dient damit als stützendes Netz. Laut Stecco (2016, S. 93) leitet das Endomysium nur begrenzt Kräfte weiter. Vielmehr trennt es die einzelnen Muskelfasern voneinander und sorgt damit, dass diese bei entsprechender Kontraktion gleiten können.

Faserstruktur: Beim Epimysium sind Strukturen erkennbar, die eher scherengitter- oder geflechtartig sind.

Das Perimysium weist eine scherengitterartige Struktur von Kollagenfasern auf, die parallel zur Muskelfaserausrichtung angeordnet ist (vgl. Purslow & Delage, 2014, S. 6). Die Winkelgrade können gemäß des Kontraktionszustandes der Muskelfasern bei 60 bis 90 Grad liegen (vgl. hierzu im Detail De Morree, 2013, S. 157). Nach Purslow und Delage (2014, S. 6) nehmen die Winkelgrade bei einer Muskelkontraktion ab und bei einer passiven Muskeldehnung zu. Die Dicke des Perimysiums steht in Abhängigkeit von der Funktion und vom muskulären Trainingszustand (vgl. Abb. 17). Je intensiver das Training und je höher die Bewegungsquantitäten, desto stärker entwickelt sich das Perimysium.

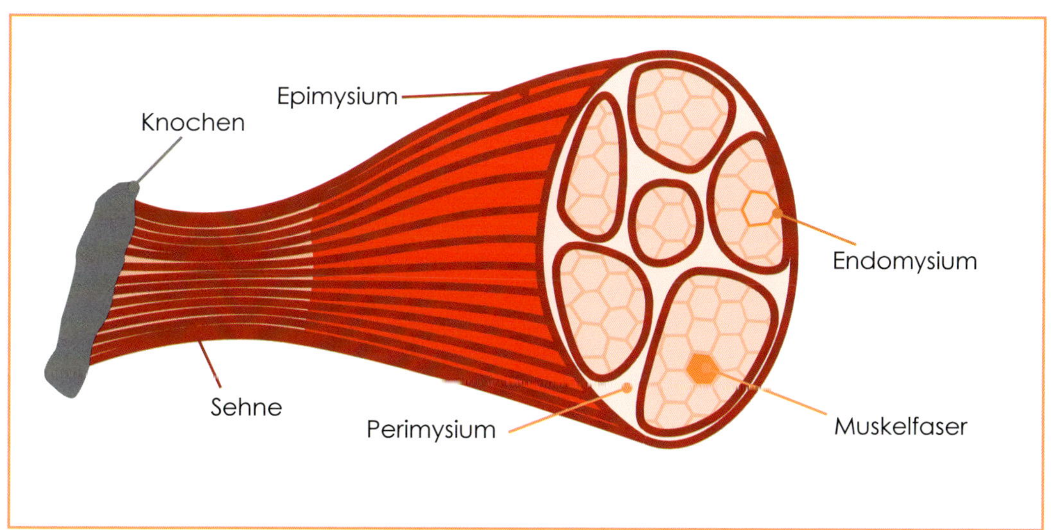

Abb. 17: Struktureller Muskel-Querschnitt zur Verdeutlichung von Muskelfaszien: Epi-, Peri- und Endomysium

Beim Endomysium handelt es sich um eine dünne, netzartig angeordnete Faserstruktur aus Kollagenfasern ohne klare Ausrichtung. Dieses Netzwerk ist einerseits bei Zugkräften bieg- und dehnbar, andererseits verleiht es der Muskelfaser bei der Kraftübertragung Festigkeit und Elastizität.

Trainingsreize: Epi-, Peri- und Endomysium sind eng miteinander verzahnt. Deshalb sind für alle drei Schichten gemeinsame Trainingsreize gegeben.
Um das intramuskuläre Bindegewebe zu trainieren, müssen Trainingsreize gemäß des 'Kippschalter-Prinzips' angewandt werden (vgl. hierzu S. 87). Das Endomysium kann weniger gezielt trainiert werden. Deshalb ist es vor allem das Ziel, Epi- und Perimysium zu stärken, um hohe Zugfestigkeit und Widerstandsfähigkeit zu fördern, um dadurch Kraftimpulse besser weiterleiten zu können. Bei tonisierenden Übungen werden vor allem exzentrische Belastungsreize gesetzt, wie sie beim 'Katapult-Effekt' der Fall sind. Damit werden bei beiden Hüllschichten hohe Spannungsreize gesetzt (vgl. hierzu Schleip, Buschmann & Bayer, 2016, S. 115-116). Die Übungen dienen der Kraftsteigerung, aber gleichzeitig auch der Prävention vor Verletzungen. Zudem kann durch federnde Übungen der Stoffwechsel bei allen drei Schichten aktiviert werden.
Tab. 4 (S. 69) gibt einen Überblick zu den daraus resultierenden Trainingszielen und dem damit einhergehenden Übungsangebot von 'Faszien low intensity'.

Straffes, dichtes und ungeformtes Bindegewebe in den tiefen Faszien mit Fokus 'aponeurotische Faszien'

Funktionen: Aponeurotische Faszien wie etwa die Rückenfaszie werden auch oft als 'Muskelfaszie' bezeichnet. Nach Stecco (2016, S. 51ff.) und van den Berg (2016, S. 311) haben sie die Aufgabe, Muskelgruppen zu umhüllen und zu fixieren. Auf diese Weise bilden sie funktionell miteinander agierende Muskelgruppen und können dadurch einen Teil der Muskelkräfte von einem Segment zum anderen übertragen. Aponeurotische Faszien arbeiten also parallel zu den Muskeln, müssen jedoch eine höhere Steifigkeit als die Muskeln aufweisen, um ein Zusammenspiel zu ermöglichen. Dabei wird davon ausgegangen, dass deren "[...] Zugfestigkeit mit der Muskelmasse und maximalen Kontraktionskraft des Muskels" (Stecco, 2016, S. 86; Stecco, Gagey, Macchi, Porzionato, De Caro & Aldegheri, 2007) in Verbindung steht.

Faserstruktur: Stecco (2016, S. 60) zufolge weisen aponeurotische Faszien eine derbe, dichte und regelmäßige Faserstruktur auf. Die Kollagenfasern verlaufen parallel und bilden mit den benachbarten Schichten Winkelgrade zwischen 75 bis 80 Grad. Aufgrund dieser Struktur, die vergleichbar mit dünnem, leichtem Sperrholz ist, können sie in alle Richtungen Spannung aufbauen und aushalten. Stecco, Pavan, Pachera, De Caro und Natali (2014) konnten anhand von Untersuchungen feststellen, dass in Längsrichtung eine höhere Zugfestigkeit (Stiffness) vorliegt als in horizontaler Richtung.

Trainingsreize: Mit Blick auf die Funktionen aponeurotischer Faszien – hohe Zugfestigkeit in Längs- und Querrichtung – sinddfasziale Dehnungsübungen, federnde Übungen mit katapultartigen Bewegungen wie beim Dehnungs-Verkürzungs-Zyklus (DVZ) sowie schwingende und tonisierende Übungen über mehrere Muskelgruppen in multidirektionalen Ausführungen geeignet. Dadurch verbessert sich der Steifigkeitsgrad und die Festigkeit. Zugleich werden die Mechanorezeptoren (wie z.B.

Tab. 4: Trainingsreize, Trainingsziele und Übungsangebot 'Faszien low intensity' zum straffen, dichten und ungeformten Gewebe in den tiefen Faszien

Tiefe Faszien		
Art des Gewebes	**straffes & dichtes Bindegewebe 'ungeformt'**	
	intramuskuläres Bindegewebe	aponeurotische Faszien
Trainings-reize	■ Übungen mit exzentrischen Belastungen, etwa katapultartige Bewegungen wie beim <u>D</u>ehnungs-<u>V</u>erkürzungs-<u>Z</u>yklus (DVZ, Kippschalter- & Ninja-Prinzip) ■ multidirektionale federnde Übungen	■ multidirektionale fasziale Dehnungsübungen ■ federnde Übungen mithilfe des DVZ ■ multidirektionale, schwingende und tonisierende Übungen über mehrere Muskelgruppen
Trainings-ziele	■ Stärkung des intramuskulären Bindegewebes (Kraftentwicklung und -weiterleitung) ■ Verbesserung der Zugfestigkeit und Widerstandsfähigkeit ■ Stoffwechselaktivierung	■ Steigerung der Durchblutung ■ Erhöhung des Steifigkeitsgrads und der Festigkeit ■ Aktivierung der Mechanorezeptoren mit Senkung des Muskeltonus (Dehnübungen)
Übungs-angebot	Spirallinienprogramm: Ü4 (S. 104) / Ü5 (S. 104) Ü6 (S. 106) / Ü7 (S. 108) Rückenlinienprogramm: Ü3 (S. 118) / Ü4 (S. 120) Ü5 (S. 120) / Ü6 (S. 122) Ü7 (S. 124) / Ü8 (S. 124) Frontallinienprogramm: Ü3 (S. 134) / Ü5 (S. 136) Ü6 (S. 138) / Ü7 (S. 140) Laterallinienprogramm: Ü7 (S. 156) Armlinienprogramm: Ü3 (S. 166) / Ü4 (S. 168) Ü5 (S. 168) / Ü6 (S. 170) Ü7 (S. 172) / Ü8 (S. 172)	Hier sind alle Übungen geeignet, die in unseren Programmen unter 'Mobilisation' (10 Übungen), 'Fasziales Dehnen' (10 Übungen), 'Tonisieren' (5 Übungen) und 'Federn & Schwingen' (10 Übungen) aufgeführt sind.

Golgi-Sehnen-Organ, Ruffini-Körperchen etc.) aktiviert, wodurch es zu einer Senkung des Muskeltonus kommen kann (vgl. van den Berg, 2016, S. 317).
Tab. 4 (S. 69) gibt einen Überblick zu den daraus resultierenden Trainingszielen und dem damit einhergehenden Übungsangebot von 'Faszien low intensity'.

Straffes, dichtes und geformtes Bindegewebe in den tiefen Faszien mit Fokus auf 'Sehnenplatten und Sehnen'

Funktionen: Sehnenplatten (z.B. an der Beinaußenseite) verbinden die Muskeln und Knochen funktionell miteinander. Somit sind sie für die Kraftübertragung der Muskelaktivitäten zuständig.
Sehnen haben die Funktion, die Muskulatur über die Knochenhaut mit dem Knochen zu einer Funktionseinheit zu verbinden. Auf diese Weise übertragen sie Zugspannungen auf den Knochen, vergleichbar mit den Fäden einer Marionette (vgl. hierzu Freiwald & Greiwing, 2016, S. 72f.).

Faserstruktur: Sehnenplatten und Sehnen weisen ein straffes Kollagen mit parallelfaseriger Struktur auf, das in eine Richtung ausgerichtet ist. Belastungen in andere Richtungen können dazu führen, dass Kollagenfasern 'auffasern', da sie nicht mehr in Lage sind, ihre Struktur zusammenzuhalten.
Im Sehnengewebe sind Sehnenzellen, eine spezifische Art von Bindegewebszellen, für den Stoffwechsel verantwortlich.
Kollagenfasern werden durch lockere, vaskularisierte und gleitfähige Bindegewebshüllen voneinander getrennt.
Das gesamte Sehnenbündel wird von einer Sehnenhaut überzogen, die Blut- und Lymphgefäße zur Versorgung der Sehne bereitstellt. Die Sehnenhaut nimmt somit die Rolle eines Gleitgewebes ein und geht dann in das intramuskuläre Bindegewebe beziehungsweise in die Knochenhaut über. Um bei Bewegungen starke Reibung zwischen Sehne und Knochen zu vermindern – dies ist vor allem bei langen Sehnen der Fall –, bilden sich Sehnenscheiden, in denen sich Synovialflüssigkeit befindet (vgl. van den Berg, 2016, S. 220f.).

Trainingsreize: Da Funktion und Faserstruktur von Sehnenplatten denen von Sehnen ähneln, sind dieselben Trainingsreize gegeben. Es werden schnelle exzentrische Bewegungsformen durchgeführt, um die Elastizität der sprungfederartig aufgebauten Sehnen nach dem Dehnungs-Verkürzungs-Zyklus (vgl. S. 88) zu trainieren. Hier ist das 'Kippschalter-Prinzip' (vgl. S. 87) sowie das 'Ninja-Prinzip' (vgl. S. 89) maßgeblich, im Weiteren auch Mini-Federungen bzw. 'Mini-Bounces' (vgl. S. 91). 'Kippschalter-Prinzip' und 'Ninja-Prinzip' treffen in unserem Trainingssystem 'Faszien low intensity' vor allem für plyometrische Übungen (Sprungvariationen; vgl. S. 87f.) der unteren Extremitäten zu, etwa der Achillessehnen. 'Mini-Federungen' werden hingegen prioritär für die oberen Extremitäten eingesetzt. Alle drei Übungsformate sind der Kollagensynthese dienlich. Es wird davon ausgegangen, dass sich dadurch der Sehnenquerschnitt vergrößert, womit auch eine höhere Zug- und Reißfestigkeit entsteht (vgl. Kjaer, 2004; Riley, 2004). Zu erwähnen ist, dass Anpassungsprozesse von Sehnen gegenüber Muskeln aufgrund des langsameren Stoffwechsels länger dauern (vgl. Freiwald, 2013, S. 71; Freiwald & Greiwing, 2016, S. 75).
Tab. 5 (S. 71) gibt einen Überblick zu den daraus resultierenden Trainingszielen und dem damit einhergehenden Übungsangebot von 'Faszien low intensity'.

Tab. 5: Trainingsreize, Trainingsziele und Übungsangebot 'Faszien low intensity' zum straffen, dichten und geformten Gewebe in den tiefen Faszien

Tiefe Faszien		
Art des Gewebes	**straffes & dichtes Bindegewebe 'geformt'**	
	Sehnenplatten und Sehnen	Gelenkkapseln und Bänder
Trainings-reize	■ plyometrische Übungen mit exzentrischen Belastungen, etwa durch katapultartige Bewegungen (Kippschalter-Prinzip) ■ Abfedern der katapultartigen Sprünge nach dem Ninja-Prinzip ■ fasziales Dehnen mit 'Mini-Federungen'	■ kräftigende Übungen mit propriozeptivem Schwerpunkt ■ dynamische Sprungvariationen mit propriozeptivem Schwerpunkt ■ endgradige fasziale Dehnungen (Multidirektionalität) ■ schwingende & federnde Übungen (verschiedene Winkelgrade & Kraftvektoren)
Trainings-ziele	■ Anregung der Kollagensynthese zur Vergrößerung des Sehnenquerschnitts ■ Verbesserung der Zug- und Reißfestigkeit sowie Widerstandsfähigkeit ■ Stoffwechselaktivierung	■ Anregung der Kollagensynthese in den Bandstrukturen ■ Verbesserung der Durchblutung der Bandstrukturen ■ Ankurbelung der Hyaluron-an-Produktion zwischen den Gelenkknochen ■ Ernährung des Knorpels
Übungs-angebot	Spirallinienprogramm: Ü4 (S. 104) / Ü5 (S. 104) Ü6 (S. 106) / Ü7 (S. 108) Rückenlinienprogramm: Ü3 (S. 118) / Ü4 (S. 120) Ü5 (S. 120) / Ü6 (S. 122) Ü7 (S. 124) / Ü8 (S. 124) Frontallinienprogramm: Ü3 (S. 134) / Ü5 (S. 136) Ü6 (S. 138) / Ü7 (S. 140) Laterallinienprogramm: Ü7 (S. 156) Armlinienprogramm: Ü3 (S. 166) / Ü4 (S. 168) Ü5 (S. 168) / Ü6 (S. 170) Ü7 (S. 172) / Ü8 (S. 172)	Spirallinienprogramm: Ü3 (S. 102) / Ü6 (S. 106) Ü7 (S. 108) / Ü8 (S. 108) Rückenlinienprogramm: Ü2 (S. 118) / Ü3 (S. 118) Ü7 (S. 124) / Ü8 (S. 124) Frontallinienprogramm: Ü2 (S. 134) / Ü3 (S. 134) Ü6 (S. 138) / Ü7 (S. 140) Ü8 (S. 140) Laterallinienprogramm: Ü3 (S. 150) / Ü4 (S. 152) Ü5 (S. 152) / Ü6 (S. 154) Ü7 (S. 156) / Ü8 (S. 156) Armlinienprogramm: Ü4 (S. 168) / Ü6 (S. 170) Ü7 (S. 172) / Ü8 (S. 172)

Straffes, dichtes und geformtes Bindegewebe in den tiefen Faszien mit Fokus auf 'Gelenkkapseln und Bänder'

Funktionen: Gelenkkapseln und Bänder haben die Aufgabe, Gelenke zu stabilisieren, um widerstandsfähig gegen mechanische Beanspruchungen zu sein. Je engmaschiger deren Struktur ist, desto größer können Zugspannungskräfte vermittelt werden. Zudem ist anzumerken, dass in beiden faszialen Strukturen eine Vielzahl von Mechanorezeptoren vorzufinden ist. Diese geben dem Gehirn über das Nervensystem kontinuierlich Feedbackinformationen zu den durchgeführten Bewegungsimpulsen. Hierzu zählen beispielsweise Winkelpositionen, Geschwindigkeit von Winkelveränderungen oder Dehnbelastungen (vgl. hierzu im Detail De Morree, 2013, S. 139).

Faserstrukturen: Gelenkkapseln sorgen dafür, dass sich Gelenkteile frei in alle Richtungen bewegen können, und sie haben die spezifische Aufgabe, Gelenkteile miteinander zu umhüllen. Infolgedessen besitzen sie eine Schutz- sowie Versorgungsfunktion.
Nach Meinl (2017, S. 78) sowie Moll und Moll (2006, S. 112) ist die spezialisierte Innenschicht von Kapseln, die sogenannte 'Membrana synovialis', für die Versorgung der Gelenke verantwortlich. Denn sie produziert zur Ernährung des Knorpels Synovialflüssigkeit und schmiert die Gelenkknochen.
Der synoviale Gleitfilm bewirkt nach Schünke (2014, S. 49) eine Herabsetzung der Reibung und dient als Stoßdämpferfunktion. Des Weiteren sorgt er für eine gleichmäßige Verteilung einwirkender Kompressionskräfte. Da die Innenschicht mit zahlreichen Nerven und Blutgefäßen ausgekleidet ist, kann sie besonders schmerzempfindlich sein.

Bänder weisen eine eher parallel verlaufende Kollagenfaserstruktur auf (vgl. u.a. De Morree, 2013, S. 138; Moll & Moll, 2006, S. 89; Stecco, 2016, S. 16). Wie Sehnen widerstehen Bänder Zugkräften meist ohne nennenswerte Längenveränderung. Die Ausrichtung der Kollagenfasern von Bändern ist eher mehrdimensional, da auf Bänder unterschiedliche Zugrichtungen einwirken können (vgl. im Detail Freiwald, 2013, S. 75).

Trainingsreize: Sowohl Gelenkkapseln als auch Bänder sind mechanisch stimulierbar. Ziel ist, bei der Gelenkkapsel die Synovialflüssigkeit und damit die Ernährung des Knorpels sowie die Schmierung der Gelenkknochen mit gleichzeitiger Stoßdämpferfunktion anzuregen. Bei den Bändern soll die Durchblutung gefördert und die funktionelle Ausrichtung ihrer Faserstruktur unterstützt werden. Letzteres führt nach Weineck (2004, S. 227) "[...] zu einer qualitativen und quantitativen Strukturverbesserung" der Bandstrukturen. Beide Trainingsziele können bei 'Faszien low intensity' mit Blick auf die unteren Extremitäten vor allem durch propriozeptive Kräftigungsübungen, also durch Gleichgewichtsübungen, und dynamische Sprungvarianten erreicht werden. Bei den oberen Extremitäten stehen fasziale Dehnungen sowie schwingende und federnde Übungen im Vordergrund. So können Gelenkkapseln und Bänder mittels unterschiedlicher Gelenkbewegungen und vielfältigen Kraftvektoren – hier spielen die beiden Prinzipien 'Multidirektionalität' und 'Bewegungsreichweite' eine bedeutsame Rolle – stimuliert werden (vgl. Earls, 2015, S. 233-234).
Tab. 5 (S. 71) gibt einen Überblick zu den daraus resultierenden Trainingszielen und dem damit einhergehenden Übungsangebot von 'Faszien low intensity'.

Evaluation

Die Entwicklung unseres Trainingssystems in evaluativer Perspektive wurde in drei Projektphasen über mehrere Jahre durchgeführt mit dem Ziel, den Einsatz der Faszienprogramme gemäß den zuvor vorgestellten Kriterien zu überprüfen und zu optimieren. Angaben hierzu und ausgewählte Ergebnisse zu zentralen Zielsetzungen von 'Faszien low intensity' sind diesem Abschnitt zu entnehmen.

Mit Ausnahme der Faszientests erfolgten die Probandenstudien in den Projektphasen 1 bis 3 mit Befragungsmethoden. Diese gelten in den Sozialwissenschaften nach wie vor als Standardinstrumente der empirisch geleiteten Forschung. Auch waren folgende Gründe maßgebend: In inhaltlicher Perspektive ist bei Themen wie Stress und Beanspruchung sowie die Bewertung von Erholungs- und Entspannungszuständen die Selbstauskunft entscheidend, da nur die individuelle kognitive und emotionale Bewertung beispielsweise einer Stresssituation Auskunft darüber geben kann, ob ein Reiz als Stressor eingestuft wird. In ökonomischer Perspektive sind bei repräsentativen Stichproben auch Kostenfaktoren zu beachten. Biofeedback-Methoden oder endokrinologische Ansätze wie etwa die

Evaluation

Projektphase 1 (2016) – Ziele: [1] Prüfung von Implementierungspotentialen der Programme in betrieblichen Settings im Rahmen von Bewegungspausen (Gruppenrahmen), aber auch mit Blick auf die individuelle Umsetzung von Kurzprogrammen am Arbeitsplatz.
[2] Empirisch geführte Pilotstudien zur Praktikabilität der Programme in betrieblichen Kontexten, ebenso zur Erlernbarkeit, psychologischen Wirksamkeit und Selbstinstruktivität im privaten Umfeld durch die teilnehmenden Probanden, insbesondere mit Blick auf Zielgruppen unterschiedlichen Alters und unterschiedlichen Fitnessgraden.

Projektphase 2 (2017) – Ziele: [1] Didaktisch-methodisch geleitete Weiterentwicklung der Programme aufbauend auf den Ergebnissen der Projektphase. [2] Sammlung weiterer Implementierungserfahrungen beim Einsatz der Programme in betrieblichen Kontexten.
[3] Erhöhung der Quantität der empirischen Datensätze durch weitere Teilnehmerstudien zur Praktikabilität und Selbstinstruktivität, um zu einer repräsentativeren Datenbasis zu gelangen.

Projektphase 3 (2017 - 2018) – Ziele: [1] Feinabstimmung und Finalisierung der Programme und Übungen – aufbauend auf den Ergebnissen der Phasen 2 und 3 – durch prüfende Begutachtung des didaktischen Konzepts der Faszien-Programmreihe, der methodischen Abfolge der Übungen innerhalb der Programme sowie der Verständlichkeit, Umsetzbarkeit und individuellen Wirksamkeit der einzelnen Übungen. [2] Erhöhung der weiteren Quantität der empirischen Datensätze im Rahmen der Teilnehmerstudien. [3] Entwicklung und Implementierung selbstinstruktiver Tests zur Messung myofaszialer Zuglinien. [4] Entwicklung der Kurskonzeption für das Gruppentraining im Rahmen der von Krankenkassen geförderten Faszienkurse (Primärprävention nach § 20 Abs. 1 SGB V).

Exkurs: Befragungsmethoden

Bei den Befragungsmethoden wurden drei Messinstrumente eingesetzt, nämlich ein Eingangs- und ein Abschlussfragebogen mit 46 und 60 Items für Pre-Post-Messungen, die Fragen zu mittelfristigen gesundheitlichen Auswirkungen der SeKA-Programme beantworten sollten, sowie ein Bewertungsbogen für das einzelne Basisprogramm mit 25 Items, der von den Teilnehmenden nach der Durchführung eines SeKA-Faszientrainings zu bearbeiten war. Die Entwicklung der Fragebogen auf Basis publizierter Erhebungsinstrumente (insbesondere Krampen, 1991, AT-EVA; Krampen, 2002, ET-ANAM; Krampen, 2006, ASS-SYM; Müller & Basler, 1993, KAB; Kuhnt, 2004, Eingangsfragebogen für die allgemeine, präventive Rückenschule) und Eigenentwicklungen (vgl. Weiler & Fessler, 2012) wird bei Kaiser 2017 (vgl. S. 146 -167) ausführlich referiert.

Probandenstudien: Die Fakten

In den Projektphasen 1, 2 und 3 erfolgte die Implementierung der Programme in unterschiedlichen betrieblichen Settings, darunter Großkonzerne, mittelständische Betriebe als auch kleinere und größere öffentliche Behörden.

Die vorliegenden Datensätze aus den Projektphasen wurden kumuliert, sodass der folgenden Darstellung ausgewählter Ergebnisse eine Gesamtstichprobe von N = 922 Probanden zugrundeliegt. Diese nahmen an einem oder mehreren Programmen teil; insgesamt wurden 1530 Programme durchlaufen. Da die Programmteilnahme freiwillig war, ergab sich das übliche Bild bei der Implementierung von Bewegungspausen in Betrieben, nämlich das des aktiveren weiblichen Geschlechts: 72,9% Probanden (n=643) waren weiblich und 27,1% (n=279) männlich. Die Altersrange betrug 16 bis 65 Jahre.

Analyse von Stressparametern wie Cortisol – vgl. hierzu im ket-Team die Forschungsarbeiten von Müller (2016) und Rathgeber (2017) – konnten aus Kostengründen nur bei kleineren Stichproben durchgeführt werden.

Im Folgenden beschränkt sich die Präsentation und Interpretation der Zahlen auf drei wichtige Themen, nämlich die Bewertung der Teilnehmenden bezüglich [1] der eigenen Befindlichkeit nach der Programmdurchführung, [2] der Selbstinstruktivität der Programme und [3] der Durchführungsbarrieren. In jedem dieser drei Themen werden drei Auswertungsgänge dargestellt: [1] Ergebnisse für alle Programme, [2] Ergebnisse differenziert nach den fünf Basisprogrammen, [3] Ergebnisse differenziert nach Geschlecht und Alter.

Befindlichkeit nach Programmdurchführung: Gemäß dem Prinzip 'Entspanntes Bewegen – bewegtes Entspannen' überzeugt die geäußerte Zustimmung zu den Faszienprogrammen von 87,0% (vgl. Abb. 18, S. 75). Ebenso erwartbar waren die hohen Zustimmungswerte von 89,0% bei der Frage, ob die Faszienprogramme gelöster machen. Auf nahezu gleichbleibend hohem Niveau fallen auch die Werte zu den Trainings-Wirkungen 'erfrischend' und 'energetisierend' mit 82,9% und 85,2%

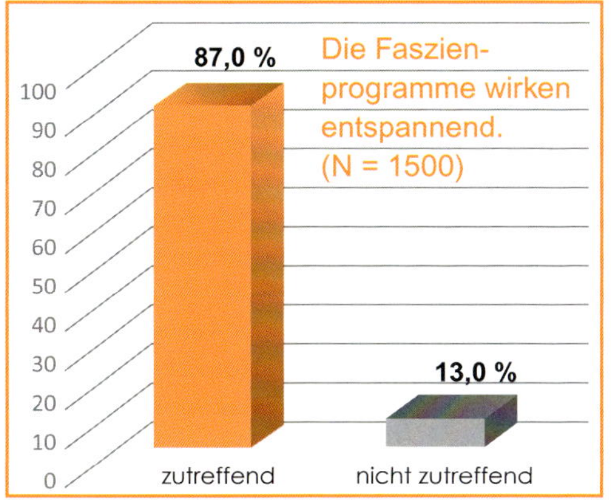

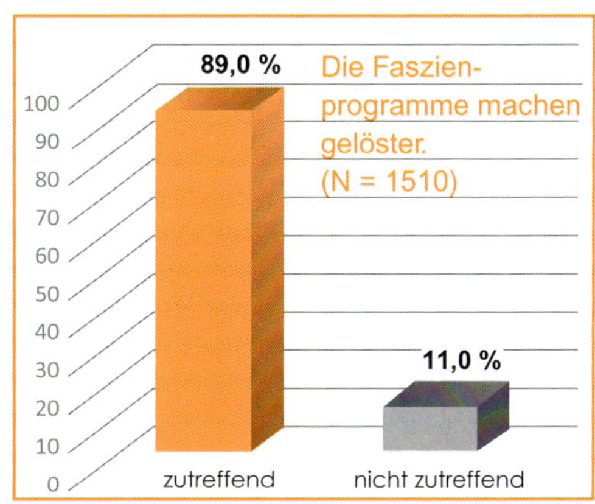

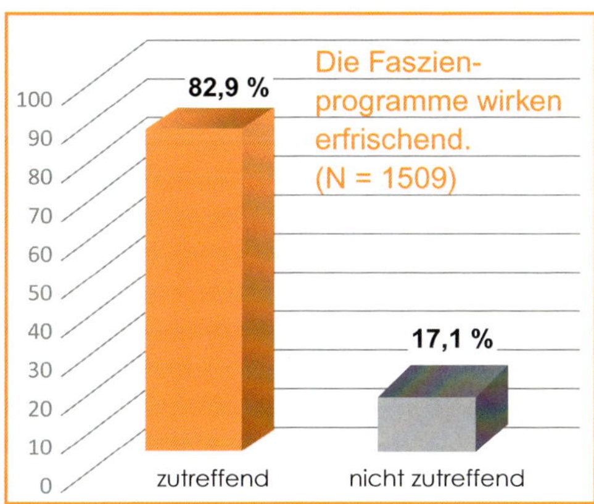

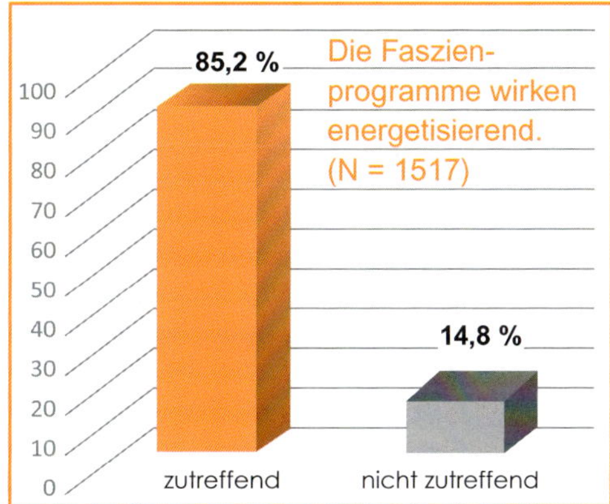

Abb. 18: Bewertungen der Faszienprogramme zur Befindlichkeit nach der Programmdurchführung

Die Items hatten die Antwortmöglichkeiten 'trifft zu' = 1, 'trifft eher zu' = 2, 'trifft eher nicht zu' = 3 und 'trifft nicht zu' = 4. Die Bewertungen 'trifft zu' und 'trifft eher zu' wurden kumuliert und prozentual berechnet, ebenso 'trifft nicht zu' und 'trifft eher nicht zu'.

aus. Dies kann durchaus damit zusammenhängen, dass diese beiden Items eher mit Bewegungsthemen assoziiert werden, während beispielsweise eine Technik wie die 'Progressive Muskelrelaxation' wenig Bewegung beinhaltet und hier die Werte zu den vorgenannten Items mit 67,4% und 54,4% deutlich abfallen (vgl. Fessler, 2020, S. 107).

Eine Aufschlüsselung der Gesamtwerte in die fünf Programme und der vierstufigen Bewertungsrange von 'trifft zu' bis 'trifft nicht zu' (vgl. Tab. 6, S. 76) zeigt, dass die vorgenannte Argumentation auch auf die Programmebene heruntergebrochen werden kann: Bei allen Programmen ist die zustimmende Wertung der Items mit Mittelwerten von 1,7 bis 2,0 bei einer Range von 1,0 (trifft zu) bis 4,0 (trifft nicht zu) nahezu gleich hoch.

Schließlich wurden in einem weiteren Auswertungsgang die Programmbewertungen in Abhängigkeit von Geschlecht und Alter geprüft (Tab. 7, S. 77).

Tab. 6: Bewertungen der Faszienprogramme zur Befindlichkeit nach der Programmdurchführung (MW = Mittelwert; alle anderen Angaben in %)

Die Faszienprogramme zu den ...				trifft zu	trifft eher zu	trifft eher nicht zu	trifft nicht zu	MW
... wirken entspannend	(N=1500)	Spirallinien	(n=289)	51,0	41,0	7,0	1,0	1,9
		Rückenlinien	(n=305)	31,8	56,4	10,2	1,6	1,8
		Frontallinien	(n=355)	41,4	46,6	10,3	1,7	1,9
		Laterallinien	(n=291)	44,2	50,0	5,8	0,0	1,8
		Armlinien	(n=260)	58,6	37,8	3,6	0,0	1,9
... machen gelöster	(N=1510)	Spirallinien	(n=293)	35,5	53,2	9,9	1,4	1,8
		Rückenlinien	(n=306)	40,8	51,3	6,9	1,0	1,7
		Frontallinien	(n=355)	32,1	56,9	8,5	2,5	1,8
		Laterallinien	(n=295)	31,2	55,3	11,2	2,4	1,9
		Armlinien	(n=261)	36,4	52,1	7,3	4,2	1,8
... wirken erfrischend	(N=1509)	Spirallinien	(n=292)	28,1	55,1	11,3	5,5	1,9
		Rückenlinien	(n=306)	32,7	53,6	8,8	4,9	1,9
		Frontallinien	(n=354)	26,3	59,3	11,0	3,4	1,9
		Laterallinien	(n=295)	32,2	44,7	17,3	5,8	2,0
		Armlinien	(n=262)	29,8	53,1	12,1	4,9	1,9
... wirken energetisierend	(N=1517)	Spirallinien	(n=295)	30,5	53,2	14,2	2,0	1,9
		Rückenlinien	(n=305)	34,8	52,5	11,8	1,0	1,8
		Frontallinien	(n=356)	32,6	54,8	10,7	2,0	1,8
		Laterallinien	(n=296)	30,1	52,0	14,9	3,0	1,9
		Armlinien	(n=265)	32,5	52,8	12,8	1,9	1,8

Betrachtet man die geschlechtsspezifische Verteilungen über die vier Items hinweg im Gesamten, dann fällt auf, dass Teilnehmerinnen tendenziell bessere und z.T. sogar signifikant bessere Bewertungen abgaben (Items 'machen gelöster' und 'wirken energetisierend') als Teilnehmer.

Die Auswertung der Variable 'Alter' erfolgte in Form einer Quartilsbildung. Aus der Altersrange von 16 bis 65 Jahren wurden vier Quartile mit je 25% der Teilnehmer gebildet. Zum Vergleich 'Jung' gegen 'Alt' sind in Tab. 7 (S. 77) die jüngeren Probanden (Quartil 1: 16 bis 32 Jahre) den älteren

Tab. 7: Bewertungen der Faszienprogramme zur Befindlichkeit nach der Programmdurchführung

MW = Mittelwert – Item-Skalierung: 'trifft zu' = 1, 'trifft eher zu' = 2, 'trifft eher nicht zu' = 3 und 'trifft nicht zu' = 4; m = männlich (n=402), w = weiblich (n=1116); t = Wert für t-Test – unabhängige Stichproben; p = Signifikanzniveau; Q1 = erstes Altersquartil, 16 bis 32 Jahre (n=373); Q4 = viertes Altersquartil, 52 bis 65 Jahre (n=364)

Die Faszien-programme ...	Gesamt	Geschlecht				Alter			
	MW	MW m	MW w	t	p	MW Q1	MW Q4	t	p
... wirken entspannend	1,9	1,9	1,8	1,61	.108	1,9	1,9	0,03	.975
... machen gelöster	1,8	1,9	1,8	2,65	.008	1,9	1,7	2,98	.003
... wirken erfrischend	1,9	2,0	1,9	1,40	.161	2,0	1,9	1,58	.115
... wirken energetisierend	1,9	2,0	1,8	4,66	.001	1,9	1,7	3,53	.001

Probanden (Quartil 4: 52 bis 65 Jahre) gegenübergestellt. Die Auswertung erfolgte bei beiden Variablen mit t-Tests für unabhängige Stichproben. Die Ergebnisse weisen auf durchaus überraschende Alterseffekte hin: Je älter die Teilnehmenden, desto positiver stehen sie den Faszienprogrammen gegenüber. Dies allerdings bei insgesamt hohen Zustimmungswerten bei den Älteren wie auch den Jüngeren. Dies zeigt, dass das Trainingssystem 'Faszien low intensity' für Jüngere wie für Ältere gleichermaßen geeignet ist.

Erlernbarkeit und Praktikabilität der Programme: Dieser Auswertungsschritt veranschaulicht die Ergebnisse zur Selbstinstruktivität und Praktikabilität der fünf Faszienprogramme. Auch hier konzentriert sich die Ergebnisdarstellung auf den Bewertungsbogen für das einzelne Programm. Abb. 19 (S. 78) veranschaulicht die Ergebnisse von 4 aus insgesamt 25 Items, die hinsichtlich der Selbstinstruktivität und Praktikabilität der fünf Faszienprogramme im Gesamten aussagekräftig sind. Das erste Item dokumentiert, inwiefern die Programme den eigenen motorischen Fähigkeiten entsprechen: Der hohe Wert von 97,3% zeigt auf, dass dies bis auf wenige Teilnehmer der Fall ist. Würde ein erheblicher Anteil der Probanden bei der Programmausführung körperlich und geistig überfordert, wären Möglichkeiten der Selbstinstruktion eingeschränkt. Gleiches gilt für die Verständlichkeit der Bewegungsinstruktionen. Auch hier ist ein Wert von 97,5% Zustimmung überzeugend. Bei der direkten Frage nach der Selbstinstruktivität ist dann auch der hohe Wert von 86,5% an Zustimmung nicht überraschend. Bislang liegen noch keine Daten anderer Anbieter vor, inwieweit Faszientraining eine geeignete Technik zur Implementierung in den Arbeitsalltag ist. Dass dies für

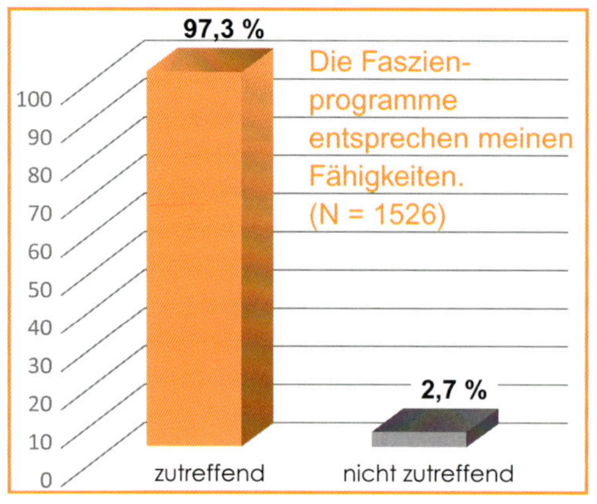

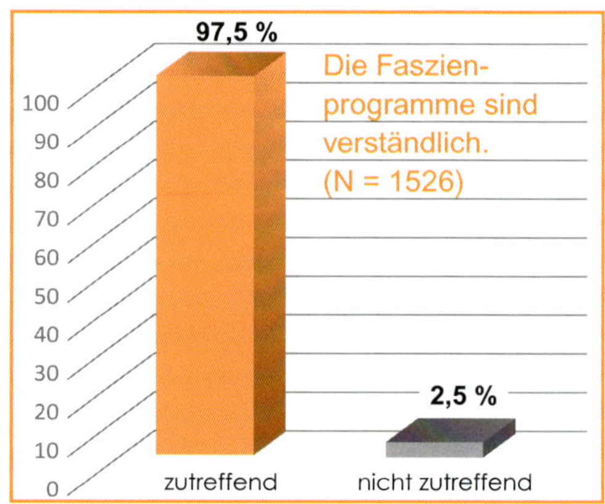

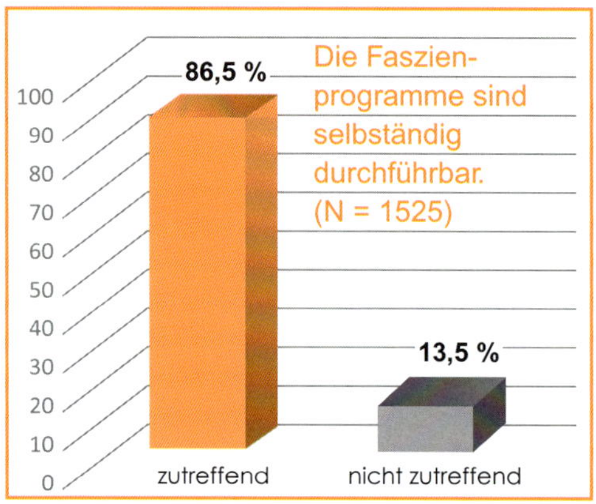

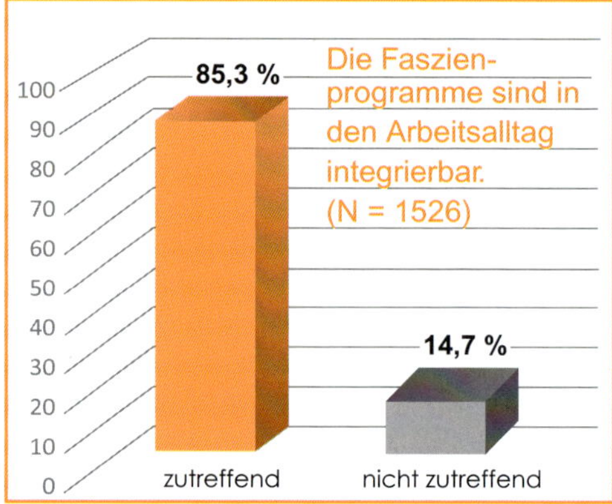

Abb. 19: Bewertungen der Faszienprogramme zur Erlernbarkeit und Praktikabilität

Die Items hatten die Antwortmöglichkeiten 'trifft zu' = 1, 'trifft eher zu' = 2, 'trifft eher nicht zu' = 3 und 'trifft nicht zu' = 4. Die Bewertungen 'trifft zu' und 'trifft eher zu' wurden kumuliert und prozentual berechnet, ebenso 'trifft nicht zu' und 'trifft eher nicht zu'.

die neu entwickelten Einstiegsprogramme 'Faszien low intensity' der Fall ist, zeigt ein Zustimmungswert von 85,3%. Im Gesamten wird deutlich, dass die Faszien-Programme geeignet sind für Konzepte einer dezentralen, individualisierten und selbstgesteuerten Weiterbildungskultur (vgl. Forneck, 2003 und 2005).

Wird das Gesamtergebnis auf die einzelnen Programme heruntergebrochen (vgl. Tab. 8, S. 79), zeigt sich ein weitgehend homogenes Bild. Zieht man die Mittelwerte (MW) zur Orientierung heran, ist, angesichts einer möglichen Streuung der Mittelwerte von 1,0 bis 4,0, die Range innerhalb der Items minimal: 1,2 bis 1,3 beim Item 'Fähigkeiten'; 1,1 bis 1,4 bei 'Verständlichkeit'; 1,4 bis 1,8 bei 'Integration in den Arbeitsalltag'. Beim Item 'Selbstinstruktion' ist die Range von 1,3 bis 2,0 etwas größer. So wird die Möglichkeit eines selbstständigen Faszientrainings für die Rückenlinien mit 2,0 bewertet – ein zwar guter, aber keineswegs optimaler Wert. Dieses Feedback könnte der Tatsache geschuldet ein, dass die Probanden in

Tab. 8: Bewertungen der Faszienprogramme zur Erlernbarkeit und Praktikabilität
(MW = Mittelwert; alle anderen Angaben in %)

Die Faszienprogramme zu den …			trifft zu	trifft eher zu	trifft eher nicht zu	trifft nicht zu	MW
… entsprechen meinen Fähigkeiten (N=1526)	Spirallinien	(n=296)	78,0	19,3	2,4	0,3	1,3
	Rückenlinien	(n=308)	84,7	12,7	2,6	0,0	1,2
	Frontallinien	(n=360)	80,3	16,9	2,2	0,6	1,2
	Laterallinien	(n=299)	79,6	17,4	3,0	0,0	1,2
	Armlinien	(n=263)	83,7	14,1	1,9	0,4	1,2
… sind verständlich (N=1526)	Spirallinien	(n=293)	83,1	15,9	1,0	0,0	1,2
	Rückenlinien	(n=306)	65,7	28,8	5,6	0,0	1,4
	Frontallinien	(n=355)	70,0	26,4	2,2	1,4	1,4
	Laterallinien	(n=295)	85,3	13,3	1,0	0,3	1,2
	Armlinien	(n=261)	88,3	11,3	0,4	0,0	1,1
… sind selbstständig durchführbar (N=1525)	Spirallinien	(n=295)	72,5	21,4	5,8	0,3	1,3
	Rückenlinien	(n=305)	45,9	22,3	17,7	14,1	2,0
	Frontallinien	(n=360)	57,5	21,7	10,0	10,8	1,7
	Laterallinien	(n=300)	73,3	24,0	2,0	0,7	1,3
	Armlinien	(n=265)	78,1	18,9	2,6	0,4	1,3
… sind in den Arbeitsalltag integrierbar (N=1526)	Spirallinien	(n=295)	50,2	33,2	15,3	1,4	1,7
	Rückenlinien	(n=309)	56,0	33,3	9,7	1,0	1,6
	Frontallinien	(n=359)	43,7	34,5	18,9	2,8	1,8
	Laterallinien	(n=298)	57,0	27,2	14,4	1,3	1,6
	Armlinien	(n=265)	65,7	27,5	5,3	1,5	1,4

den Studien die Programme nur einmal durchführen konnten und das Rückenlinien-Programm im Vergleich zu den anderen Programmen vermehrt feinkoordinative Elemente beinhaltet, die einige Probanden möglicherweise nicht gleich zu Beginn des Trainings zielgerecht umsetzen konnten.

Wirft man einen Blick auf die vier Bewertungsstufen von 'trifft zu' bis 'trifft nicht zu' (hier alle Angaben in Prozent), dann zeigt sich auch hier, dass beim Item 'Selbstinstruktion' auf den schlechteren Stufen 'trifft nicht zu' und 'trifft eher nicht zu' wiederum die Rückenlinien die höchsten

Tab. 9: Bewertungen der Faszienprogramme zur Erlernbarkeit und Praktikabilität

MW = Mittelwert – Item-Skalierung: 'trifft zu' = 1, 'trifft eher zu' = 2, 'trifft eher nicht zu' = 3 und 'trifft nicht zu' = 4; m = männlich (n=402), w = weiblich (n=1116); t = Wert für t-Test – unabhängige Stichproben; p = Signifikanzniveau; Q1 = erstes Altersquartil, 18 bis 28 Jahre (n=373); Q4 = viertes Altersquartil, 52 bis 65 Jahre (n=364)

Die Faszien-programme ...	**Ge-samt**	**Geschlecht**				**Alter**			
	MW	MW m	MW w	t	p	MW Q1	MW Q4	t	p
... entsprechen meinen Fähigkeiten	1,2	1,3	1,2	4,30	.001	1,2	1,2	0,10	.924
... sind verständlich	1,3	1,4	1,2	5,93	.001	1,3	1,2	2,39	.017
... sind selbstständig durchführbar	1,5	1,6	1,5	2,56	.011	1,6	1,5	0,73	.465
... sind in den Arbeits-alltag integrierbar	1,6	1,8	1,6	3,82	.001	1,7	1,5	3,08	.002

Wertungen mit 14,1% und 17,7% erhalten und, mit Abstand, auch die Frontallinien mit 10,8 und 10,0%. Bezüglich der 'Integration' der Programme in den Alltag fallen Spirallinien, Frontallinien und Laterallinien bei der Bewertungsstufe 'trifft eher nicht zu' mit 14,4 bis 18,9% auf - dies allerdings nur wegen der ansonsten extrem niedrigen Werte bis ca. 5%.

In einem weiteren Auswertungsgang wurden wiederum die Programmbewertungen in Abhängigkeit von Geschlecht und Alter (Gegenüberstellung der Quartile 1 und 4) mittels t-Tests für unabhängige Stichproben geprüft. Hier stellt Tab. 9 die Ergebnisse im Überblick dar.
Geschlechtsspezifisch sind die Trends wiederum ausgeprägt: Ausgehend von sehr hohen Bewertungskennzahlen beider Geschlechter sind die Programmbewertungen des weiblichen Geschlechts in allen vier Items signifikant besser ausgefallen – vgl. hierzu die geschlechtsspezifisch ausgewiesenen Mittelwerte in Tab. 9. Gründe dafür könnten sein, dass die Teilnahmemotivation an solchen Trainings bei den Teilnehmerinnen auch im Setting der betrieblichen Gesundheitsförderung höher ist als bei den männlichen Kollegen, aber auch mit trainingsspezifischen Anforderungen im Hinblick auf Beweglichkeit und Koordination.
Altersspezifisch überrascht, dass die Älteren bei drei von vier Items ein besseres Votum abgeben als Jüngere, in zwei Fällen, nämlich bei der Verständlichkeit und der Integrierbarkeit der Programme in den Alltag sind die Bewertungsunterschiede sogar signifikant. Im Gesamten betrachtet zeigen die für beide Alterskohorten hohen Werte jedoch, dass die Faszienprogramme für Jung und Alt gleichermaßen geeignet und praktikabel sind.

Tab. 10: Prozentuale Häufigkeit der Nennung der erfragten Durchführungsbarrieren

Den einzelnen Durchführungsbarrieren wurden jeweils die Antwortmöglichkeiten 'trifft zu' = 1, 'trifft eher zu' = 2, 'trifft eher nicht zu' = 3 und 'trifft nicht zu' = 4 zugeordnet. Die Antworten 'trifft zu' und 'trifft eher zu' wurden kumuliert und prozentual berechnet. Mehrfachantworten waren möglich.

Durchführungsbarrieren	%
Vor lauter anderer Aufgaben habe ich einfach nicht an die Durchführung gedacht.	63,4
In meinem Alltag habe ich keine Zeit für die Durchführung.	44,0
Ohne professionelle Anleitung traue ich mir eine Durchführung nicht zu.	39,5
Ich führe lieber andere Bewegungsübungen durch.	34,7
Ich habe Schmerzen oder Beschwerden.	22,2
Ich glaube, dass ich mit den Programmen wenig für meine Gesundheit tun kann.	7,7
Ich habe keinen Bedarf an Entspannung im Alltag.	7,0
Ich empfand die Übungen als anstrengend.	6,3
Ich empfand die Übungen als unangenehm.	4,2

Durchführungsbarrieren: In den Projektphasen 2 und 3 waren die Teilnehmenden aufgefordert, die Programme über die Gruppenunterrichtungen hinaus, die im Rahmen der betrieblichen Gesundheitsförderung stattfanden, durchzuführen – also persönlich in Beruf und Alltag zu integrieren. Deshalb wurden die Teilnehmer zum Abschluss befragt, welche Durchführungsbarrieren ggf. verhinderten, die Programme häufiger durchzuführen. Lediglich 146 von insgesamt 350 Probanden äußerten sich hierzu in einem eigens dafür entwickelten Befragungsmodul. Items und Ergebnisse sind in Tab. 10 aufgeführt.

Ersichtlich wird, dass 63,4% der Befragten im beruflichen und persönlichen Alltag nicht an ein Training denken bzw. keine Zeit dafür finden (44,0%). Dies deckt sich mit den Erkenntnissen einer Befragung bei rund 20.000 bundesdeutschen Beschäftigten der Bundesanstalt für Arbeitsschutz und Arbeitsmedizin im Jahr 2012, die zeigt, dass ein Viertel der Befragten sogar die gesetzlich vorgeschriebenen Pausen ausfallen lässt – weil zu viel zu tun ist oder weil sie nicht in den Arbeitsablauf passen (vgl. Lohmann-Haislah, 2012, S. 164). Hier sind vor allem Führungskräfte gefragt, die Arbeitsabläufe so zu gestalten, dass die Mitarbeiter die Durchführung von Kurzprogrammen in ihren Tagesablauf integrieren können.

Überraschend ist, dass immerhin 22,2% aufgrund von Schmerzen oder Beschwerden nicht häufiger üben konnten. Dies kann wiederum ein Indiz dafür sein, dass 34,7% andere Bewegungsübungen präferieren. Andererseits sind nur 7,7% der Meinung, man könne mit den Programmen wenig für die eigene Gesundheit tun.

Verschwindend gering sind schließlich folgende Angaben zu Durchführungsbarrieren: Nur 7% glauben, dass kein Bedarf

Tab. 11: Durchführungsbarrieren in Abhängigkeit vom Alter

Probandengruppe (N=146); Alterskohorten: Q1 = erstes Altersquartil, 16 bis 32 Jahre (n=40); Q2 = zweites Altersquartil, 33 bis 45 Jahre (n=37); Q3 = drittes Altersquartil, 46 bis 51 Jahre (n=34); Q4 = viertes Altersquartil, 52 bis 62 Jahre (n=35)

Durchführungsbarrieren	Alterskohorten			
	MW Q1	MW Q2	MW Q3	MW Q4
Ohne professionelle Anleitung traue ich mir eine Durchführung nicht zu.	25,0%	45,9%	48,4%	41,2%
Ich führe lieber andere Bewegungsübungen durch.	52,5%	39,5%	22,6%	18,5%
Ich habe Schmerzen oder Beschwerden.	10,0%	13,5%	35,5%	34,3%

an Entspannung im Alltag besteht, was im Umkehrschluss bedeutet, dass Entspannungsphasen im Alltag fehlen und Entspannungspausen während der Arbeit und am Arbeitsplatz Kompensationsmöglichkeiten bieten. Dass die Übungen zu anstrengend oder unangenehm wären, meinten jeweils nur 6,3% und 4,2%.

Mit Blick auf die Faszien-Technik und deren Prinzipien votiert ein beachtlicher Anteil der Befragten, nämlich 34,7%, dafür, lieber andere Bewegungstechniken durchzuführen. Dies korrespondiert mit dem Ergebnis, dass man sich alleine und ohne professionelle Anleitung eine Durchführung der Programme nicht zutraut (39,5%). Dies zeugt von einer weniger guten Selbstinstruktivität der Programme – im Vergleich beispielsweise zu den Programmen zur 'Progressiven Muskel-Relaxation': Hier sind nur 12,7% der Meinung, die Programme nicht ohne professionelle Anleitung durchführen zu können (vgl. Fessler, 2020, S. 113). Wir gehen davon aus, dass dies vor allem mit den koordinativ komplexeren Faszienübungen und der damit verbundenen Unsicherheit beim Erlernen solcher Übungen zusammenhängen könnte.

Richtet man den Blick auf Durchführungsbarrieren in Abhängigkeit vom Alter, dann zeigt Tab. 11 beim Blick auf die Alterskohorten, dass wir mit dieser Dateninterpretation richtig liegen. Auch fällt hier auf, dass sich Jüngere eher in der Lage sehen, die Übungen ohne Trainer umzusetzen. Dies könnte an der geforderten dynamischen Ausführung einzelner Übungen liegen, insbesondere beim Schwingen und Federn, und damit verbundenen Verletzungsängsten bei den Älteren.

Weiterhin zeigen die Daten, dass die Übungen mit zunehmendem Alter Beschwerden verursachen können. Hier kann erwartet werden, dass Gewöhnungseffekte Besserung versprechen, schließlich trifft solch ein Training mit fortschreitendem Alter auf zunehmend bewegungsungewohnte Körper. Auch wird aus Tab. 11 ersichtlich, dass Jüngere eher andere Bewegungstechniken anstelle unseres Faszientrainings bevorzugen. Gegebenenfalls präferiert dieses Klientel dynamischere Übungen aus Functional-Trainingskonzepten, denn unser Trainingssystem ist so konzipiert, dass die Übungen in Bürokleidung und über eine weite Alterspanne hinweg realisierbar sind, was der Dynamik der Übungen Grenzen setzt.

Bei einer Gesamtbetrachtung der meist sehr guten Bewertung unserer Programme durch die Probanden ist die relative Schwäche rund um das Thema Selbstinstruktivität, die zuletzt in den Werten der Tab. 11 (S. 82) deutlich wird, abschließend zu diskutieren. Denn es stellt sich schon die Frage, ob die vorgesehene 'Selbstinstruktivität' unserer Faszienprogramme 'low intensity' Sinn macht, wenn insbesondere die, für die sie gemacht sind, nämlich Einsteiger, diese dann doch nicht durchführen.
Die Zahlen weisen darauf hin, dass die Übungen für eher Bewegungsunerfahrene möglicherweise ungewohnt und zu komplex sind. Sie sind nicht so selbsterklärend, wie dies in unseren anderen Programmlinien (vgl. S. 20) der Fall ist. Hinzu kommen bei einem Faszientraining möglicherweise ungewohnte Bewegungsformen, wie beispielsweise das Dehnen in endgradigen Körperpositionen mit multidirektionalen Richtungsvektoren, als Grund für die etwas niedrigeren Werte beim Thema 'Selbstinstruktivität' und damit verbundenen Werten mit Blick auf Durchführungsbarrieren.
Um belastbarere Daten zur Selbstinstruktivität unseres Faszientraining zu erhalten, muss das bisherige Untersuchungsdesign – erstmaliges Training – in Folgestudien erweitert und Trainingsverläufe mit mehreren Messzeitpunkten überprüft werden.

Allgemeine Trainingsprinzipien

Für Ihr Training sollten Sie einige allgemeine Trainingsprinzipien beachten:

■ **Zeitvorgaben:** Die fünf Basisprogramme nehmen etwas mehr als 20 Minuten in Anspruch. Wir empfehlen Ihnen, sich zu Beginn des Trainings an unseren Zeitangaben zu orientieren. Mit der Zeit können Sie dann Übungen, die für Sie besonders wohltuend sind, ausdehnen. So können Sie bei Bedarf die Übungsdauer individuell regulieren, indem Sie die Wiederholungszahl entsprechend anpassen. Es gibt sicherlich auch Tage, an denen Sie sich matt oder gar erschöpft fühlen. Dann sollten Sie die von uns angegebenen Zeiten ignorieren und Ihrem Tagesempfinden entsprechend reduzieren. Zögern Sie deshalb nicht, von unseren Zeitangaben abzuweichen, wenn Sie klare Signale von Ihrem Körper erhalten oder Ihnen Ihr Kopf anderes signalisiert. Kein Tag ist dem anderen gleich.

■ **Körperscan:** Die Übungen führen mit zunehmendem Training dazu, die jeweilige Körperregion als gefühltes Bild im Kopf visualisieren zu können und damit im Alltag schnell zu wissen, was dem Körper gerade guttut. Spüren Sie deshalb vor dem Üben in sich hinein, und beachten Sie Signale, die Sie aus der Selbstbeobachtung gewinnen.

■ **Atemfluss:** Bewusstes, ruhiges Atmen bildet eine Grundlage des SeKA-Systems (vgl. hierzu Seite 19f.). Es gilt für alle Programmgruppen und somit auch für das Trainingssystem 'Faszien low intensity'. Denn bewusstes Atmen erleichtert das konzentrierte Einfinden in die Übungen und die Aufrechterhaltung einer hohen Konzentration über ein Programm hinweg. Deshalb ist in unseren Programmen die Atmung gezielt in die Übungen integriert. Die Atmung steht

Trainingseinschränkungen

Unsere Übungen sind teils sanft, teils dynamisch, jedoch sicher und gesundheitsfördernd, auch für zunächst unerfahrene Übende. Aus diesem Grunde haben wir den Programmen keinen Warnkatalog beigefügt.

Unsere Programme sind selbstinstruktiv angelegt. Deshalb müssen wir auf Sie als mündige Übende setzen! Selbstverständlich gilt es, bei Einschränkungen, wie sie z.B. bei Beschwerden im unteren Rücken auftreten können, Vorsicht walten zu lassen. Besonders beim Rückenlinien-Programm, das das Wechselspiel aus Flexion und Extension in den Vordergrund stellt, muss im Einzelfall das Anpassen oder Auslassen bestimmter Übungen in Erwägung gezogen werden. Ein anderes Beispiel: Bei vorliegenden Dysbalancen im Schultergürtel können einzelne Übungen aus dem Armlinien-Training, wie das 'Schultergürtel dehnen', kontraindiziert sein.

Prüfen Sie deshalb für jedes Programm selbst, ob Sie Beeinträchtigungen haben, die gegen eine Durchführung sprechen. Insbesondere bei akuten Verletzungen sowie kürzlich durchgeführten Operationen ist Vorsicht angeraten. Wenn Sie Zweifel haben, fragen Sie einen Arzt. Klären Sie mit ihm, ob und wie Sie trainieren können.

im Einklang mit der Bewegung, somit ergibt sich ein individuelles Atemtempo. So können Sie sich vertieft auf Vorgänge im Inneren des Körpers konzentrieren, was wiederum die Voraussetzung für ein differenziertes Erspüren und Wahrnehmen momentan ablaufender Körpervorgänge auch bei dynamischen Bewegungsausführungen ist. Nicht zuletzt beeinflusst eine bewusste Atmung das vegetative Nervensystem positiv: Es bringt den Körper in die richtige Balance und regt Vitalfunktionen wie Verdauung, Stoffwechsel oder Herzschlag an.

- **Rhythmus:** Achten Sie darauf, die Übungen und Übungsabfolgen bei entsprechender Anleitung dynamisch im Fluss auszuführen, und entschleunigen Sie gegebenenfalls. Sie verinnerlichen dann von selbst, worauf es bei den einzelnen Übungen ankommt. Dann können Sie selbstverständlich, Ihrem Trainingsstand angemessen, jederzeit beschleunigen. Denn Faszientraining benötigt eine gewisse Reizstärke, damit Strukturen, wie zum Beispiel Sehnen, angesprochen werden.

- **Reflexion:** Vor allem zu Beginn des Trainings erleichtert Ihnen ein Innehalten zwischen den Übungen, sich Fragen zu beantworten: Läuft die Ausführung der Bewegung rund? Ist der Spielraum der Bewegung eingeengt? Ist die Übung unangenehm? Habe ich Beschwerden oder gar Schmerzen während der Bewegung? Wo genau tut eine Bewegung besonders gut? Wenn Sie also bedacht üben, verstärkt dies die Konzentration auf sich selbst. Denn erst das aufmerksame, spürende und sensorisch wahrnehmende Üben verleiht dem Training seine Wirkung, indem der Geist ruhig und das Bewusstsein hellwach wird. Die Übungen fordern und fördern deshalb ein hohes Maß an mentaler und körperlicher Präsenz. Gleichzeitig entwickelt sich Ihre Wahrnehmung für deren Wirkungen. Dies hilft Ihnen, Faszienübungen als Körper-Achtsamkeits-Praxis in Ihren Alltag zu integrieren.

Trainingsintensität: Schöpfen Sie bei den Bewegungen Ihren individuellen Bewegungsspielraum aus, indem Sie die Prinzipien der Bewegungsweite und Multidirektionalität (vgl. S. 90f.) beachten. Steigern Sie Ihr Können bedacht. Gehen Sie nicht über Ihre Grenzen hinaus. So wirkt beispielsweise beim Federn und Springen das 6-7-fache Ihres Körpergewichtes auf Ihre Gelenkstrukturen. Falls diese in einem gesunden und vitalen Zustand sind, können Überbelastungen in der Regel ausgeschlossen werden. Lassen Sie sich und Ihrem Körper ein wenig Zeit, um sich an die neuen körperlichen Herausforderungen zu gewöhnen. Lassen Sie Übungen aus, wenn sie Ihnen nicht guttun, wenn Ihnen dabei unwohl ist oder Sie Schmerzen haben. Bitte lesen Sie hierzu auch unsere Hinweise zu Trainingseinschränkungen auf S. 84.

Trainingsfläche: Achten Sie in jedem Fall auf eine ausreichend große Trainingsfläche, da die dynamischen Übungen multidirektional ausgeführt werden.

Trainingsquantität: Trainieren Sie Ihre Faszien mit unseren Programmen idealerweise zwei bis drei Mal pro Woche. Zwischen den Trainingseinheiten sollten Sie zwei bis drei Tage pausieren. Denn fasziale Trainingsreize mit entsprechenden Reizschwellen bewirken eine Adaption der faszialen Gewebe in Form einer Zellabbauphase des Kollagens innerhalb von 48 Stunden. Gleichzeitig findet die Kollagensynthese durch die Bindegewebszellen statt. In den ersten Stunden überwiegt der Kollagenabbau, danach folgt der 'Kollagen-Turnover', das heißt eine Nettosynthese im kollagenen Netzwerk (vgl. Schleip & Bayer, 2016, S. 21). Abbildung 20 (S. 86) zeigt graphisch diese Prozesse. Um ein verletzungsresistentes und elastisches Fasziennetzwerk zu fördern, sind Trainingspausen deshalb unverzichtbar. Tägliches Training mit hohen Belastungsreizen führt langfristig eher zu Schädigungen in der Kollagenstruktur. Bei Einhaltung der vorgegebenen Trainingsintensitäten sollten Schmerzen oder andere Beschwerden auf keinen Fall auftreten! Ein leicht spürbarer Muskelkater oder 'Faszienkater', vor allem nach exzentrischen Belastungen wie den 'Mini-Federungen', ist zu Beginn des Faszien-Programms jedoch möglich und ist nicht bedenklich.

Trainingskontinuität: Grundsätzlich gilt, lieber konstant und regelmäßig trainieren, als durch zu intensive Übungsausführungen eine Überlastung hervorzurufen. Weiterhin gilt, dass es allemal besser ist, nur ein bisschen oder immer mal wieder zu trainieren, als wegen eines schlechten Gewissens dauerhaft inaktiv zu bleiben.

Trainingsunterbrechung: Wenn Sie mehrere Tage oder auch Wochen nichts mehr getan haben, brauchen Sie kein schlechtes Gewissen zu haben. Machen Sie entweder da weiter, wo Sie aufgehört haben, oder wählen Sie ein ganz anderes Programm aus. Achten Sie allerdings darauf, dass Sie die Intensität Ihrer momentanen körperlichen Verfassung anpassen.

Alleine üben: Die Konzentration nach innen gelingt besser, wenn Sie Programme und Übungen zunächst in einer für Sie angenehmen Umgebung allein durchführen, auch wenn es vielleicht in einer Bürogruppe oder im Freundeskreis anfangs mehr Spaß macht. Zu Beginn und gegen Ende des Trainingsprogramms empfiehlt es sich auch, die Augen zu schließen. So können Sie die

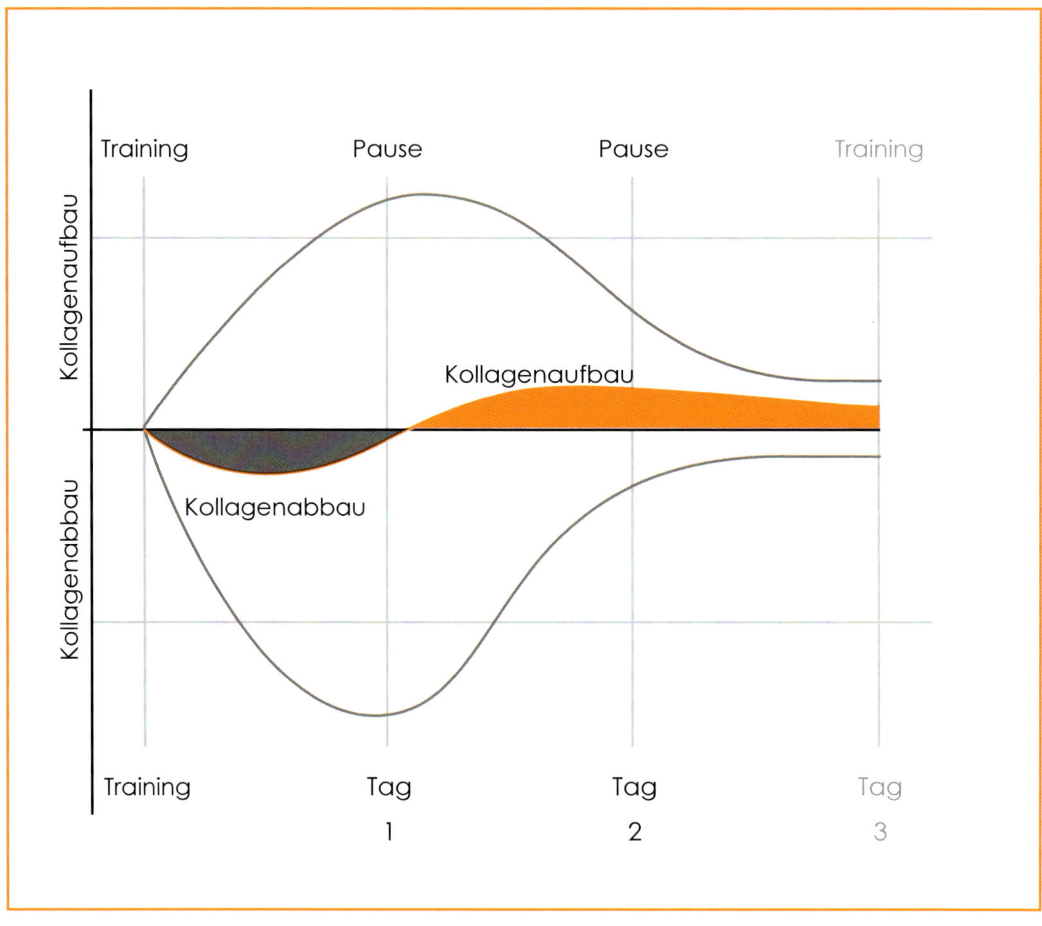

Abb. 20: Training, Trainingsquantitäten und Regeneration bei 'Faszien low intensity'

myofaszialen Zuglinien besser verinnerlichen und körperinnere Prozesse intensiver wahrnehmen.

■ **Kleidung:** Generell sollten Sie beim Üben keine beengende Kleidung tragen – vor allem dürfen Bauch und Leistengegend nicht eingeschnürt sein. Auch ein enger Gürtel beeinträchtigt. Bei Frauen können zu kurze oder lange Kleider bei springenden oder schwingenden Übungen stören.

■ **Essen vor dem Training:** Das Faszientraining ist teilweise dynamisch ausgelegt. Obwohl die Durchführung eines Programms nur wenig Zeit in Anspruch nimmt, sollten Sie keinesfalls mit vollem Magen trainieren. Gegen ein Training nach Zwischenmahlzeiten spricht nichts, wenn Sie sich dabei wohl fühlen. Sie werden aber merken, dass ein leerer Magen die Praxis erleichtert, indem Sie sich schneller in Achtsamkeitsprozesse einfinden und auch die körperlichen Übungen leichter fallen. Andererseits sollten Sie es vermeiden, mit einem knurrenden Magen in die Übungen zu starten.

Fasziale Trainingsprinzipien

Die faszialen Hauptübungen in unseren Programmen lassen sich nach drei Zielsetzungen unterscheiden: Fasziales Dehnen mit zwei Übungsbausteinen, Tonisieren mit einer Übung sowie Federn & Schwingen mit zwei Übungen (vgl. Tab. 2, S. 59). Beim Training sind folgende Prinzipien zu beachten (siehe Infotafel):

Prinzipien des Faszientrainings

- Kippschalter-Prinzip
- Katapult-Effekt
- Gegenbewegung
- Ninja-Prinzip
- Multidirektionalität
- Bewegungsweite
- Mini-Federungen

Kippschalter-Prinzip: Sicherlich haben Sie schon einmal in der einen oder anderen Art und Weise ein Muskeltraining durchgeführt. Dieses ist mit dem 'Drehdimmer-Prinzip' (vgl. Abb. 21) zu vergleichen. Schon mit wenig Power werden Lichteffekte ersichtlich. Und je mehr aufgedreht wird, desto intensiver wird das Licht. Auf das Muskeltraining übersetzt bedeutet dies, dass muskuläre Effekte bereits bei geringer Belastungsintensität erzielt werden können und mit zunehmender Intensität sich auch entsprechend größere Effekte einstellen.

Im Gegensatz zum Muskeltraining funktioniert Faszientraining nach dem 'Kippschalter-Prinzip' (vgl. Abb. 22): Es bleibt dunkel oder es wird hell. Wiederum auf das Training übertragen bedeutet dies, dass dieses erst dann wirkt, wenn eine Reizschwelle überschritten, also der Schalter umgelegt wird.

Sehnen benötigen Reizschwellen von etwa 70 Prozent ihrer maximalen Kraftleistung, beim intramuskulären Bindegewebe (Epi-, Peri- & Endomysium) reichen schon 30 bis 40 Prozent aus.

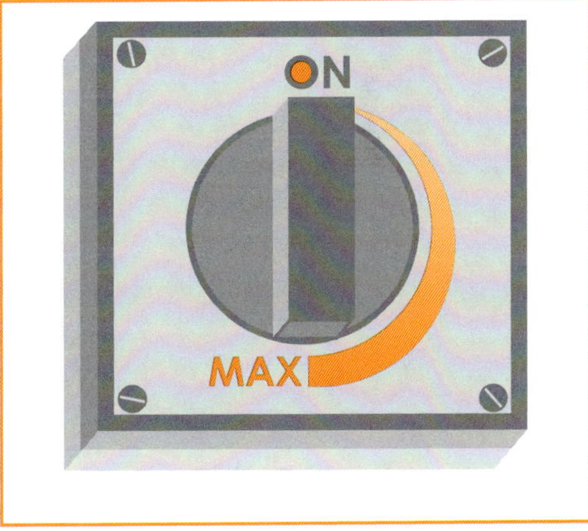

Abb. 21: Das 'Drehdimmer-Prinzip'

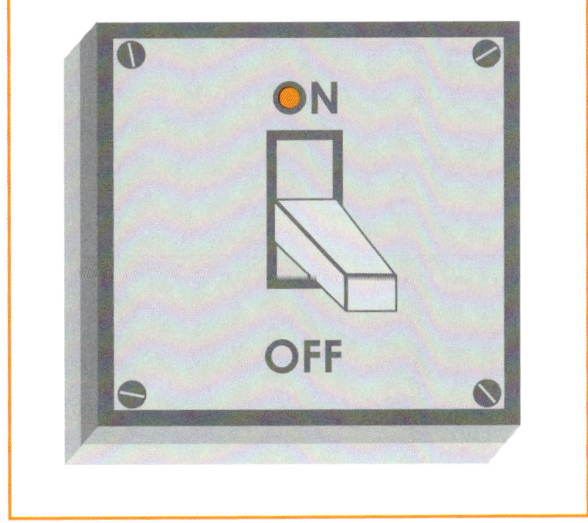

Abb. 22: Das 'Kippschalter-Prinzip'

Katapult-Effekt: Um in erster Linie Sehnen und Aponeurosen zu stimulieren – zum Teil profitiert auch das intramuskuläre Bindegewebe davon –, können 'plyometrische' Trainingsformen eingesetzt werden. Gemeint ist ein 'reaktiv-exzentrisches'

Kurze Kontaktzeiten der Füße am Boden, um die Sehnen durch den Effekt einer elastischen Rückfederung zu aktivieren (vgl. S. 119).
Katapult-Effekt

Einatmend vollständig strecken ...
... ausatmend nach unten schwingen (vgl. S. 125).
Gegenbewegung

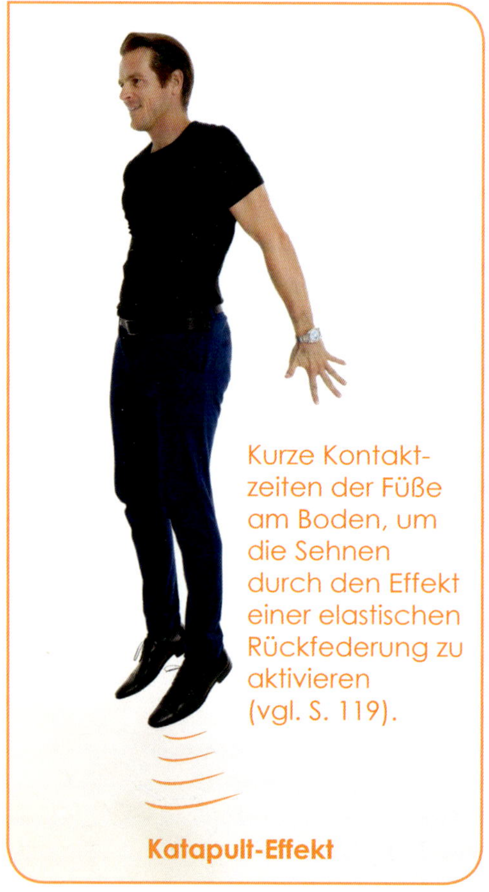

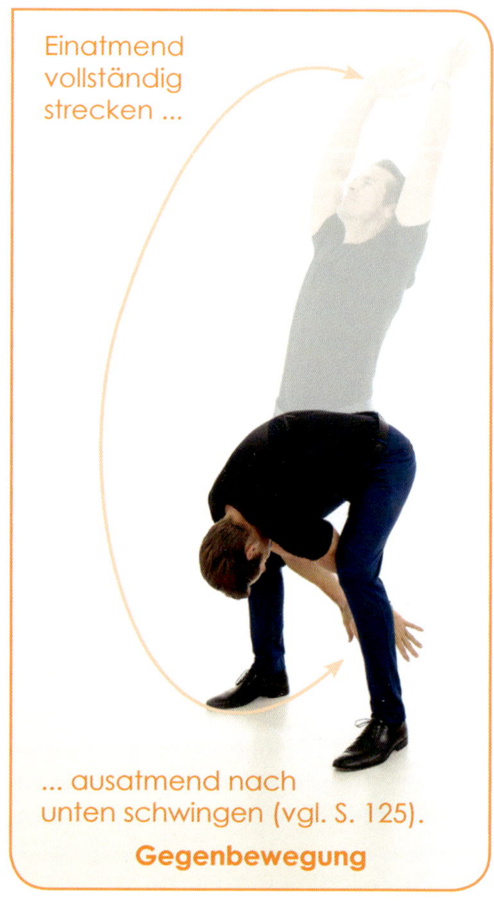

Training mit dynamischen und explosivartigen Bewegungen, bei dem die elastische Rückfederung faszialer Strukturen, wie etwa Sehnen und Aponeurosen, aktiviert wird. In der Trainingslehre (vgl. Weineck, 2019, S. 441) wird hier vom sogenannten Dehnungs-Verkürzungs-Zyklus (DVZ) oder Katapult-Effekt gesprochen. Typische Trainingsformen sind diverse Sprungarten. Neben der Erhöhung der Sehnensteifigkeit werden bei solch einem Training auch die Gelenke stabilisiert sowie Schnelligkeits-, Reaktiv- und Schnellkraftfähigkeiten beansprucht (vgl. Weineck, 2019, S. 448). Auch die Atemmuskulatur wird beeinflusst. Nicht zuletzt belegen Untersuchungen von Tzelepis, Zakynthinos, Mandros, Tzelepis und Roussos (2005), dass es durch plyometrische Trainingsreize zur Stärkung der Einatmungsmuskulatur kommt, was wiederum die viszeralen Faszien stimuliert.

In unserem Bildbeispiel sehen Sie typische Merkmale einer nach dem Kippschalter-Prinzip ausgerichteten Übung bei gleichzeitigem Katapult-Effekt mit Fokus Beine: Das Sprungtraining erfolgt dynamisch und explosiv, denn in hohem Tempo werden Auf- und Abbewegungen durchgeführt.

Gegenbewegung: Im Unterschied zum Katapult-Effekt wird hier aktiv und be-

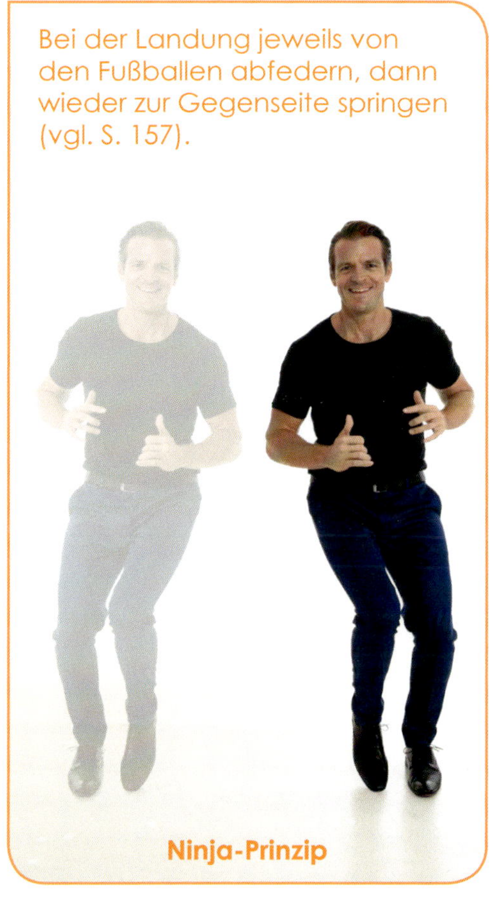

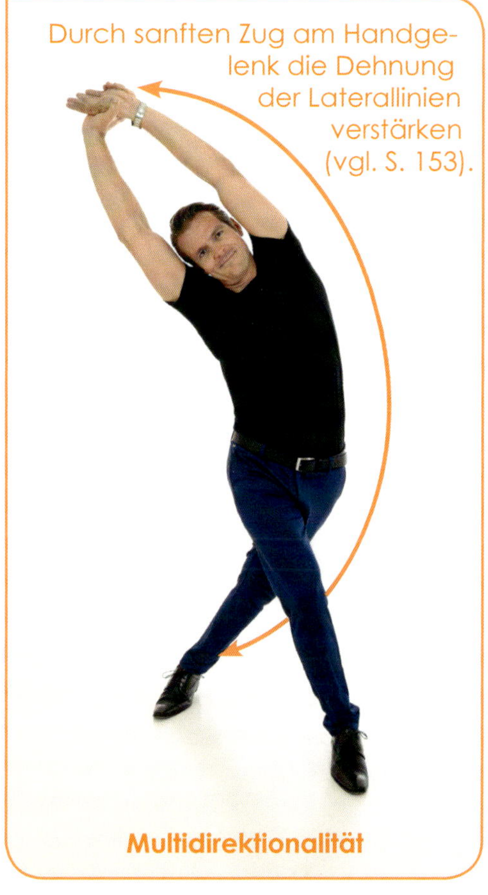

wusst eine Vorspannung erzeugt, die durchaus entschleunigt erfolgen kann. Die darauf folgende Gegenbewegung wird dann explosivartig ausgeführt. Ein anschauliches Beispiel liefert beim Bogenschießen die Bogenspannung, bevor der Pfeil abgeschossen wird. Übertragen auf das Faszientraining wird die in den Faszien gespeicherte Energie dabei durch eine passive Rückfederung dynamisch freigesetzt. Entscheidend ist, dass dieser Bewegungsablauf nicht mit muskulärem Kraftaufwand bewältigt wird, sondern durch das dynamische Rückfedern der Faszien.

In unserem Beispiel (siehe Bild, S. 88) sehen Sie typische Merkmale einer nach dem Prinzip der Gegenbewegung ausgerichteten Übung – dies bei gleichzeitigem Katapult-Effekt: Aus der Vorspannung heraus erfolgt eine explosive Gegenbewegung möglichst ohne muskulären Kraftaufwand.

Ninja-Prinzip: Dieses Prinzip kommt beim Springen und Hüpfen zum Einsatz. Hier geht es um möglichst samtig-geschmeidige Bewegungsabläufe, die nahezu geräuschlos erfolgen sollen. Das akustische Feedback zeigt dabei an, ob eher muskulär und laut oder eher faszial und leise trainiert wird.

In unserem Bildbeispiel sehen Sie typische Merkmale einer Bewegung nach dem

Die Arme in die vollständige Streckung schwingen und dynamisch mit den Knien mitfedern (vgl. S. 119).

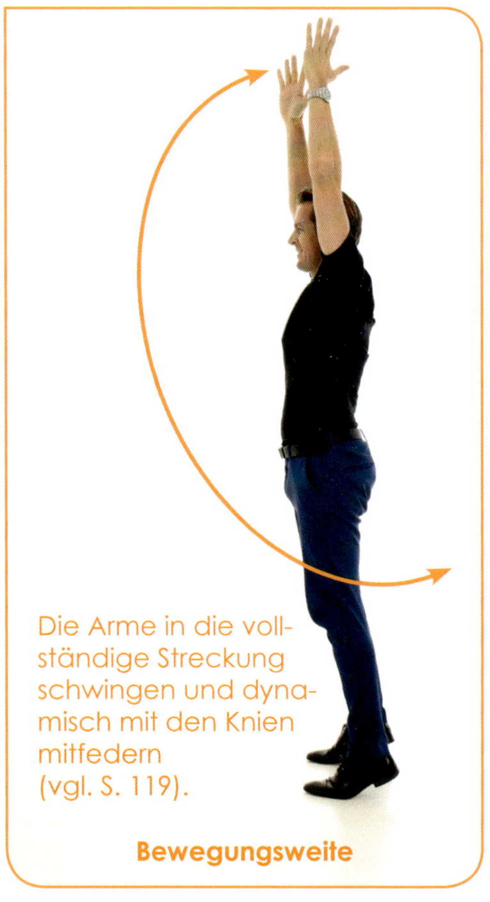

Bewegungsweite

Mit dem Bein möglichst dynamisch nach hinten-oben wippen (vgl. S. 125).

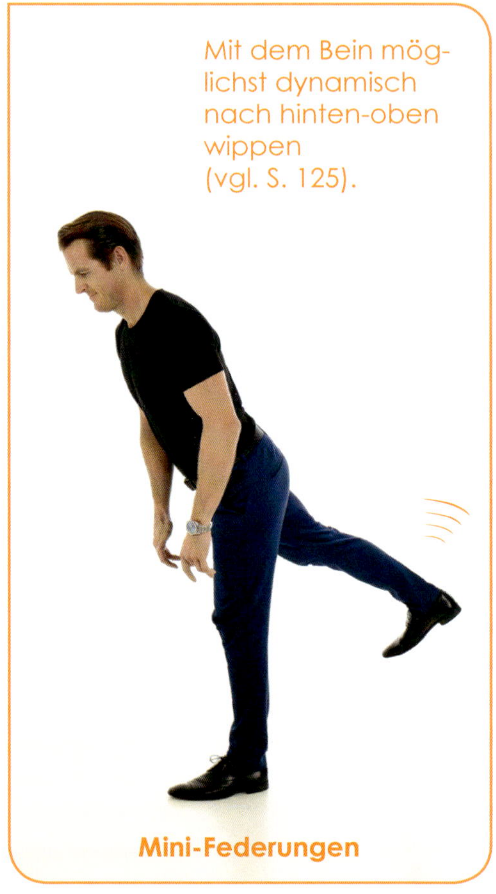

Mini-Federungen

Ninja-Prinzip: Springen und Hüpfen mit möglichst wenig Geräuschen bei den Bodenkontakten.

Multidirektionalität: Bei diesem Prinzip werden die Bewegungen innerhalb einer Übungen in unterschiedliche Winkelrichtungen umgesetzt. Fasziale Strukturen wie Sehnen, Bänder, Kapseln oder auch Muskelhüllen empfangen dann vielfältige Reize über ihre Bewegungsrezeptoren, mit denen die funktionelle Anordnung des Fasziennetzwerkes erhalten bzw. wiederhergestellt werden kann. So werden mit nachhaltigem Training 'verbackene' und 'verfilzte' Strukturen reduziert und aufgelöst.

In unserem Beispiel (siehe Bild, S. 89) sehen Sie typische Merkmale einer multidirektionalen Übung: Über unterschiedliche Winkelrichtungen werden vielfältige fasziale Strukturen und deren Rezeptoren angesprochen. Dadurch können Faszienstrukturen (re)vitalisiert werden.

Bewegungsweite: Ein weiteres methodisches Prinzip, das insbesondere für Übungsfortgeschrittene gilt, ist das Ausschöpfen der vollständigen Bewegungsweite – auch 'Full Range of Motion'-Prinzip genannt. Besonders endgradige Bewegungen mobilisieren zusätzlich die Gelenke und wirken Bewegungseinschränkungen entgegen. Zudem werden viele myofasziale Strukturen über mehrere Gelenke aktiviert, da, wie bereits beschrieben, das Zugspannungssystem über verschiedene anatomische 'Stationen' aufgebaut ist und dementsprechend wirkt (zu den Faszienmodellen und ihren Zuglinien vgl. S. 27ff.). In unserem Beispiel (siehe Bild, S. 90) sehen Sie typische Merkmale einer Übung mit vollständiger Bewegungsweite: Das Ausschöpfen des vollständigen Bewegungsumfangs führt dazu, dass endgradige Bewegungen die Gelenke mobilisieren und zusätzlich Bewegungseinschränkungen entgegenwirken.

Mini-Federungen: Kleine Wippbewegungen oder Mini-Bounces in endgradigen Gelenkstrukturen beim faszialen Dehnen oder Tonisieren basieren auf den Grundsätzen des 'Dynamischen Dehnens'. Ziel dieses Bewegungsimpulses ist, die Nervenendigungen in den faszialen Strukturen zu stimulieren. Zugleich verbessert dieser 'Weckimpuls' die Versorgungslage des Gewebes. Denn zum Beispiel findet bei statisch gehaltenen (Dehn-)Positionen druckbedingt bereits nach kurzer Zeit, etwa nach 10 Sekunden, ein Verschluss der Muskelkapillaren und dementsprechend eine 'temporäre' Unterversorgung statt. Mini-Federungen wirken hier entgegen. Sie sind jedoch zum einen kontrolliert rhythmisch auszuführen, zum anderen sollen sie mehr organisch aus dem Gewebe heraus entstehen, also weniger willentlich bewusst angesteuert werden. Es geht dabei um ein 'forschendes' Hineintasten, weniger um ein kräftiges 'Bouncen'. Die Mini-Federungen müssen allerdings schnell genug erfolgen, damit eine elastische Rückfederung der faszialen Strukturen gewährleistet ist (Katapult-Effekt in 'Miniatur'). Die individuelle Beweglichkeitsgrenze ist dabei zu beachten. Das Ziel besteht darin, mit steigender Übungshäufigkeit die Bewegungsamplitude zu erweitern und gleichzeitig die Bewegungsfrequenz zu erhöhen. Denn dadurch werden nicht nur die parallelen faszialen Anteile wie Sehnen, sondern auch die intramuskulären Bindegewebshüllen aktiviert, um die kinetische Speicherkapazität zu erhöhen (vgl. Schleip, Buschmann & Bayer, 2016, S. 118).
In unserem Beispiel (siehe Bild, S. 90) sehen Sie typische Merkmale einer Übung mit Mini-Federungen: Kleine Wippbewegungen in möglichst endgradigen Gelenkstrukturen beim faszialen Dehnen oder Tonisieren regen die Bindegewebszellen an, den Stoffwechsel zu aktivieren. Zugleich werden Nervenendigungen in den faszialen Strukturen stimuliert.

Trainingsprozess

Der Zugang zu unserem Trainingssystem 'Faszien low intensity' definiert sich entsprechend Ihrer körperlichen und emotionalen Bedürfnisse. Ihre individuelle Lebenssituation ist für Sie der Richtwert. Er wird maßgeblich durch Beruf und Familie, aber auch z.B. Sport und Ernährung geprägt. Entsprechend unterliegt Ihr Körper unterschiedlichen Beanspruchungen und kompensiert lebensstilbedingte Anforderungen individuell. Die Bandbreite kann groß sein, beginnend mit einfachen myofaszialen Verspannungen bis hin zu schwerwiegenden Kompensationsmustern wie Gelenkfehlstellungen. Jeder Mensch hat besondere Problemzonen, denen er gezielt und selbst aktiv werdend zu Leibe rücken will. Deshalb gibt es keinen einheitlichen Einstieg in unser Trainingsangebot, sondern verschiedene gleichwertige Zugänge. Wählen Sie den für Sie angemessenen Weg, dann können Sie sicher sein, dass Sie die positiven Auswirkungen der Übungen auf Körper und Geist von Beginn an erfahren. Auf den folgenden Seiten geben wir Ihnen Hilfen zur Orientierung und Optimierung Ihres Trainings.

Einsteigen

Um ein Gefühl für die langkettigen myofaszialen Verbindungen in Ihrem Körper zu entwickeln, ist es sinnvoll, die einzelnen Programme zunächst in Gänze durchzuführen. Hier empfiehlt sich als Einstieg das Spirallinien-Programm: Eine erhöhte Körperstabilität und höhere Kräfte bei der Bewegung, ohne aus dem Körperlot zu geraten, sind bei diesem Programm besonders gefordert. Sie stellen eine Grundlage für alle weiteren Programme dar. Lassen Sie bei den ersten Trainings die Übungen weg, die Ihnen augenscheinlich Komplikationen bereiten. Üben Sie mit Bedacht, und geben Sie Ihrem Körper die Möglichkeit, sich den anfangs ungewohnten Anforderungen anzupassen. Sie werden feststellen, dass Ihnen einzelne Übungen schnell leichter fallen und sich dann auch die für Sie anfänglich etwas schwieriger anmutenden Übungen integrieren lassen. Nach kurzer Zeit werden Sie auch feststellen, dass sich Bewegungsabläufe in Ihrem Körpergedächtnis zunehmend einprägen und Sie die Wirkungsvielfalt einzelner Übungen differenzierter wahrnehmen können.
Ihre Bewegungen innerhalb der Übungen werden Sie immer feiner koordinieren können, und auch die Übergänge werden flüssiger. Dies steigert die Lust auf ein nachhaltiges Training und darauf, die Übungen in den persönlichen Alltag zu integrieren, sooft es geht. Denn unabhängig davon, welche Form des Einstiegs Sie wählen, ein Mindestmaß an Beharrlichkeit im Trainingsalltag ist für nachhaltig spürbare Erfolge unerlässlich. Nur mit entsprechender Konstanz lassen sich nachhaltige Effekte auf die faszialen Strukturen erzielen.

Fortsetzen

Die Aneignung des Programms zu den Spirallinien gelingt schon nach wenigen Durchgängen. Damit ist ein entscheidender Trainingsschritt getan, um Ihr Trainingsprogramm zu erweitern. Alle unsere Programme sind nach denselben didaktischen Grundsätzen (vgl. S. 59ff.) und derselben Methodik aufgebaut (vgl. S. 87ff.). Wenn Sie also ein Programm für sich erarbeitet haben, fällt Ihnen die Erschließung der weiteren Programme leicht. Dabei bieten sich drei Vorgehensweisen an:

- Lassen Sie sich von Ihren Gefühlen leiten: Da sich die Programme im Schwierigkeitsgrad kaum unterscheiden, können Sie intuitiv das Programm wählen, das Sie beim Durchblättern am meisten interessiert. Nehmen Sie Ihre Intuition ernst, denn sie ist meist ein Indikator für die versteckten Bedürfnisse Ihres Körpers.

- Probieren Sie aus: Nehmen Sie aus jedem Programm einzelne Übungen heraus, die Ihnen im Moment des Betrachtens gefallen, und erproben Sie sie. Dann entscheiden Sie sich für ein Programm, das Sie in Gänze durchführen.

- Für diejenigen, die eher kopfgesteuert durch das Leben gehen, steht eine weitere Möglichkeit offen: Führen Sie unseren SeKA-Faszientest durch (vgl. S. 178ff.), dann wissen Sie in wenigen Minuten, wo Ihre persönlichen Einschränkungen sowie Dysbalancen liegen und mit welchem Programm Sie diesen zu Leibe rücken können.

Erarbeiten Sie sich nun die restlichen Programme nach einem der zuvor aufgezeigten Grundsätze. Wenn Sie wollen und genügend Zeit haben, können Sie die Programme in ihrer Gesamtheit abwechselnd über die Woche hinweg verteilen. Damit festigen Sie Bewegungsabläufe, wodurch Sie bewusster die wohltuende und vitalisierende Wirkung des 'Faszien low intensity'-Trainings wahrnehmen können. Gleichzeitig stärken Sie durch die Varianz der Programme, die den Fokus jeweils auf eine einzelne myofasziale Zuglinie richten, Ihren Körper ganzheitlich. So beugen Sie etwaigen Kompensationsmustern vor, die aus einem zu einseitigen Training resultieren können.
Üben Sie die einzelnen Programme einige Male, und verfeinern Sie die Übungen, indem Sie mit unseren Übungsanleitungen und den Bildern Ihr Körper-Wissen zu den einzelnen Übungen vertiefen. Wenn Sie ein Programm konzentriert durchführen können, ohne nachschlagen zu müssen, sind die Übungen in Ihrem Bewegungsgedächtnis verankert.

Beharrlichkeit zahlt sich aus: Je regelmäßiger Sie die Programme in Ihren (Trainings-)Alltag einbinden, desto intensiver werden Sie auch die Empfindungen Ihres Körpers wahrnehmen können. Durch das zunehmend automatisierte Ausführen der Bewegungsfolgen können Sie sich gezielter auf die Atmung konzentrieren, wodurch sich die entspannende Wirkung der Programme besser entfalten kann. Dennoch erfordert das Training des Bindegewebes einiges an Geduld von Ihnen, denn die Umstrukturierung und Erneuerung des Fasziennetzwerkes erfolgt über Monate hinweg.

Wenn Ihnen Programme und Übungen nach und nach vertraut sind, können Sie sich ganz natürlich auf Ihre Empfindungen und die Wirkungen der Übungen konzentrieren. Zudem werden Körper und Geist durch regelmäßige Wiederholungen auf Entspannung konditioniert. In gleichem Maße werden Achtsamkeitsprozesse gefördert.
Das hat auch zur Folge, dass eine vielleicht vorhandene Trägheit leichter überwunden wird und der sprichwörtliche innere Schweinehund mehr und mehr in den Hintergrund tritt.
Den Fortschritt beim Üben merken Sie also auch daran, dass Sie motivierter sind, die Programme regelmäßig anzuwenden. Mit der Zeit merken Sie intuitiv, dass Ihnen etwas fehlt, wenn Sie Ihr Üben aussetzen. Dabei lautet die Devise: Lieber kürzer und öfter üben, als selten und dann vielleicht übertrieben lang.

Konditionieren und individualisieren

Wenn Sie verschiedene Programme wie im Schlaf durchführen können, Übungen und Übungsabfolgen verinnerlicht haben, nach innen konzentriert sind und das Außen ausblenden können, haben Sie einen fortgeschrittenen Übungsstand erreicht. Zugleich führen Sie anfänglich grob koordinierte Bewegungen zunehmend feiner aus und nehmen sie bewusster wahr. Dann ist der Punkt erreicht, an dem Sie das Training noch persönlicher auf sich ausrichten können.

Wenn Sie wissen, was Ihnen eine Übung vermittelt, können Sie eigene Variationen probieren. Als Anhaltspunkt können Ihnen die faszialen Trainingsprinzipien (vgl. S. 87ff.) dienlich sein.

Auch können Sie einzelne Übungen aus den verschiedenen Programmen für spezifische Bedarfe kombinieren und zu Ihren persönlichen Programmen zusammenstellen. Tipps dazu finden Sie in unserem Special auf den Seiten 202f.
Nicht zuletzt möchten wir auch auf Ihren Sport-Alltag hinweisen. Selbstverständlich lassen sich Programme und Übungen auch zielführend in ein sportartspezifisches Training einbinden. Zum Beispiel zeigt sich für den Tennissport, dass mit 'Faszien low intensity'-Übungen tennisspezifischen Problemstellungen, wie etwa einem Impingement-Syndrom oder einer Kalkschulter, entgegengewirkt werden kann. So lassen sich die Übungen 2, 3, 5 und 7 aus dem Armlinien-Programm problemlos 1:1 als Warm-up oder Cool-down beim Tennistraining einsetzen (vgl. hierzu auch Müller & Fessler, 2019).

Letztlich ist festzuhalten, dass Sie mit der Zeit lernen werden, die für Sie in der jeweiligen Lebenssituation und die für Ihren Lebensabschnitt passenden Übungen herauszufinden. Denn die Programme und deren Übungen können schließlich ein Leben lang durchgeführt werden.

Faszien low intensity

Die Praxis

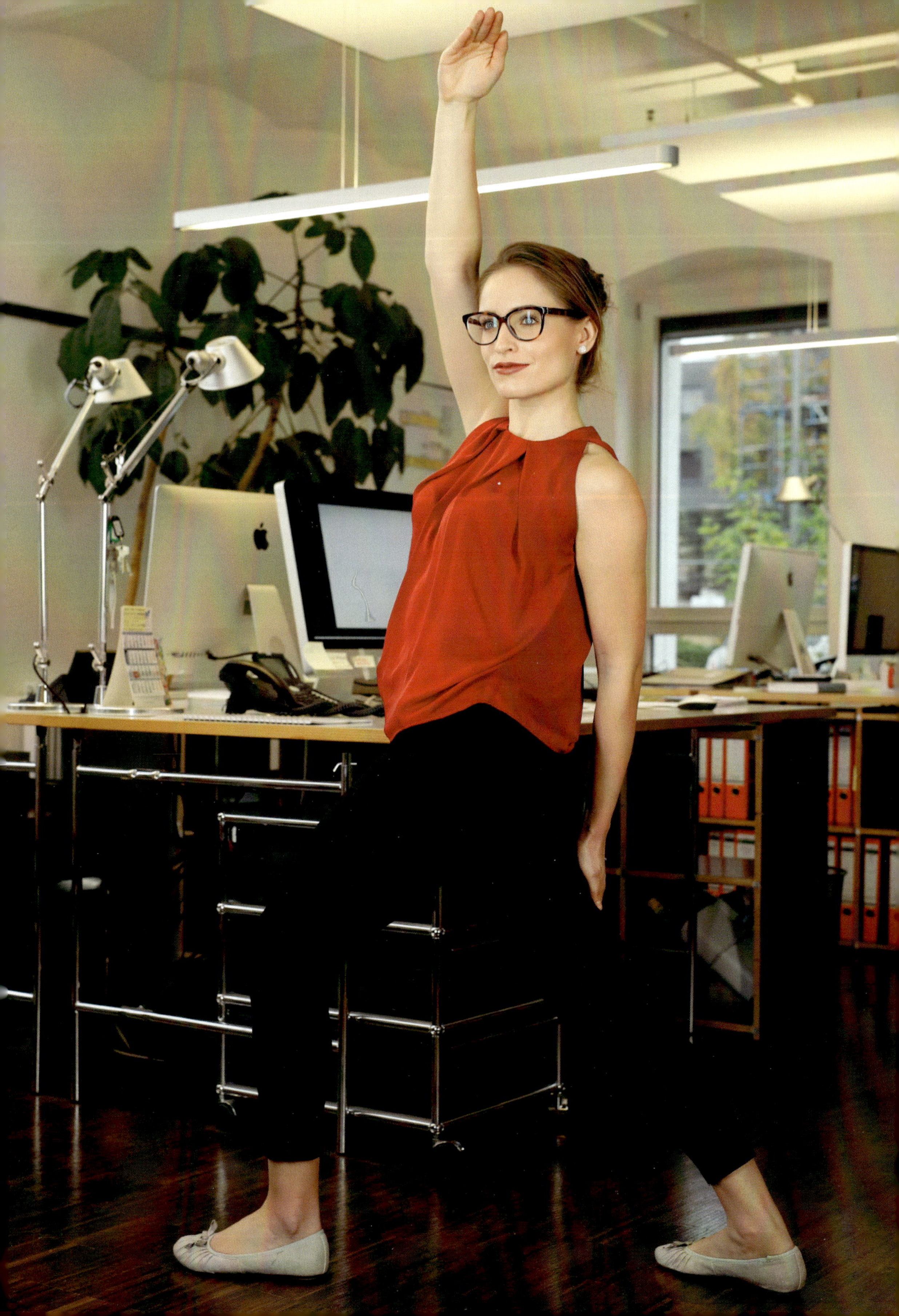

Faszientraining für die Spirallinien

Die Spirallinien winden sich wie eine Wendeltreppe vom Fuß bis zum Kopf in unserem Körper. Sie bilden so die strukturgebende Hülle für die weiteren myofaszialen Zuglinien. Entsprechend maßgeblich sind sie für die Aufrechterhaltung des Stütz- und Bewegungsapparates.

Die *Spirallinien* (SPL) sind wesentlicher Teil des Stütz- und Bewegungsapparates, indem sie Rotations- und Spiralbewegungen ermöglichen sowie gleichermaßen Zugkräfte von der oberen in die untere Körperhälfte und vice versa weiterleiten. Da sie den Körper spiralförmig umhüllen, verleihen sie dem Haltungsapparat bei der Entstehung, Kompensation und Aufrechterhaltung von Rotationen und Lateralverschiebungen zudem Stabilität.

Sie entspringen auf der Körperrückseite links und rechts an den Schädelseiten und sind über den oberen Rücken mit den diagonal liegenden Schulterblättern verbunden. [Bild 1] Von dort führen sie zur Körpervorderseite, und zwar über den Brustkorb zur Hüfte, wobei sich die Bahnen auf Höhe des Bauchnabels kreuzen. [Bild 2] Ausgehend von der Hüfte verlaufen die Linien entlang der vorderen seitlichen Oberschenkelmuskulatur und der

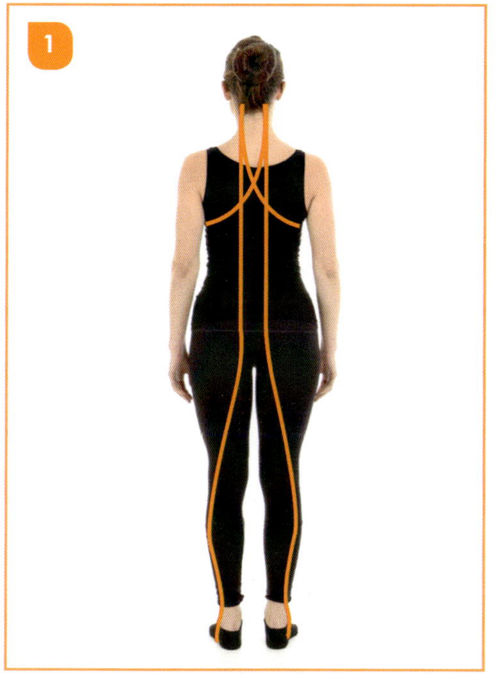

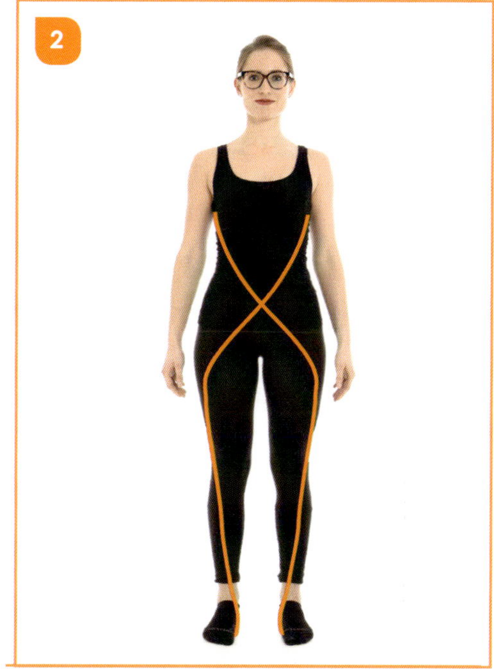

Schienbeine weiter zur Innenseite des Fußgewölbes. Dort gehen sie, wie in Bild 1 ersichtlich, hindurch und wandern anschließend die hinteren seitlichen Beinmuskeln bis zum Sitzbein hinauf. In den Rückenstrecker mündend, enden die spiralen Zuglinien schließlich nahe dem Ursprung an den Schädelrückseiten.

Die SPL queren aufgrund ihrer Verlaufsstruktur die anderen myofaszialen Zuglinien. Daher kommt es unwillkürlich zu einer gegenseitigen Beeinflussung der Verbindungen. Im ungünstigen Fall sind Fehlfunktionen die Folge, beispielsweise hervorgerufen durch dominant ausgeprägte Körperseiten. Diese können durch einseitige Bewegungsabläufe im Berufs- oder Sportalltag entstehen und führen zwangsläufig zu Kompensationsbewegungen und asymmetrischen Haltungsmustern. Zwar kann der Körper auftretende Unterschiede innerhalb einer Toleranzgrenze durch Anpassungen der Funktionen ausgleichen. Sobald diese jedoch überschritten wird, greifen die körpereigenen Ausgleichsmechanismen nicht mehr, und es treten Fehlfunktionen auf. Hierzu ein paar verdeutlichende Beispiele:
Die *unteren SPL* sind hauptsächlich an der Hüft-, Knie- und Fußstellung beteiligt und ermöglichen so die Festlegung einer exakten Spurführung beim Gehen, Springen und Rennen. Kompensatorische Haltungsmuster äußern sich durch eine Ein- (Pronation) und Auswärtsdrehung (Supination) in den Sprunggelenken. Solche Fehlhaltungen des Beines können zusätzlich durch falsches Schuhwerk begünstigt werden: Wenn der Fuß im Schuh durch ein fehlendes oder zu weiches Fußbett nicht ausreichend Stabilisation erhält, führt dies häufig zur übermäßigen Belastung der Innenseite des Fußes. Erkennbar ist diese Fehlbelastung auch am Schuhwerk selbst. Stellt man die Schuhe auf eine ebene Fläche, neigt sich der Schuh aufgrund der Abnutzung der Schuhsohle nach innen oder außen. Weitere Kompensationsmuster, die ebenfalls am Gangbild ersichtlich werden, entstehen durch Ein- und Auswärtsrotationen im Kniegelenk und die Rotation des Beckens gegenüber den Füßen.
Bei Kompensationsmustern im Oberkörper ist der *obere Teil der SPL* auf einer Körperseite durch sitzende Fehlhaltungen etwa im Büro – meist Rundrücken mit eingedrehter Schulter – muskulär häufig verkürzt, beispielsweise von der linken hinteren Kopfseite über die rechte Schulter und die rechten Rippen bis zur linken Hüfte. Eine derartige Bewegungseinschränkung wirkt sich auf den gesamten Haltungsapparat aus und lässt sich leicht am körperlichen Erscheinungsbild einer Person ablesen. Als Anzeichen für eine Verkürzung der oberen SPL auf einer Körperseite gelten unter anderem die kompensatorische Rotation der Rippen gegenüber dem Becken, bei der die Verdrehung des Brustkorbs deutlich ersichtlich wird, sowie ein zur Seite verschobener Kopf. Ebenso kann es zu einer Verschiebung der Schultern nach vorne kommen.
Dysbalancen kommen oft auch bei Sportarten mit einseitigem muskulärem Belastungsprofil (z.B. Tennis) vor. Sie lassen sich auf ein muskuläres Ungleichgewicht zwischen der Rücken- und Brust- sowie Bauchmuskulatur zurückführen. Dabei sind Anteile der Brustmuskulatur stark verkürzt und Teile der oberen Rückenmuskulatur überdehnt – das heißt, dass die Brustmuskulatur im Vergleich zur Rückenmuskulatur verhältnismäßig stark ausgeprägt ist.
Letztlich erzwingt insbesondere in den oberen Extremitäten eine fehlende Drehbeweglichkeit einzelner Segmente die Fehlrotation anderer. Es werden Schonhaltungen provoziert, die sich dann zu Haltungsschäden entwickeln können.

Zum Programm

Das Spirallinien-Programm hat eine Übungszeit von bis zu 25 Minuten. Rotationsbewegungen entlang der Körperlängsachse bilden die Basis.

Der *Spirallinien-Scan* lässt Sie gezielt in die Rotation Ihrer Wirbelsäule hineinspüren. Die Mobilisationsübungen *Körper rotieren* und *Beine pendeln & kicken* aktivieren den oberen und unteren Verlauf Ihrer Spirallinien (SPL) und stimmen Sie auf die im Hauptteil dominierenden Rotationen ein. Mit der Übung *Gesäßmuskeln dehnen* nehmen Sie bewusst myofasziale Strukturen um die Hüfte wahr, die als Verbindungsstelle der Körperhälften fungiert und diese stimuliert. Die daraus resultierende Hüftbeweglichkeit bereitet wiederum auf die Übung *Körper aufdrehen* vor. Hier werden durch das gegengleiche Aufdrehen die gesamten SPL angesteuert. Die Tonisierungsübung *Beine & Rumpf stärken* kräftigt den gesamten Körper durch dynamisches Herausfedern aus der Hocke in die seitliche Oberkörperrotation. Die folgend impulsartig ausgeführte Federübung *Beine twisten* fördert durch die Gegenbewegung von Unter- und Oberkörper die Elastizität Ihrer SPL. Die langkettige Schwingübung *Arme seitwärts fliegen lassen* sorgt dann für eine Auflockerung. Mittels der Focusingübung *Spirallinien erspüren* lenken Sie abschließend die Aufmerksamkeit auf Ihre Körperschnittstelle, nämlich die Hüfte. Hier können Bewegungseinschränkungen nochmals bewusst wahrgenommen werden.

Ziele	Übungen	Dauer
Wahrnehmung	1. Spirallinien-Scan	bis 4 Min.
Mobilisation	2. Körper rotieren	bis 2 Min.
	3. Beine pendeln & kicken	bis 2 Min.
Fasziales Dehnen	4. Gesäßmuskeln dehnen	bis 3 Min.
	5. Körper aufdrehen	bis 3 Min.
Tonisieren	6. Beine & Rumpf stärken	bis 3 Min.
Federn & Schwingen	7. Beine twisten	bis 2 Min.
	8. Arme seitwärts fliegen lassen	bis 2 Min.
Focusing	9. Spirallinien erspüren	bis 4 Min.
Mini-Workout	**Übungen 2 .. 3 .. 4 .. 6 .. 8**	**bis 12 Min.**

Spirallinien-Scan

| Wahrnehmung | Mit Rotationsbewegungen kann die Beweglichkeit der Spirallinien festgestellt werden. Mit dem Fixieren des unteren Körpers können Sie sich mit dieser Übung durch Rotieren des Oberkörpers bewusst auf dort meist vorhandene myofasziale Dysbalancen konzentrieren.

■ Stellen Sie sich aufrecht und hüftbreit vor einen Tisch. Lehnen Sie Ihre Oberschenkel locker an die Tischkante an, sodass beide Hüften zentral nach vorne gerichtet sind. Halten Sie diesen Kontakt während der gesamten Übung aufrecht, um Ausweichbewegungen mit den Hüften zu vermeiden.

■ Überkreuzen Sie die Unterarme auf Brusthöhe. Lassen Sie dabei Ihre Schultern tief. Schließen Sie die Augen, und atmen Sie bewusst ein und aus. [Bild 1]

■ Einatmend drehen Sie nun den Oberkörper behutsam und fließend nach rechts, der Kopf folgt der Bewegung. Sobald Sie ein leichtes Ziehen entlang der Brustwirbelsäule spüren, verharren Sie für mehrere tiefe Atemzüge in dieser Position. [Bild 2] Lösen Sie ausatmend behutsam die Rotation auf, und richten Sie Ihren Oberkörper wieder nach vorne aus.

■ Wiederholen Sie die fließende Oberkörperdrehung ein weiteres Mal. Allerdings drehen Sie sich jetzt behutsam Stück für Stück mit jeweils einem Atemzug nach rechts auf, um die Spirallinien intensiver wahrzunehmen. Verharren Sie für mehrere Atemzüge an Stellen, an denen Sie entlang der Brustwirbelsäule ein leichtes Ziehen spüren. Achten Sie darauf, dass Sie die Schultern im Übungsverlauf nicht nach oben ziehen, um muskuläre Verspannungen im Nackenbereich zu vermeiden.

■ Mit der nächsten Ausatmung lösen Sie die Rotation langsam auf und kommen in die Ausgangsstellung zurück. Die Arme hängen locker am Körper.

■ Dann wiederholen Sie den Übungsablauf auf der Gegenseite, indem Sie Ihren Oberkörper links aufdrehen.

■ Kommen Sie wieder zurück in die Ausgangsstellung. Spüren Sie abschließend den beiden Rotationsbewegungen im aufrechten Stand nach. Atmen Sie dabei ruhig und gleichmäßig. Stellen Sie sich den Verlauf der Spirallinien im Oberkörper bildlich vor. Sind die Drehbewegungen auf beiden Seiten fließend? Gibt es Unterschiede hinsichtlich der Beweglichkeit beider Seiten?

■ Öffnen Sie nun wieder die Augen.

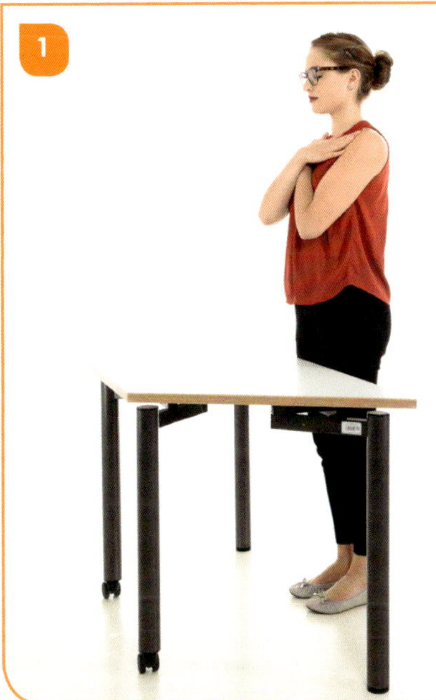

Das Becken bleibt während der Oberkörperrotation nach vorne gerichtet.

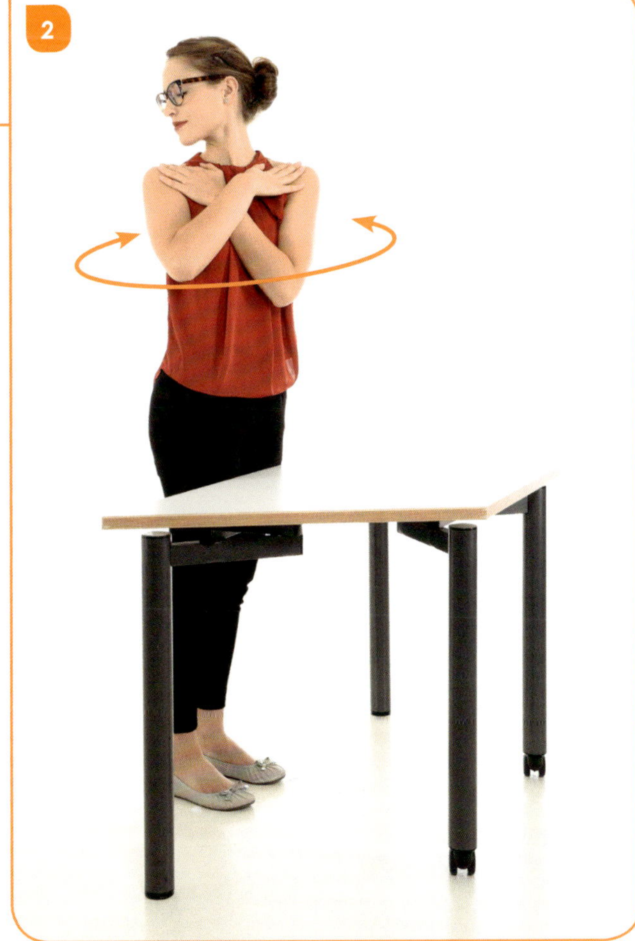

Die zeitlupenartigen Rotationsbewegungen mit der Atmung kombinieren.

Körper rotieren

| Mobilisation | Aktivieren Sie behutsam durch Oberkörperrotationen Ihr Herz-Kreislauf-System, und stimulieren Sie den Verlauf der oberen Spirallinien.

■ Stellen Sie sich hüftbreit und aufrecht hin.

■ Beginnen Sie, abwechselnd das Becken behutsam nach links und rechts zu drehen. Der Schultergürtel schwingt entspannt mit, wodurch die Arme leicht in Schwung versetzt werden. [Bild 1] Atmen Sie rhythmisch, indem Sie einatmend in die eine und ausatmend in die andere Richtung schwingen.

■ Dann lassen Sie die Rotation bewusst verstärkt aus dem Brustkorb entspringen. Becken und Kopf folgen locker der Drehung.

■ Drehen Sie nun den Brustkorb kraftvoller, um die Rotationsamplitude zu erweitern. [Bild 2] Die Bewegung wird dynamischer. Achten Sie weiterhin auf einen gleichmäßigen Atemfluss.

■ Nach einigen Atemzügen lassen Sie die Bewegung sanft ausschwingen.

■ Spüren Sie abschließend im aufrechten Stand in Ihre Wirbelsäule hinein.

Beine pendeln & kicken

| Mobilisation | Mit dieser Übung mobilisieren Sie Ihr Hüft- und Sprunggelenk, fördern zugleich die Gleichgewichtsfähigkeit und stimulieren den unteren Verlauf der Spirallinien.

■ Stellen Sie sich aufrecht in einen hüftbreiten Stand. Wenn Sie beim Üben einen Stuhl benutzen wollen, um Ihr Gleichgewicht zu halten, dann stehen Sie zentral hinter dem Stuhl und umgreifen mit beiden Händen die Stuhllehne.

■ Verlagern Sie nun Ihr Gewicht auf das linke Bein, und lösen Sie das rechte Bein langsam vom Boden. Spannen Sie Ihren Rumpf an. Dadurch können Sie das Gleichgewicht besser halten.

■ Schwingen Sie nun locker das rechte Bein möglichst gestreckt diagonal von rechts-hinten nach links-vorne am Stuhl vorbei. Die Hüfte folgt der Pendel-Bewegung. [Bild 3] Falls Sie keinen Stuhl benötigen, schwingen die Arme zur besseren Balance gegengleich mit. [Bild 4] Atmen Sie fließend.

■ Erweitern Sie die Bewegungsamplitude, indem Sie das Bein schwungvoller von rechts-hinten nach links-vorne 'kicken'.

■ Kehren Sie anschließend in den aufrechten Stand zurück, und schütteln Sie die Beine aus.

■ Wiederholen Sie dann die Übung auf der Gegenseite. Jetzt schwingen Sie mit dem linken Bein.

■ Schütteln Sie abschließend nochmals die Beine aus. Konnten Sie Einschränkungen in Ihrer Hüftbeweglichkeit feststellen?

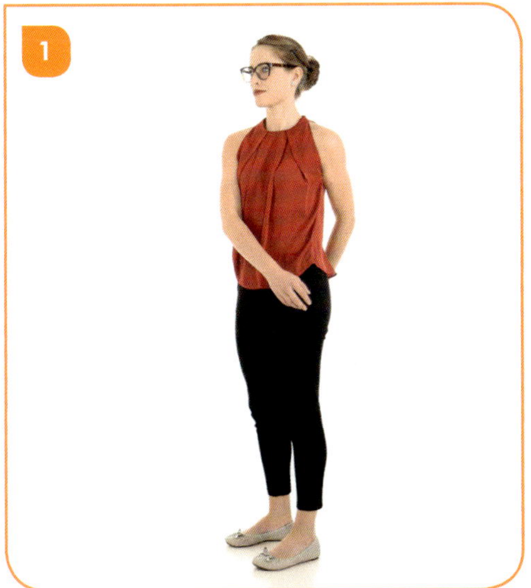

Die Rotationsbewegungen aus dem Becken heraus ausführen. Die Arme schwingen locker mit.

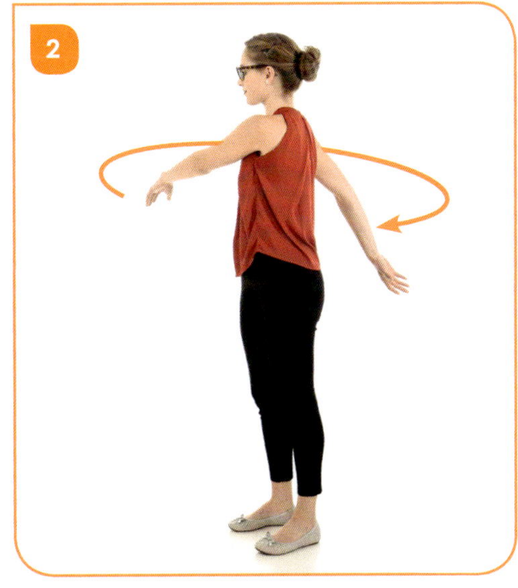

Rotationsbewegungen mehr aus dem Brustkorb folgen lassen. Die Arme schwingen dynamisch mit.

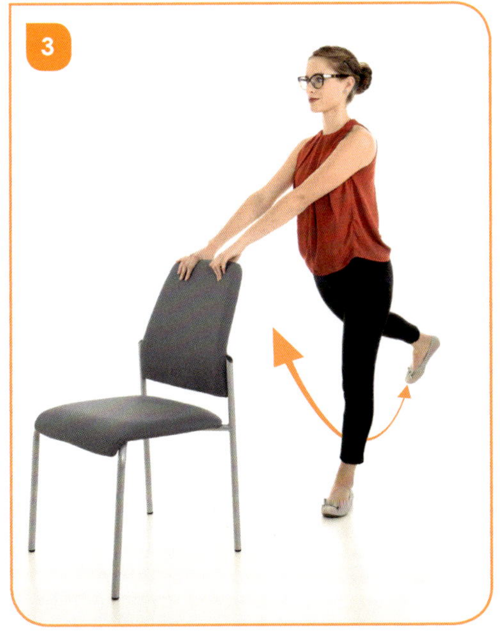

Den Rumpf anspannen, und das Bein diagonal von rechts-hinten nach links-vorne pendeln.

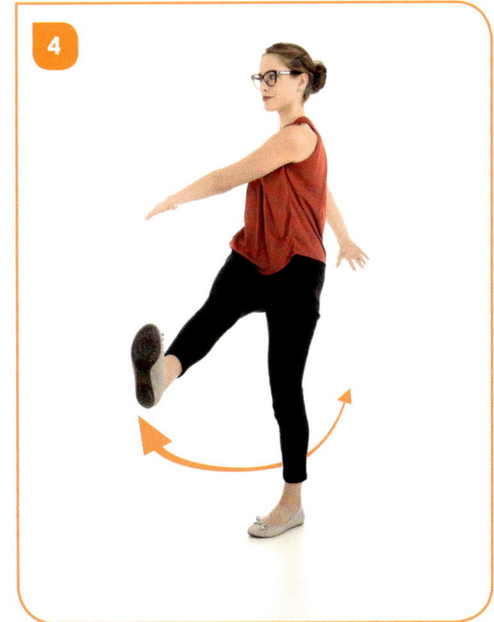

Das Bein dynamisch nach vorne kicken. Die Arme schwingen gegengleich mit.

Gesäßmuskeln dehnen

| Fasziales Dehnen | Dehnen Sie Ihre Gesäßmuskulatur, und lockern Sie myofasziale Verspannungspunkte beispielsweise als Folge langer Sitztätigkeiten.

■ Setzen Sie sich auf das vordere Drittel eines Stuhls. Legen Sie den rechten Unterschenkel auf dem linken Oberschenkel ab. Die Hände ruhen locker auf Fuß und Knie des gebeugten Beines. Achten Sie auf eine aufrechte Oberkörperhaltung.

■ Mit der nächsten Ausatmung neigen Sie den Oberkörper behutsam nach vorne. Behalten Sie den gestreckten Rücken bei. Sobald Sie ein Ziehen an der Außenseite der Gesäßmuskulatur verspüren, verharren Sie in dieser Position für einige Atemzüge.

■ Behalten Sie die Dehnspannung bei, und beginnen Sie jetzt, mit Ihrem Oberkörper vorsichtig vor und zurück zu wippen, um den Dehnreiz zu intensivieren. [Bild 1] Führen Sie das Wippen für einige Atemzüge durch.

■ Dann lösen Sie die Dehnung langsam auf, um sich kurz zu entlasten.

■ Jetzt erweitern Sie die Übung, indem Sie wieder in die Dehnspannung gehen und den Oberkörper zunächst nach vorne-rechts und dann mit wippenden Bewegungen in einem Halbkreis nach vorne-links führen. [Bild 2]

■ Lösen Sie die Dehnung auf, und führen Sie die Übungsabfolge auf der anderen Seite durch.

■ Spüren Sie abschließend der Dehnung nach.

Körper aufdrehen

| Fasziales Dehnen | Dehnen und mobilisieren Sie die gesamten Spirallinien.

■ Stellen Sie sich aufrecht hin. Führen Sie mit dem rechten Bein einen Ausfallschritt nach vorne aus. Das rechte Bein ist jetzt leicht gebeugt, das linke Bein ist gestreckt. Der rechte Fuß ist nach vorne gerichtet, der linke leicht nach außen gedreht.

■ Einatmend drehen Sie den Oberkörper nach rechts auf. Der Kopf folgt zunächst der Bewegung, dann dreht er noch weiter auf. Achten Sie darauf, dass die Hüfte während der Drehung nach vorne ausgerichtet bleibt. Die Schultern bleiben tief. [Bild 3]

■ Bleiben Sie in der Drehung, und führen Sie den linken Arm nach vorne-oben in Blickrichtung, während die rechte Hand den linken Oberschenkel rückseitig berührt oder umgreift. [Bild 4] Atmen Sie bewusst für einige Atemzüge in die Dehnung hinein. Ausatmend lösen Sie langsam die Dehnung auf.

■ Wiederholen Sie die Übung ein weiteres Mal. Jetzt können Sie zudem kleine Wippbewegungen mit der linken Hand nach rechts-oben durchführen, um den Dehn- und Mobilisationseffekt zu erhöhen.

■ Kehren Sie zurück in den aufrechten Stand. Dann führen Sie die Übung auf der anderen Seite durch.

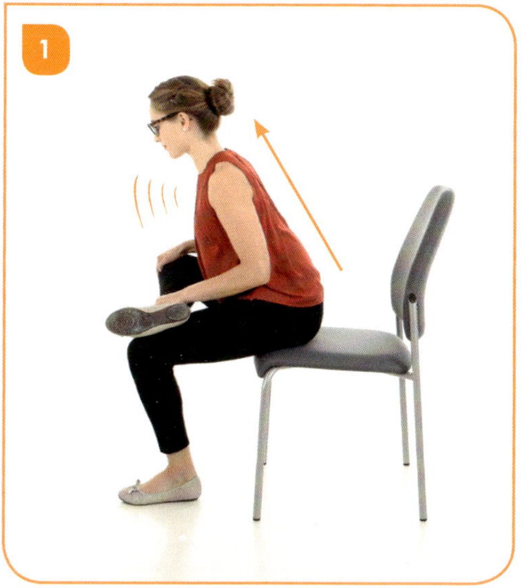

Beim Vorbeugen auf einen stetig geraden Rücken achten. Kleine wippende Bewegungen intensivieren den Dehnungseffekt.

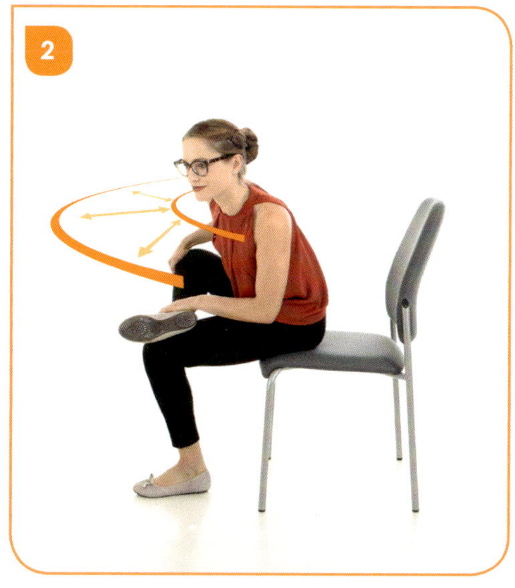

Im Halbkreis mit dem Oberkörper wippen. Damit werden myofasziale Anteile der Gesäßmuskulatur angesprochen.

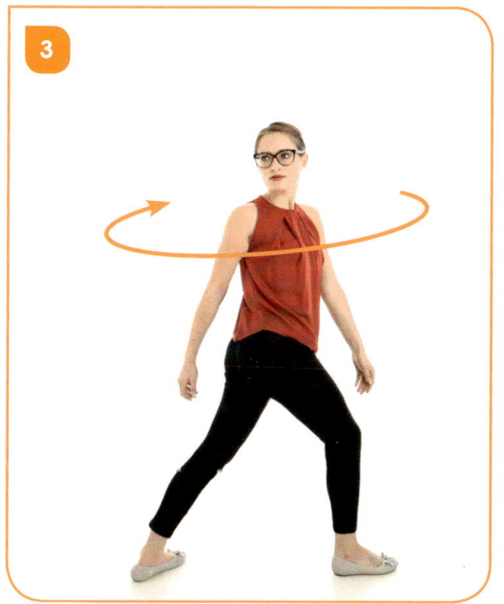

Den Oberkörper aufdrehen. Das Becken bleibt nach vorne ausgerichtet, die Schultern sind tief.

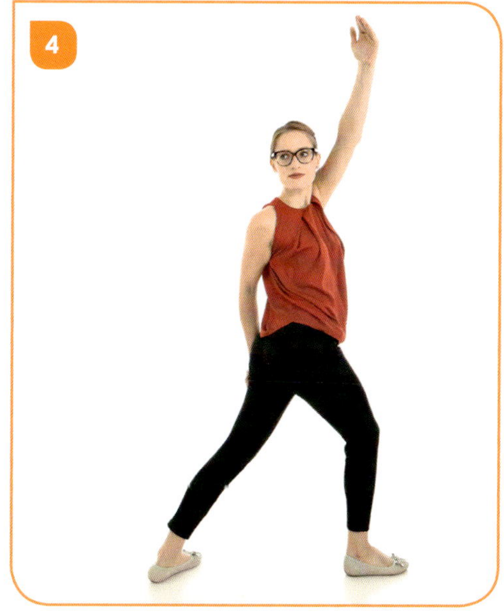

Den Arm nach vorne-oben führen, dabei mit der anderen Hand den Oberschenkel umgreifen.

Beine & Rumpf stärken

| Tonisieren | Das dynamische Herausfedern aus der halben Kniebeuge in die Seitlage aktiviert und kräftigt myofasziale Strukturen Ihres Körpers. Sprechen Sie mit dieser Übung alle großen Muskelgruppen des Körpers an.

- Stellen Sie sich aufrecht und etwas mehr als schulterbreit hin. Die Füße zeigen leicht nach außen.

- Strecken Sie die Arme auf Schulterhöhe nach vorne aus. Die Handflächen zeigen nach unten.

- Dann gehen Sie einatmend langsam in eine halbe Kniebeuge. Ihr Rücken bleibt gerade, das Gesäß wird aktiv nach hinten-unten geschoben. Das Gewicht lastet eher auf den Fersen, ohne das Gleichgewicht zu verlieren. [Bild 1] Einatmend kommen Sie nun kraftvoll nach rechts-oben, wobei sich der Oberkörper leicht aufdreht. Die Arme und auch der Kopf folgen der Aufwärtsbewegung, und die linke Ferse löst sich vom Boden. [Bild 2]

- Ausatmend gehen Sie wieder in die Grundposition mit halber Kniebeuge und nach vorne gestreckten Armen zurück.

- Einatmend führen Sie die Übung zur linken Körperseite aus.

- Wiederholen Sie die Abfolge mehrmals wechselseitig.

- Kommen Sie schließlich in den aufrechten Stand zurück. Beruhigen Sie Ihren Atem, und spüren Sie der Kräftigung nach.

- Führen Sie die Übungsabfolge weitere Male durch, und werden Sie zunehmend dynamischer. Federn Sie nun kraftvoll, und versuchen Sie jetzt, die Arme noch weiter auszustrecken, um den Bewegungsradius zu erweitern.

- Kehren Sie abschließend in den aufrechten Stand zurück, und spüren Sie für einige tiefe Atemzüge nach: Nehmen Sie Ihre Beinmuskulatur wahr? Spüren Sie vielleicht noch andere Muskelgruppen, die durch die Übung aktiviert worden sind?

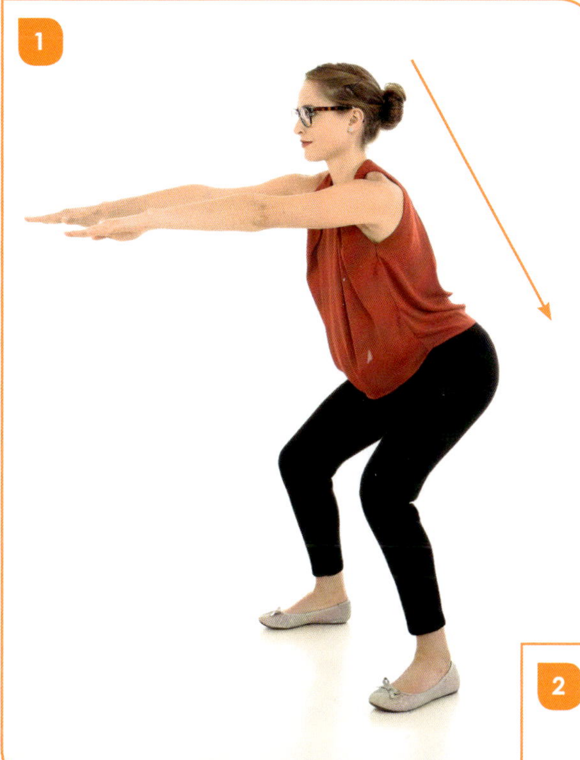

Das Gewicht in der halben Kniebeuge auf die Fersen verlagern, und das Gesäß aktiv nach hinten-unten schieben. Dabei auf einen geraden Rücken achten.

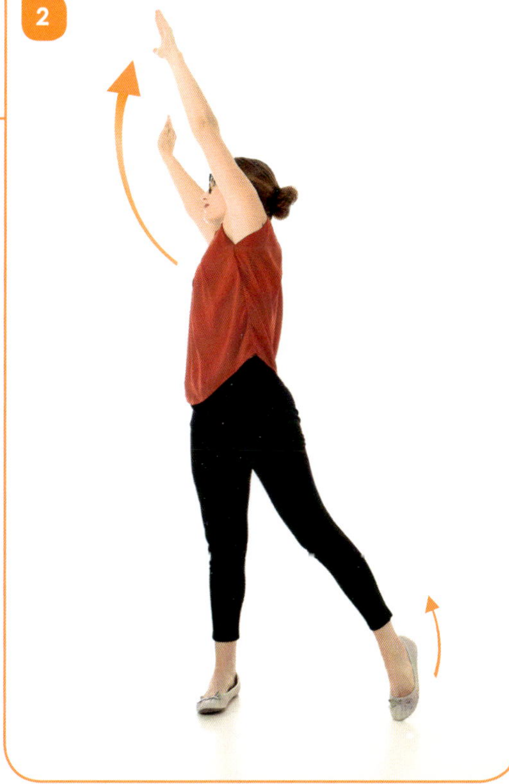

Die Arme seitlich weit nach oben strecken und dabei die Ferse dynamisch vom Boden ablösen, um den Bewegungsradius zu erweitern.

Beine twisten

| Federn und Schwingen | Rufen Sie mit dynamischem Federn und Verwringen für die Übungsdauer eine Verkürzung beziehungsweise Verlängerung der Spirallinien hervor. Dadurch wird die Elastizität Ihrer myofaszialen Strukturen gefördert und Bewegungsenergie gespeichert.

- Stellen Sie sich aufrecht mit nahezu geschlossenen Beinen hin.

- Führen Sie nun für einige Atemzüge kleine, rotierende Sprünge auf den Fußballen durch. Die Arme schwingen gegengleich vor dem Körper auf Brusthöhe mit. Der Blick ist während der Übungsausführung nach vorne gerichtet. [Bild 1]

- Kehren Sie danach in den aufrechten Stand zurück, und spüren Sie nach.

- Wiederholen Sie die Twist-Bewegungen, und und steigern Sie für einige Atemzüge die Rotationsgeschwindigkeit. [Bild 2] Spannen Sie dabei bewusst Ihre Bauchmuskulatur an, um Ihren Oberkörper gerade zu lassen. Achten Sie aber darauf, dass Sie Ihre persönliche Wohlfühlgrenze nicht überschreiten. Lassen Sie die Atmung weiterhin fließen.

- Stellen Sie sich abschließend nochmals aufrecht hin, und spüren Sie nach.

Arme seitwärts fliegen lassen

| Federn und Schwingen | In dieser Übung schwingen Sie Ihre Arme mit großer Bewegungsamplitude, um eine größtmögliche Rotation zu bewirken. Dies führt zu einer Mobilisierung der Spirallinien.

- Stehen Sie schulterbreit und aufrecht. Positionieren Sie die Arme rechts-oben seitlich des Kopfs. Der rechte Arm ist durchgestreckt, der linke Arm ist leicht gebeugt. Ihr Blick richtet sich auf den gestreckten Arm.

- Schwingen Sie jetzt in einem Halbkreis die Arme mehrmals vor dem Körper von rechts-oben nach links-oben und wieder zurück. Der Blick folgt dabei der Armbewegung, sodass sich der Oberkörper aufdreht. [Bild 3]

- Führen Sie das Armpendeln fort, und werden Sie zunehmend dynamischer, indem Sie bei jedem Schwung in die Knie gehen und die Ferse des diagonalen Beins vom Boden lösen. [Bild 4] Damit erweitern Sie den Bewegungsradius. Achten Sie auf eine gleichmäßige Atmung.

- Verringern Sie nach einigen Atemzügen langsam die Intensität.

- Kommen Sie in den aufrechten Stand zurück, und spüren Sie der Pendelbewegung nach.

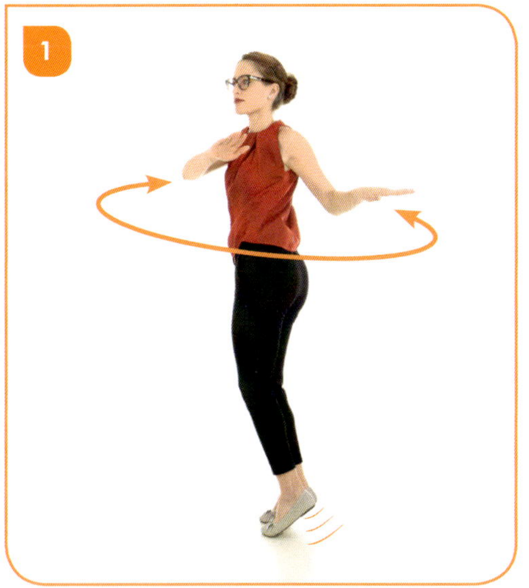

Durch dynamisch-rotierende Sprünge den Rumpf twisten und gegengleich die Arme schwingen.

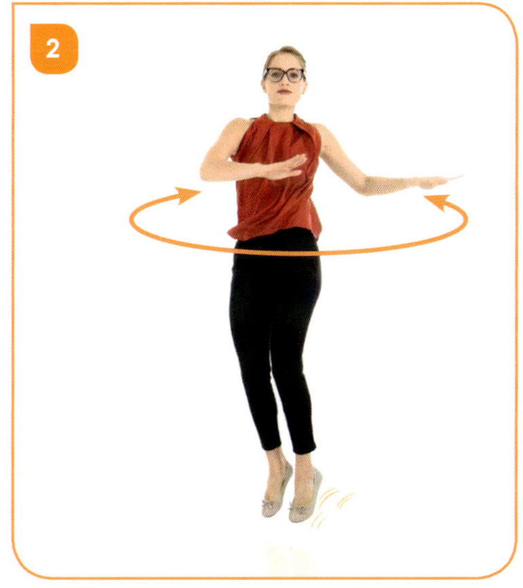

Die Rotationsgeschwindigkeit erhöhen und dabei die Bauchmuskulatur anspannen.

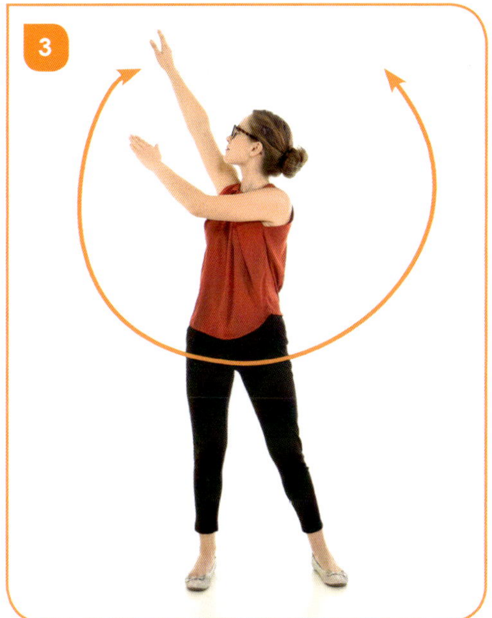

In einem Halbkreis die Arme von rechts-oben nach links-oben und wieder zurück schwingen.

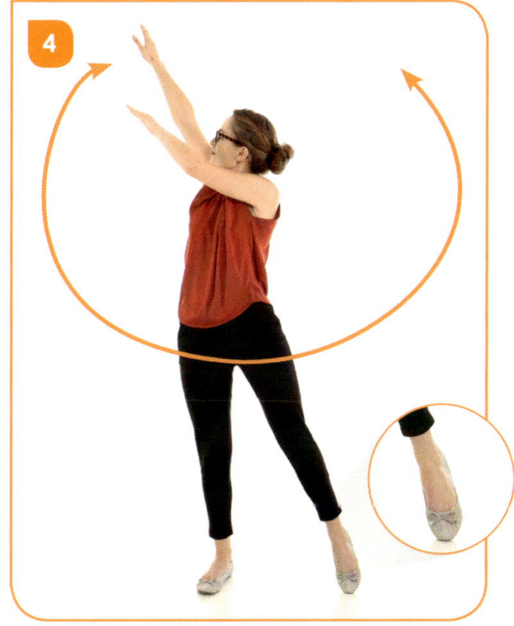

Die Ferse des diagonalen Beins vom Boden lösen, um den Bewegungsradius zu erweitern.

Spirallinien erspüren

| Focusing | Nehmen Sie mit dieser Übung kleinste Bewegungseinschränkungen bewusst wahr. Eine entschleunigte Beckenrotation hilft Ihnen, aktiv in die Schnittstelle zwischen der oberen und unteren Hälfte der Spirallinien hineinzuspüren.

- Stehen Sie aufrecht in einem hüftbreiten Stand. Schließen Sie die Augen. Legen Sie Ihre Hände seitlich auf das Becken, um Kippbewegungen bewusst zu erspüren.

- Stellen Sie sich vor, Ihr Becken entspricht einem Ziffernblatt. Führen Sie nun mit der nächsten Einatmung eine sanfte Bewegung mit dem Becken nach vorne auf 12 Uhr durch. Ausatmend führen Sie das Becken nach hinten auf 6 Uhr. [Bild 1] Führen Sie die Bewegung mehrmals durch. Achten Sie darauf, nur das Becken zu bewegen, nicht den Oberkörper.

- Beenden Sie die Bewegungen Ihres Beckens. Spüren Sie den Bewegungen nach. Dann fokussieren Sie achtsam Ihr Becken: Wie fühlt es sich an? Konnten Sie Ihr Becken uneingeschränkt nach vorne und hinten bewegen?

- Nun bewegen Sie einatmend das Becken nach rechts auf 3 Uhr. Ausatmend führen Sie das Becken sanft nach links auf 9 Uhr. [Bild 2] Wiederholen Sie die seitlichen Bewegungen mehrmals. Auch hier sollte sich der Oberkörper nicht bewegen.

- Machen Sie wiederum eine kleine Achtsamkeitspause im aufrechten Stand, und spüren Sie den seitlichen Bewegungen des Beckens nach.

- Bewegen Sie abschließend Ihr Becken mehrmals im Uhrzeigersinn. Einatmend gehen Sie zuerst auf 12 Uhr, ausatmend zur Mitte zurück. Einatmend auf 3 Uhr, ausatmend zur Mitte zurück. Einatmend auf 6 Uhr, ausatmend zur Mitte zurück. Einatmend gehen Sie schließlich auf 9 Uhr, ausatmend zur Mitte zurück. Dann weiter und wieder auf 12 Uhr.

- Spüren Sie den Bewegungen abschließend nach, und versuchen Sie, sich etwaige Bewegungseinschränkungen bewusst zu machen: Versuchen Sie, sich dabei an die vier Ziffern des imaginären Ziffernblatts zu erinnern. Bei welcher Ziffer fiel Ihnen die Bewegung besonders leicht? Können Sie Verspannungen oder Bewegungseinschränkungen einer bestimmten Ziffer zuordnen?

- Abschließend öffnen Sie wieder die Augen.

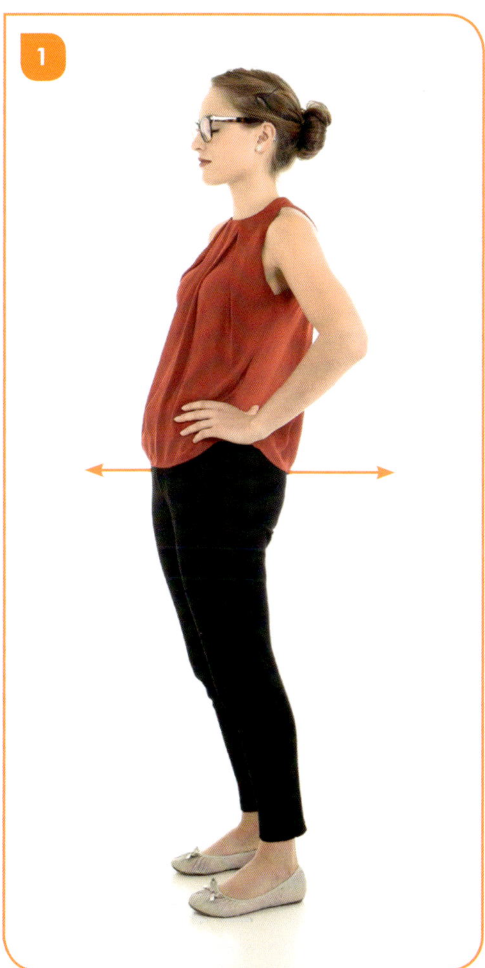

Das Becken mittels des imaginären Ziffernblatts nach vorne auf 12 Uhr und nach hinten auf 6 Uhr bewegen. Dabei auf kleinste Bewegungseinschränkungen des Beckens achten.

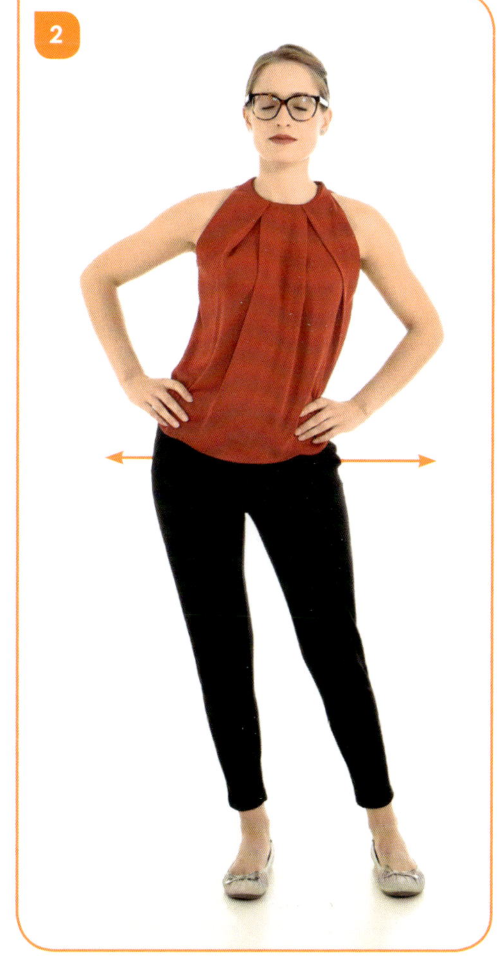

Seitlich das Becken nach 3 Uhr und 9 Uhr führen.

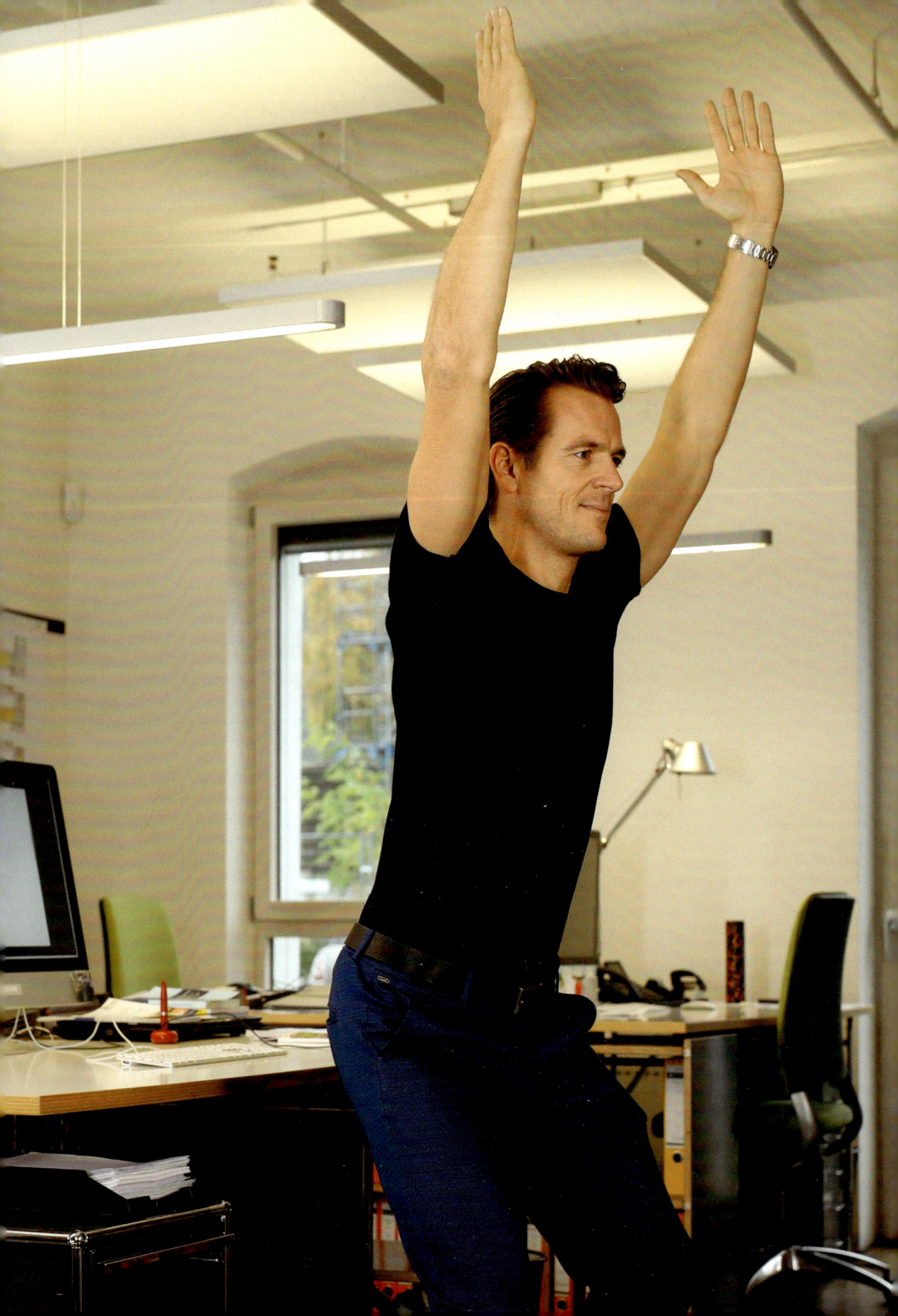

Faszientraining für die Rückenlinien

Die Rückenlinien verlaufen rückseitig von den Fußsohlen bis über den Kopf. Sie halten den Körper in der Streckung und sorgen so für einen aufrechten Stand. Zudem schützen sie wie ein Panzer den gesamten Rücken mit der Wirbelsäule und den Organen.

Tief verlaufende Rückenlinien existieren laut anatomischer Untersuchungen nicht. In vereinzelten Körperbereichen kommen zwar tiefere myofasziale Schichten vor, wie z.B. in der Fußsohle, aber es besteht keine Kontinuität wie bei den 'Oberflächlichen Rückenlinien' (ORL). Letztere verlaufen im Stehen kontinuierlich entlang der linken und rechten rückseitigen Körperhälfte von der Fußsohle über die Rückenstrecker bis zu den Augenbrauen. [Bilder 1, 2]

Die ORL lassen sich in zwei Teile untergliedern. Der untere Teil reicht von den Fußsohlen über die Achillessehnen und Wadenmuskeln bis zu den Knien. Nur wenn diese nahezu gestreckt gebeugt sind, können die ORL über den ganzen Körper hinweg aktiviert werden. Nach der Schaltstelle 'Knie' gehen die ORL in den oberen Teil über und führen dabei von der Muskulatur der Oberschenkelrückseiten in die Muskelstränge der Rückenstrecker zu den Nacken-

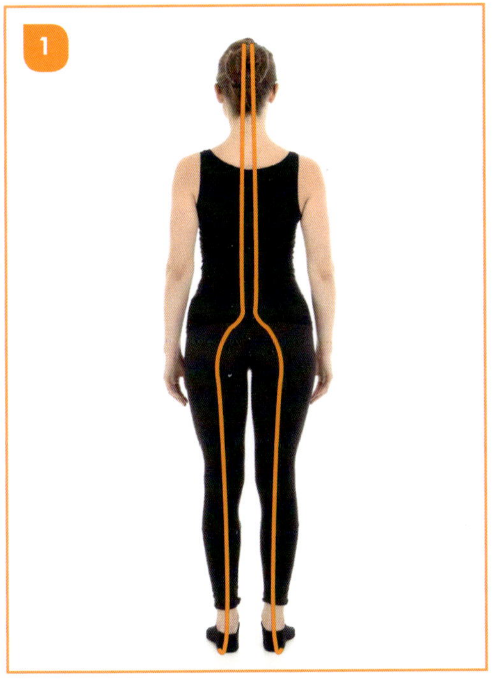

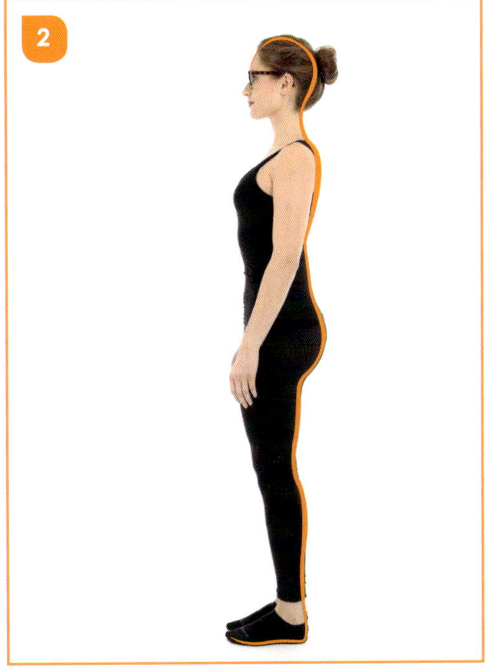

muskeln bis schließlich über das Stirnbein zu den Augenbrauen.

Die ORL fungieren als Protektor für die gesamte Körperrückseite, um Wirbelsäule und Organe zu schützen. Eine weitere Hauptaufgabe der ORL besteht darin – im Gegensatz zu unserer ursprünglichen fetalen Krümmung nach vorne –, den Körper aufrecht zu halten und Bewegungen auf der Sagittalebene, das heißt auf der Körperachse nach vorne und hinten, zu ermöglichen. Wenn das Kind den aufrechten Gang erlernt, ist es unabdingbar, dass sich bei diesem Prozess die ORL im rechten Maß verkürzen. Kommt es jedoch im Verlauf des Lebens durch physische und psychische Belastungen zu übermäßigen muskulären Verkürzungen, resultiert daraus eine Überstreckung (Hyperextension) des Körpers. Diese Dysbalance ruft Fehlfunktionen hervor.

Da die ORL im Ganzen bei möglichst gestreckten Knien stimuliert werden können – bei angewinkelten Knien existiert keine langkettige Einheit –, kann zum einen eine funktionelle Untergliederung in einen oberen und unteren Abschnitt vorgenommen werden. Zum anderen ist zu berücksichtigen, dass die ORL auf der hinteren linken und rechten Körperhälfte verlaufen, demnach sind Ungleichgewichte zwischen den beiden Seiten zu beachten.

Bei den *unteren* ORL sind folgende Kompensationsmuster zu identifizieren: Einschränkungen des Sprunggelenks bei der Beugung der Zehen Richtung Schienbein (Dorsalflexion), Überstreckung (Hyperextension) der Knie, Verkürzung der rückseitigen Oberschenkelmuskulatur oder Verschiebung des Beckens nach vorne. Um diesen Bewegungsmustern entgegenzuwirken und die volle Funktionsfähigkeit der ORL zu erhalten, können neben spezifischen Übungen, die das Programm 'Faszien low intensity' für die Rückenlinien bereit hält, schon einfache und kurze Bewegungssequenzen im Laufe des Alltags Abhilfe verschaffen.

Auch kann es bei Fehlbelastungen der Plantarfaszie, wie es häufig beim Joggen vorkommt (Vorfußlaufen), zu einer störenden Verknöcherung (Ossifikation) am Fersenbein kommen, dem sogenannten Fersensporn. Besonders häufig sind Frauen von einer solchen Fehlbildung am Fuß betroffen, da das Tragen von Schuhen mit hohen Absätzen ein erhöhter Risikofaktor darstellt. Aber auch eine Haglund-Ferse – ein Sonderfall des Fersensporns – kann sich ergeben. Hier wird ein Überbein am hinteren oberen Fersenbeineck im Bereich des Achillessehnen-Ansatzes sichtbar, wodurch die Achillessehne schmerzt.

Bei den *oberen* ORL können seitliche Wirbelsäulenverdrehungen (skoliotische Haltungen), Rundrücken (BWS-Kyphosen) sowie eine überstreckte Oberkörperhaltung nach hinten resultieren, da Extensoren und Flexoren auf der Körperrück- und -vorderseite unterschiedlich stark ausgeprägt sind. Gerade der Rücken ist davon betroffen, da dieser im Alltag vielen Fehl- und Schonhaltungen ausgesetzt ist. Dabei treten Rückenschmerzen am häufigsten in der Lendenwirbelsäule auf, aber auch die Brustwirbelsäule und der Nacken leiden unter langandauernder Schreibtischarbeit in gekrümmter Haltung. Einseitige Körperbelastungen wie etwa das Tragen einer schweren Einkaufstasche, aber auch psychische Belastungen, führen dazu, dass der Körper aus dem Lot gerät. Dies bedeutet, dass z.B. ein schiefer Stand Überstreckungen der Halswirbelsäule unterhalb des Hinterhaupts provoziert, wodurch sich der Kopf nicht mehr im Lot mit der Körperachse befindet. Dies kann u.a. Symptome wie Nacken- und Kopfschmerzen sowie ein Steifheitsgefühl hervorrufen und ist allgemein als Halswirbelsäulensyndrom bekannt.

Zum Programm

Das Rückenlinien-Programm hat eine Übungszeit von bis zu 21 Minuten. Es lebt vom Wechselspiel aus Beugungen und Streckungen. Zudem stimulieren Gleichgewichtsübungen mit dynamischen Aktionen den Verlauf der Rückenlinien (RL).

Zunächst spüren Sie über den *Rückenlinien-Scan* bewusst Wirbel für Wirbel in Ihre Körperrückseite. Bei den Mobilisationsübungen bringen Sie Ihren Körper durch das *Körper schwingen* ganzheitlich in Schwung und sorgen so für eine behutsame Erwärmung der myofaszialen Strukturen. Die folgende Übung *Beine wippen* schult zudem Ihre Tiefensensibilität und Konzentration. Durch die fasziale Dehnungsübung *Nacken lockern* sollen Verspannungen in den Halsfaszien gelöst werden. Im anschließenden Stretching *Rückenstrecker dehnen* lenken Sie so bewusster die Aufmerksamkeit auf den restlichen Verlauf Ihrer RL. Die tonisierende Übung *Rücken kräftigen* stärkt die Muskulatur der Lenden- und Brustwirbelsäule, um einen aufrechten Stand zu gewährleisten und Fehlhaltungen, wie dem Rundrücken, vorzubeugen. Bei der federnden Übung *Beinrückseite aktivieren* fördern Sie gezielt die elastische Speicherkapazität Ihrer Rückenlinien im unteren Verlauf. Die Übung *Oberkörper pendeln* lässt das Training schwungvoll ausklingen. Mithilfe der Focusingübung *Rückenlinien erspüren* nehmen Sie nochmals bewusst den aufgerichteten Körper wahr und spüren in den Verlauf der RL hinein.

Ziele	Übungen	Dauer
Wahrnehmung	1. Rückenlinien-Scan	bis 3 Min.
Mobilisation	2. Körper schwingen	bis 2 Min.
	3. Beine wippen	bis 2 Min.
Fasziales Dehnen	4. Nacken lockern	bis 2 Min.
	5. Rückenstrecker dehnen	bis 2 Min.
Tonisieren	6. Rücken kräftigen	bis 3 Min.
Federn & Schwingen	7. Beinrückseite aktivieren	bis 2 Min.
	8. Oberkörper pendeln	bis 2 Min.
Focusing	9. Rückenlinien erspüren	bis 3 Min.
Mini-Workout	**Übungen 2 .. 3 .. 5 .. 6 .. 8**	**bis 11 Min.**

Rückenlinien-Scan

| Wahrnehmung | Der Kontrast zwischen anfänglicher gespannter Körperstreckung und anschließender entspannter Körperbeugung dient dazu, in muskuläre und fasziale Strukturen der Körperrückseite hineinzuspüren.

■ Stehen Sie in einem hüftbreiten aufrechten Stand. Die Arme hängen locker neben dem Körper, und die Handflächen zeigen nach hinten.

■ Schließen Sie die Augen, und führen Sie einatmend die Arme über den Kopf.

■ Strecken Sie die Fingerspitzen zur Decke, und machen Sie sich so groß wie möglich. Achten Sie auf einen stabilen Stand, um eine Hohlkreuzbildung zu vermeiden. Entspannen Sie Nacken und Kiefer. [Bild 1] Der Atem strömt für einige Atemzüge bewusst ein und aus.

■ Ausatmend lösen Sie die Spannung im Rücken, indem Sie zuerst die Schultern absenken und zugleich die Arme langsam herunternehmen.

■ Spüren Sie der vorangegangenen Spannung nach: Konnten Sie während der Streckung Verspannungen im oberen und unteren Rücken wahrnehmen?

■ Mit dem nächsten Ausatmen beugen Sie, von der Halswirbelsäule beginnend, Wirbel für Wirbel den Oberkörper behutsam zum Boden. Die Knie können dabei leicht gebeugt sein. Spüren Sie, wie sich auf Ihrer gesamten Körperrückseite eine wohltuende Dehnung einstellt. Unten angekommen, hängen Ihre Arme entspannt nach unten. Der Kopf befindet sich locker zwischen den Schultern. [Bild 2]

■ Atmen Sie in dieser Position für einige Atemzüge tief ein und aus. Mit jedem Ausatmen sacken Sie noch etwas mehr zum Boden. Nehmen Sie wahr, wie sich der Oberkörper mit jedem Atemzug lockert und mehr und mehr entspannt. Können Sie eine leichte Dehnung im unteren Rücken wahrnehmen?

■ Mit dem nächsten Einatmen richten Sie, von der Lendenwirbelsäule beginnend, Wirbel für Wirbel den Oberkörper langsam wieder auf. Können Sie Bewegungseinschränkungen in einzelnen Abschnitten der Wirbelsäule feststellen?

■ Abschließend spüren Sie im Stand der Übung für einige Atemzüge nach. Fokussieren Sie Ihre gesamte Körperrückseite und die dort befindlichen Rückenlinien. Stellen Sie sich deren Verlauf bildlich vor.

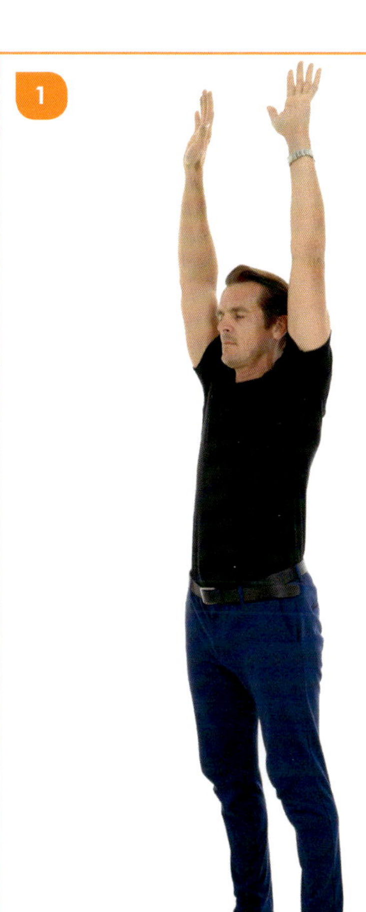

So groß wie möglich machen und auf einen stabilen Stand achten, um eine Hohlkreuzbildung zu vermeiden.

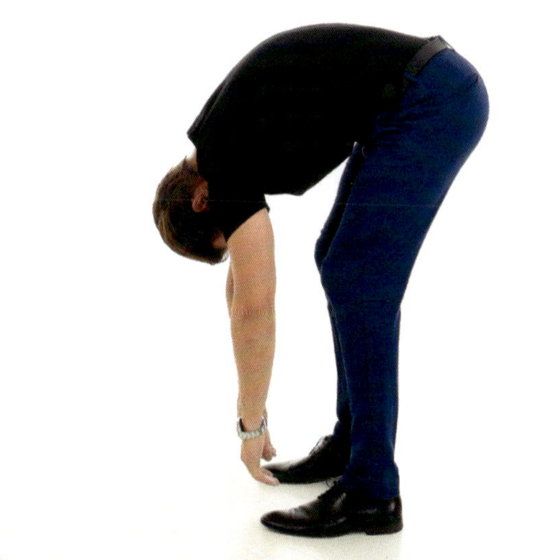

Wahrnehmen, wie sich der Oberkörper mit jedem Atemzug lockert und mehr und mehr entspannt.

Körper schwingen

| Mobilisation | Schwingende und leicht federnde Bewegungen des Körpers nach vorne und hinten regen das Herz-Kreislauf-System an. Die myofaszialen Strukturen entlang der Rückenlinien werden aktiviert, die Gelenke mobilisiert.

■ Stehen Sie hüftbreit im aufrechten Stand.

■ Beginnen Sie, die Arme seitlich neben dem Körper vor und zurück zu schwingen.

■ Vergrößern Sie langsam die Bewegungsamplitude Ihrer Arme, indem Sie den Schwung erhöhen. Ihre Knie federn leicht mit. Zuletzt schwingen Ihre Arme bis zur vollständigen Streckung.

■ Erhöhen Sie nochmals die Intensität: Beim Schwingen rückwärts beugen Sie die Knie weiter, wenn Sie können bis zu 90 Grad. Ihr Gesäß schiebt sich dabei nach hinten. [Bild 1] Beim Schwingen vorwärts strecken Sie den Oberkörper noch mehr, indem Sie auf die Fußballen gehen. Achten Sie aber darauf, nicht zu sehr zu überstrecken. [Bild 2] Beim Vorwärtsschwingen atmen Sie ein, beim Rückwärtsschwingen aus.

■ Verringern Sie nun langsam die Bewegungsamplitude Ihrer Arme bis zum Stillstand, und kehren Sie in den aufrechten Stand zurück.

■ Atmen Sie fließend weiter. Spüren Sie für mehrere Atemzüge der wohltuenden Aktivierung der Arme und Beine nach.

Beine wippen

| Mobilisation | Die federnde Wippbewegung und das Springen aktivieren das Herz-Kreislauf-System und mobilisieren Schulter- und Sprunggelenke.

■ Aus einem hüftbreiten und aufrechten Stand heraus verlagern Sie einatmend das Gewicht auf die Fußballen und heben mit den Fersen vom Boden ab. Ausatmend senken Sie die Fersen wieder zum Boden. Führen Sie die Bewegung für einige Atemzüge entschleunigt und achtsam durch.

■ Jetzt erhöhen Sie die Intensität und gehen in eine fließende Wippbewegung über. Verlagern Sie dazu dynamisch-federnd das Gewicht von den Fußballen auf die Fersen. Die Arme werden gegengleich mitgeführt, um das Gleichgewicht zu halten. [Bild 3]

■ Versuchen Sie, noch dynamischer zu werden, indem Sie kraftvoll die Fußballen vom Boden lösen und flache Sprünge ausführen. Landen Sie möglichst geräuschlos auf den Fußballen, indem Sie den Schwung mit den Knien etwas abfedern. [Bild 4]

■ Entschleunigen Sie jetzt Ihre Wippbewegungen, sodass Sie keine Sprünge mehr durchführen und wie zuvor einatmend das Gewicht auf die Fußballen und ausatmend auf die Fersen verlagern.

■ Kommen Sie zurück in den aufrechten Stand. Lockern Sie abschließend die Beine, indem Sie diese kurz ausschütteln.

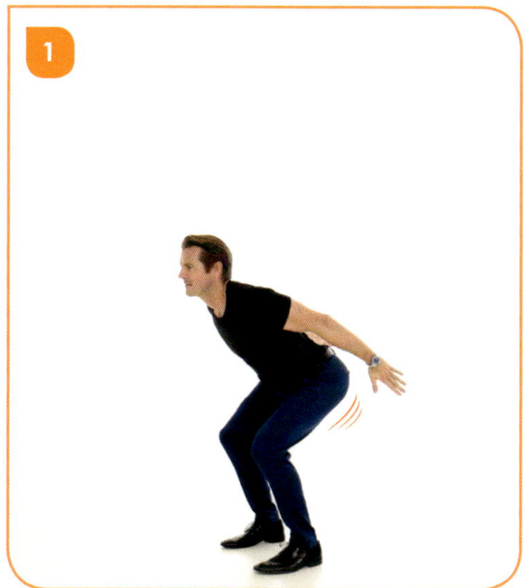

Die Arme seitlich vor- und zurückschwingen, dabei weiter in die Knie gehen. Beim Zurückschwingen der Arme ein Hohlkreuz vermeiden.

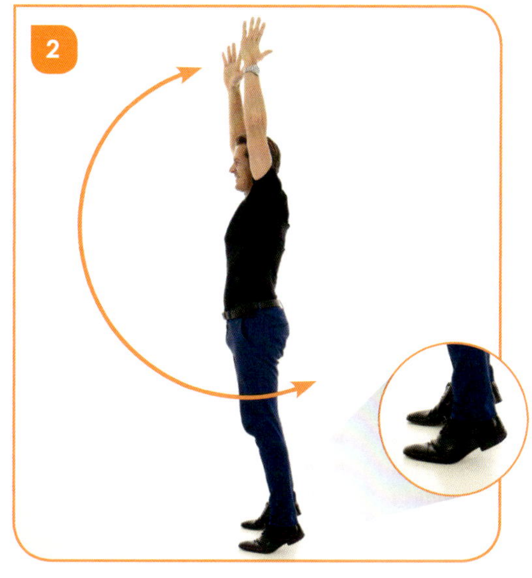

Die Arme in die vollständige Streckung schwingen, dabei dynamisch mit den Knien mitfedern und auf die Fußballen gehen.

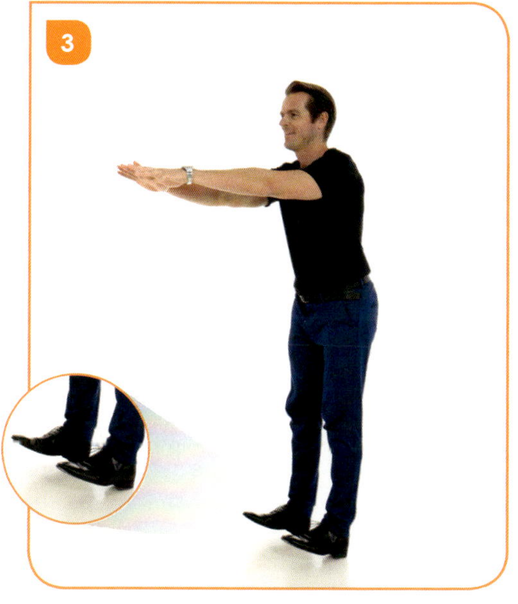

Dynamisch von den Fersen auf die Fußballen wippen, und die Arme gegengleich mitführen.

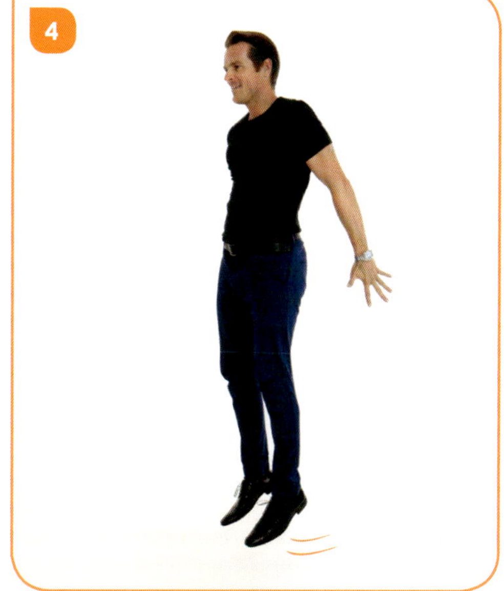

Die Bewegung kraftvoller werden lassen, bis flach vom Boden abgesprungen wird.

Nacken lockern

| Fasziales Dehnen | Gezielte Nackendehnungen helfen, den Bereich um die Halswirbelsäule zu lockern und kompensieren längere Sitzzeiten und Stress.

■ Stellen Sie sich hüftbreit und aufrecht hin. Ihre Schultern sind locker, und der Blick ist nach vorne gerichtet.

■ Ziehen Sie nun die Schulterblätter leicht zusammen, und neigen Sie das Kinn zum Brustkorb, sodass Sie eine leichte Dehnung spüren. Atmen Sie gleichmäßig.

■ Jetzt führen Sie aus dieser Kopfhaltung heraus kleine nickende Bewegungen des Kopfes nach vorne durch. Achten Sie darauf, dass die Bewegung aus der Nackenmuskulatur erfolgt. [Bild 1]

■ Halten Sie den Kopf wieder im Lot. Dann beugen Sie ihn langsam nach rechts, sodass sich das Ohr zur Schulter hin bewegt. Jetzt führen Sie in dieser Position kleine wippende Kopfbewegungen zur Schulter hin durch. [Bild 2] Achten Sie auf locker hängende Schultern. Spüren Sie mit jedem Nicken die Dehnung in der gegenüberliegenden seitlichen Halsmuskulatur.

■ Richten Sie Ihren Kopf wieder auf, und wiederholen Sie das seitliche Wippen zur anderen Schulter hin. Die Schultern bleiben tief.

■ Kommen Sie mit Ihrem Kopf zur Mitte zurück, und neigen Sie das Kinn wieder zum Brustkorb. Dann führen Sie das Kinn mit kleinen nickenden Bewegungen in einer Halbkreisbewegung zur rechten Schulter und danach zur linken Schulter. Führen Sie mehrere Halbkreise durch.

■ Spüren Sie abschließend der Entspannung der Nackenmuskulatur nach.

Rückenstrecker dehnen

| Fasziales Dehnen | Die Übung dehnt und kräftig ganzheitlich die Rückenmuskulatur. Zugleich wird das Becken mobilisiert und die Beinmuskulatur aktiviert.

■ Stehen Sie schulterbreit und aufrecht.

■ Aktivieren Sie Ihr Becken nach hinten-unten, indem Sie in eine halbe Kniebeuge gehen. Ziehen Sie die Schulterblätter etwas zusammen, um den Rumpf zu stabilisieren. Auf einen gestreckten Oberkörper achten!

■ Mit der nächsten Einatmung führen Sie die Arme gestreckt vor dem Körper nach oben, bis sich der Kopf zwischen den Armen befindet. Bleiben Sie in der Streckung, und dehnen Sie Ihre Rückenmuskulatur, indem Sie das Becken weiter nach hinten-unten schieben und Oberkörper und Arme noch mehr nach oben strecken. [Bild 3] Atmen Sie einige Atemzüge in die Dehnung hinein.

■ Mit der nächsten Ausatmung lösen Sie die Spannung behutsam auf und kommen in den aufrechten Stand zurück.

■ Führen Sie die Übung nochmals durch. Intensivieren Sie die Dehnung für einige Atemzüge durch sanfte Wippbewegungen der gestreckten Arme nach hinten. [Bild 4]

■ Abschließend spüren Sie der Übung im aufrechten Stand nach.

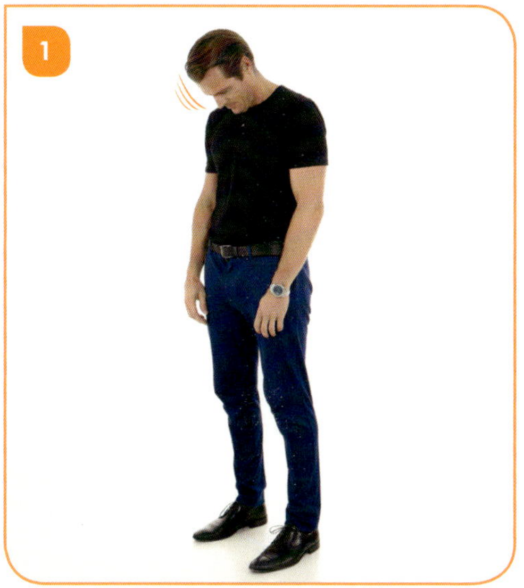

Kleine Nick-Bewegungen des Kopfes nach vorne durchführen. Darauf achten, dass das Nicken aus der Nackenmuskulatur erfolgt.

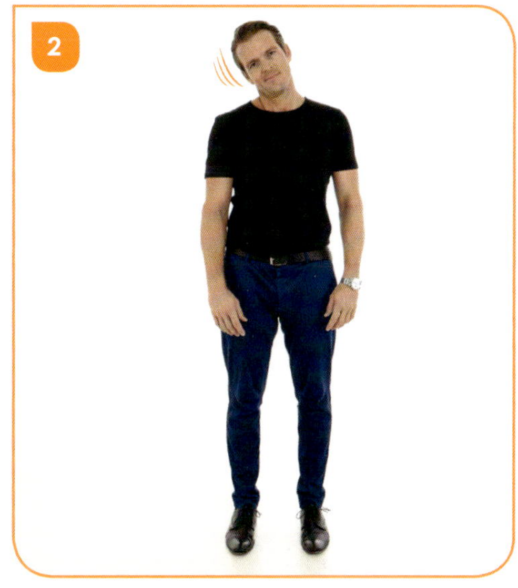

Die seitliche Nackenmuskulatur durch leichte wippende Bewegungen dehnen. Die Schultern bleiben unten.

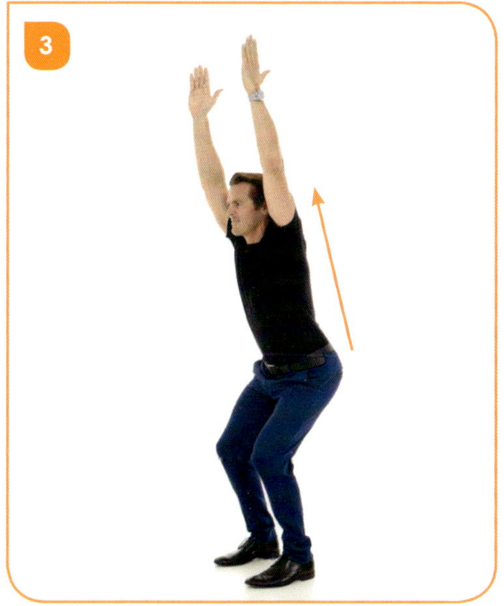

Den Rücken in die Länge ziehen, als wolle man mit den Händen die Decke erreichen.

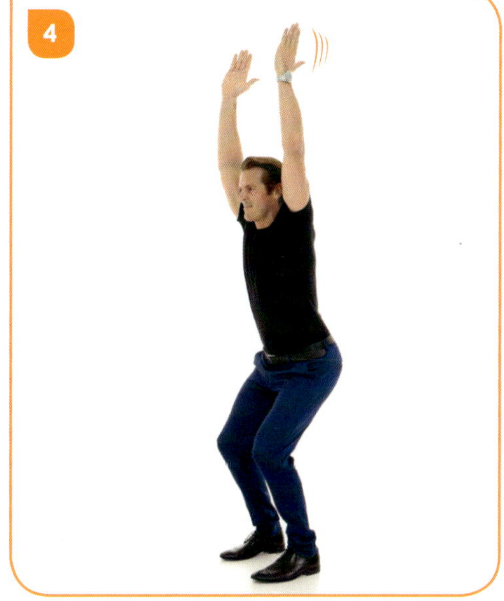

Die Dehnung durch kleine wippende Bewegungen nach hinten intensivieren.

Rücken kräftigen

| Tonisieren | Diese Übung stärkt die myofaszialen Strukturen im Bereich der Brust- und Lendenwirbelsäule. Sie trägt zu einer aufrechten Körperhaltung bei, wirkt dem weitverbreiteten Rundrücken entgegen und wappnet für die alltäglichen Belastungen der Lendenwirbelsäule. Zudem wird bei der Rumpfbeuge die hintere Oberschenkelmuskulatur gedehnt.

- Stellen Sie sich hüftbreit und aufrecht vor einen Tisch oder eine sonstige Kante, und berühren Sie mit beiden Oberschenkeln die Kante.

- Überkreuzen Sie Ihre Unterarme auf Brusthöhe. Ziehen Sie die Schulterblätter leicht nach hinten zusammen und den Bauchnabel zur Wirbelsäule, um den Oberkörper zu stabilisieren.

- Ausatmend beugen Sie langsam den Oberkörper mit geradem Rücken und möglichst gestreckten Beinen nach vorne-unten. [Bild 1] Einatmend richten Sie den Oberkörper wieder auf.

- Wiederholen Sie die Übung mehrmals. Drücken Sie dabei Ihren Körper bewusst gegen die Kante, um Ihre Rücken- und Gesäßmuskulatur noch mehr zu aktivieren. Achten Sie darauf, dass sich der Kopf während der gesamten Bewegung in Verlängerung der Wirbelsäule befindet.

- Gehen Sie von der Kante weg und kommen Sie wieder in den aufrechten Stand.

- Jetzt strecken Sie einatmend Ihre Arme seitlich auf Schulterhöhe aus, Ihre Handflächen zeigen nach vorne. Nun beugen Sie die Unterarme, sodass Ober- und Unterarme einen 90°-Winkel bilden. Die Schultern bleiben tief. Spannen Sie den Rücken leicht an, indem Sie die Schulterblätter zusammenziehen, Ihr Bauchnabel zieht dabei zur Wirbelsäule.

- Mit der nächsten Ausatmung führen Sie die Ellenbogen unter Spannung in dieser Position seitlich nach unten. Dann wippen Sie impulsartig mit den Ellenbogen nach hinten-unten [Bild 2]. Achten Sie weiterhin auf zusammengezogene Schulterblätter. Versuchen Sie, dabei möglichst fließend weiter zu atmen.

- Beenden Sie die Wippbewegungen, und lösen Sie die Spannung, indem Sie die Arme senken und locker seitlich am Körper hängen lassen. Jetzt sind Sie wieder im aufrechten Stand.

- Fokussieren Sie sich abschließend auf die Rückenmuskulatur: Nehmen Sie wahr, wie sich eine aufrechte Oberkörperposition anfühlt. Können Sie eine angenehme Wärme im Rücken wahrnehmen?

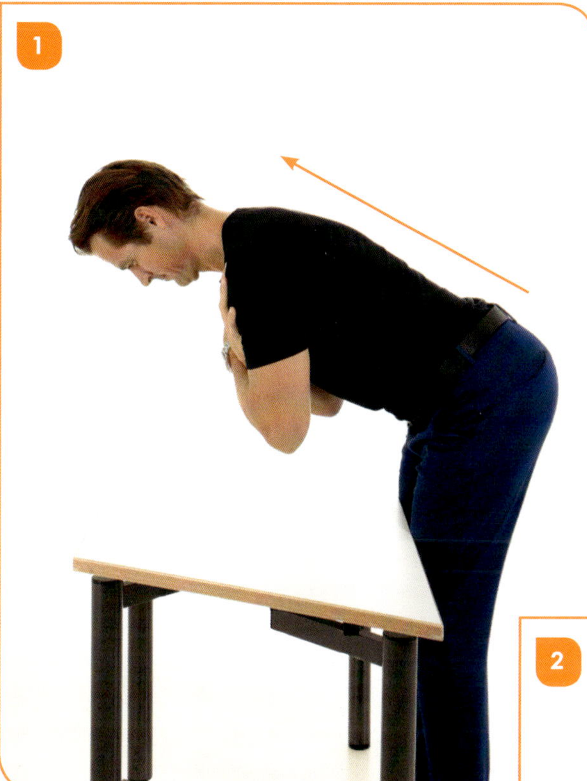

Beide Oberschenkel berühren die Kante. Den Oberkörper mit geradem Rücken nach vorne-unten beugen. Darauf achten, dass sich der Kopf in Verlängerung der Wirbelsäule befindet.

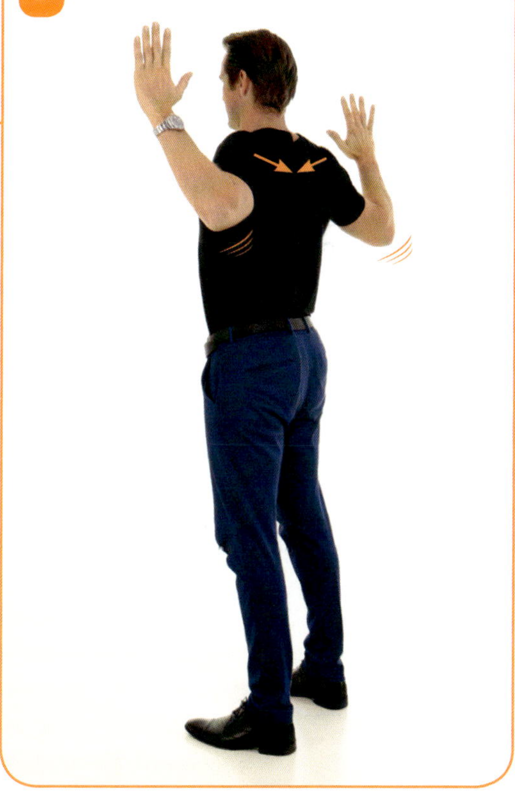

Die Arme in einen 90°-Winkel bringen, die Schulterblätter leicht zusammenziehen und impulsartige Wippbewegungen nach hinten-unten ausführen.

Beinrückseite aktivieren

| Federn und Schwingen | Das Wippen der Oberschenkelrückseiten steigert die elastische Speicherfähigkeit der Rückenlinienfaszien. Gleichzeitig werden Gesäßmuskulatur, Oberschenkelrückseiten und untere Rückenmuskulatur gestärkt.

■ Stellen Sie sich locker und hüftbreit hin. Nutzen Sie für diese Übung bei Bedarf einen Stuhl, um Ihr Gleichgewicht zu halten.

■ Verlagern Sie nun das Gewicht auf das leicht gebeugte linke Bein. Dann führen Sie Ihr rechtes Bein möglichst gestreckt nach hinten und ziehen die Fußspitzen dabei an. Der Oberkörper neigt sich leicht nach vorne. [Bild 1] Ziehen Sie den Bauchnabel zur Wirbelsäule, um den Rumpf zu stabilisieren.

■ Wippen Sie jetzt mehrmals dynamisch das fast gestreckte rechte Bein impulsartig nach hinten-oben, um die myofaszialen Strukturen in der Beinrückseite zu stimulieren. [Bild 2]

■ Kehren Sie danach in den aufrechten Stand zurück, und schütteln Sie Ihre Beine locker aus.

■ Führen Sie die Bewegung nun auf der Gegenseite aus. Verlagern Sie das Gewicht auf das rechte Bein und strecken das linke nach hinten aus. Jetzt beginnen Sie auch hier mit der dynamischen Wippbewegung des hinteren Beins.

■ Lösen Sie die Haltung auf, und kommen Sie wieder in den Stand zurück. Dann schütteln Sie beide Beine locker aus.

■ Spüren Sie abschließend den federnden Bewegungen für einige Atemzüge nach.

Oberkörper pendeln

| Federn und Schwingen | Die dynamische Übung lockert durch die vorbereitende Gegenbewegung und das elastisch-dynamische Federn die faszialen Strukturen entlang der gesamten Rückenlinien und fördert deren Funktionalität.

■ Stehen Sie aufrecht und locker mit mehr als schulterbreit geöffneten Beinen. Die Arme hängen locker neben dem Körper.

■ Führen Sie einatmend die Arme nach vorne über den Kopf, bis sie gestreckt sind. Bringen Sie jetzt den Körper in eine Vorspannung, indem Sie Ihren Oberkörper leicht nach hinten neigen. [Bild 3]

■ Mit dem nächsten Ausatmen bringen Sie mit den Armen Ihren Oberkörper nach vorne zum Boden und schwingen die Arme durch die Beine nach hinten. [Bild 4] Einatmend schwingen Sie in die Streckung zurück.

■ Wiederholen Sie die fließende Bewegung möglichst dynamisch. Federn Sie die Bewegung locker mit den Knien ab, und nutzen Sie den Katapult-Effekt des Rückschwungs.

■ Kommen Sie in den aufrechten Stand zurück. Stehen Sie wieder locker und aufrecht, und spüren Sie der Übung für einige Atemzüge nach.

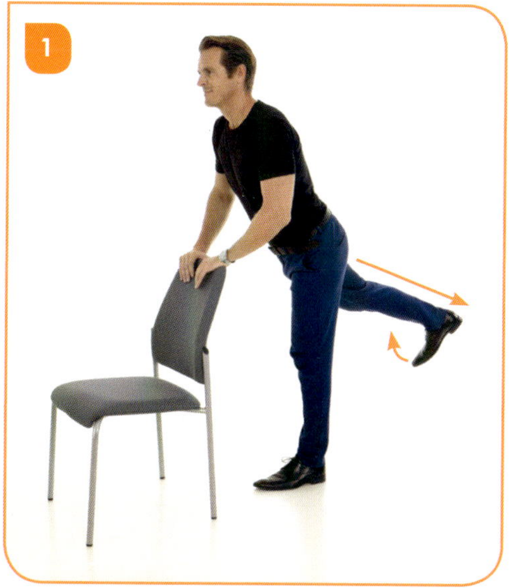

Das Bein fast gestreckt nach hinten bringen, und die Fußspitzen anziehen.

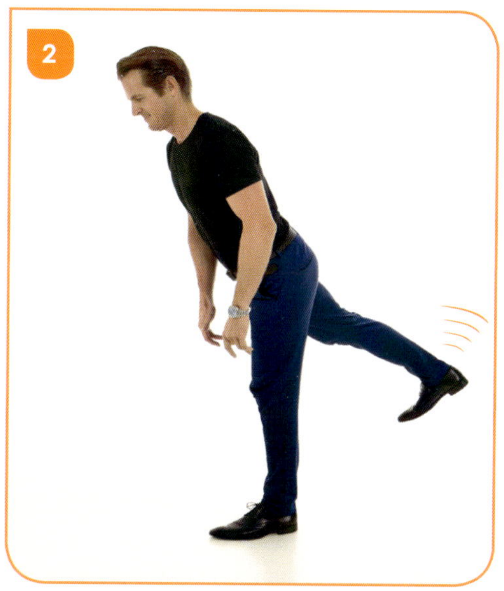

Dynamisch mit dem Bein nach hinten-oben wippen, ohne die Beinachsen zu verändern.

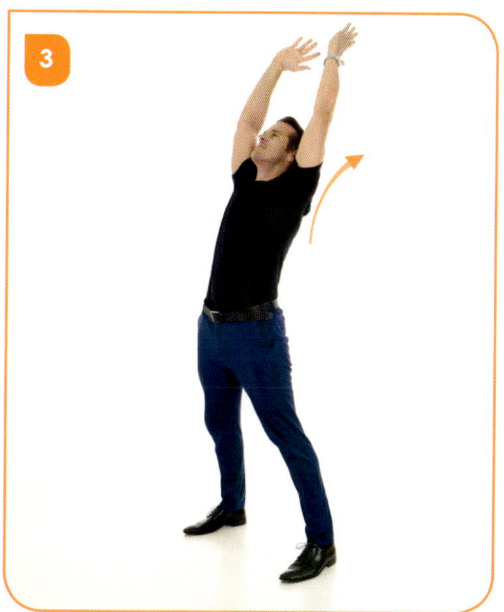

Einatmend sich vollständig strecken, und so eine Vorspannung aufbauen ...

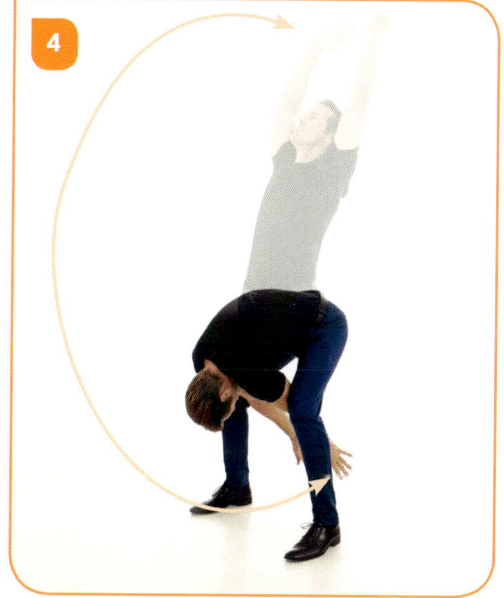

... ausatmend die Spannung lösen und dynamisch vornüber nach unten schwingen.

Rückenlinien erspüren

| Focusing | Die Focusingübung lenkt die Konzentration nochmals bewusst auf die oberen Rückenlinien. Die wohltuende Wirkung der vorherigen Übungen des Rückenlinien-Programms wird so bewusst wahrgenommen.

■ Stehen Sie bequem, und schließen Sie die Augen. Die Arme hängen locker seitlich am Körper, die Schultern sind entspannt.

■ Ausatmend die Schultern nach vorne neigen und dabei den Kopf locker zum Brustbein hängen lassen, bis sich ein leichter Rundrücken bildet. [Bild 1]

■ Nehmen Sie in dieser Position tiefe Atemzüge. Konzentrieren Sie sich auf Ihre Rückenlinien. Spüren Sie die Dehnung im Nackenbereich. Fühlen Sie, wie sich die Muskulatur allmählich entspannt.

■ Mit dem nächsten Einatmen richten Sie den Kopf auf und öffnen den Oberkörper, indem Sie die Arme aufdrehen, und die Schultern sanft nach hinten-unten ziehen. [Bild 2] Nehmen Sie auch hier einige Atemzüge, und spüren Sie bei jeder Einatmung bewusst in die entstehende Weite des Brustraums hinein.

■ Lösen Sie die Haltung auf. Halten Sie einen Moment inne, und spüren Sie der Bewegung des Öffnens und Schließens des Oberkörpers nach: Konnten Sie in der gekrümmten Haltung die Dehnung in Ihren Rückenfaszien und Muskeln spüren?

■ Öffnen Sie die Augen, und kehren Sie langsam ins Hier und Jetzt zurück. Recken und strecken Sie sich. Beenden Sie Ihre Übung, indem Sie abschließend einmalig die Schultern nach hinten kreisen. Nehmen Sie die aufrechte Körperhaltung in Ihren Alltag mit.

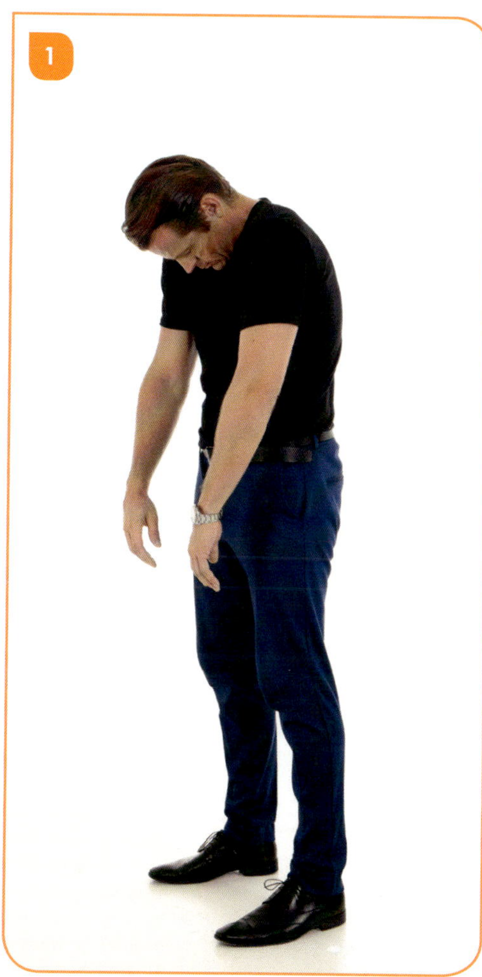

Ausatmend die Schultern nach vorne neigen, und den Kopf locker Richtung Brustbein hängen lassen. Dabei bewusst in Rücken und Nacken hineinspüren.

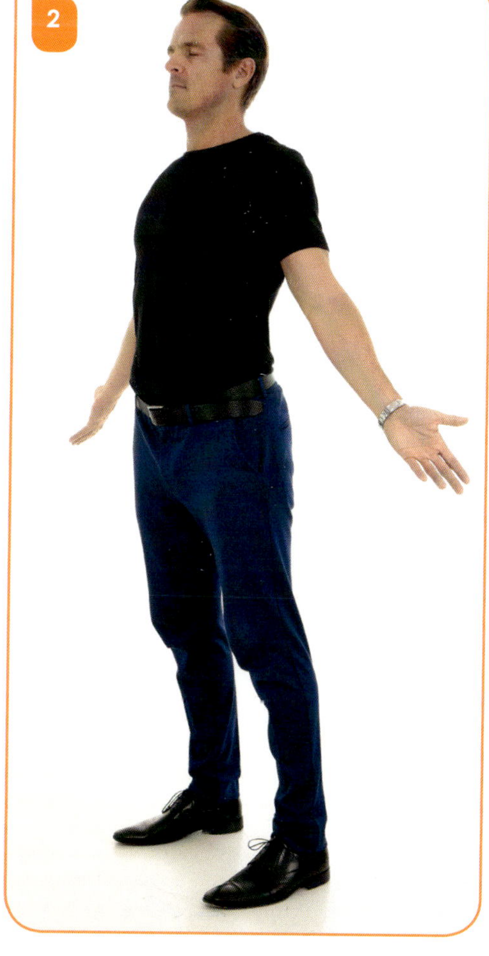

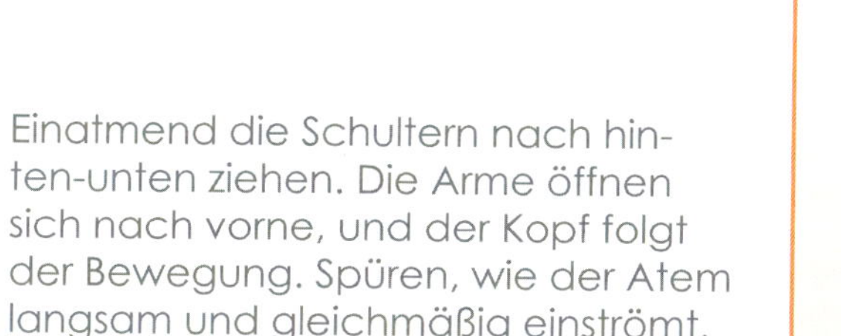

Einatmend die Schultern nach hinten-unten ziehen. Die Arme öffnen sich nach vorne, und der Kopf folgt der Bewegung. Spüren, wie der Atem langsam und gleichmäßig einströmt.

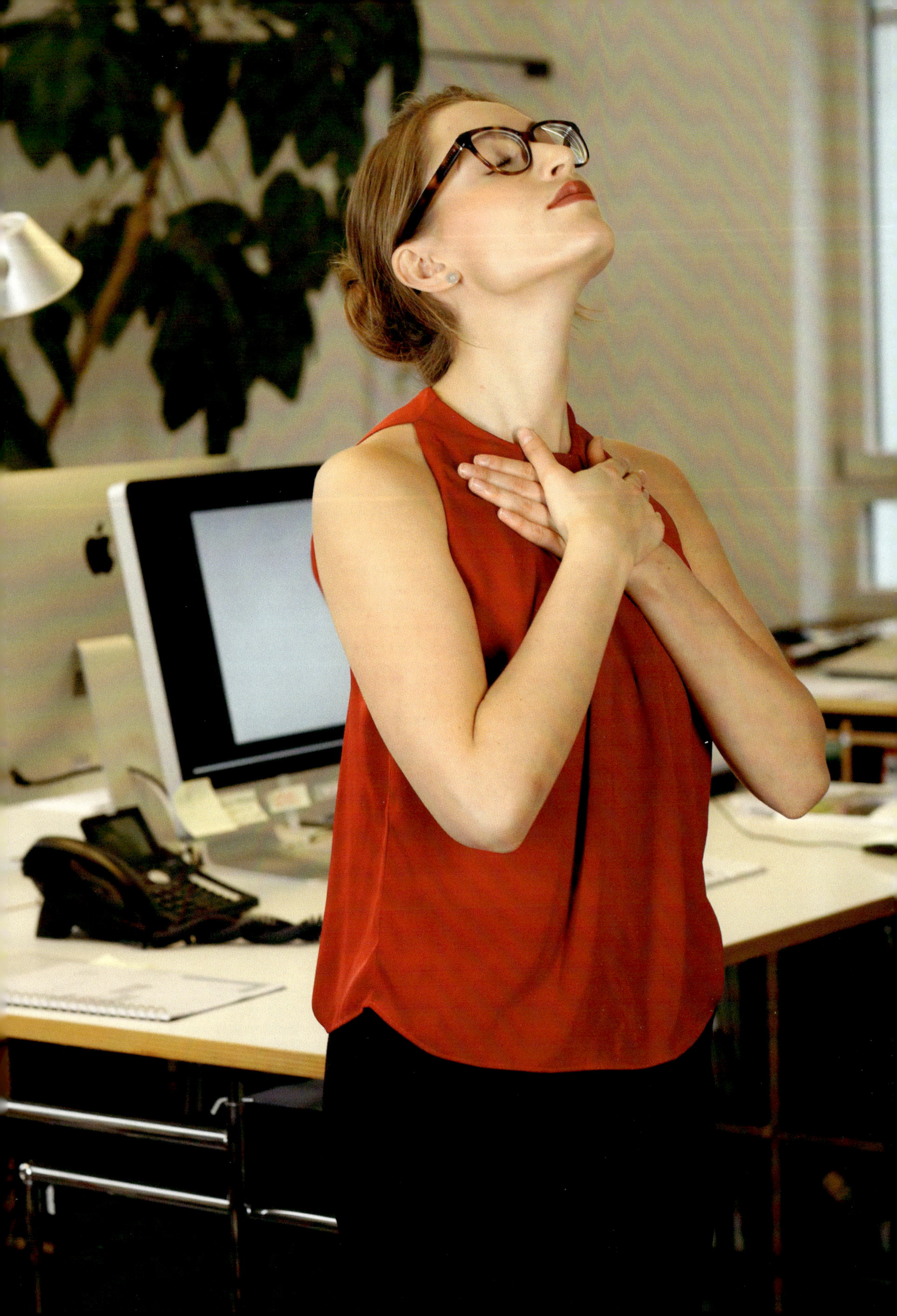

Faszientraining für die Frontallinien

Die Frontallinien verlaufen entlang der gesamten Körpervorderseite, und zwar von den Füßen bis hinauf zu den Schädelseiten. Als Gegenspieler der Rückenlinien verleihen sie dem Körper Stabilität und schützen den Bauchraum mit seinen Organen.

Die *Frontallinien* (FL) verbinden die gesamte vordere Körperseite, treten als Antagonisten, d.h. Gegenspieler, der Rückenlinien auf und geben dem gesamten Körper Stabilität. Die FL setzen sich aus oberflächlichen und tief verlaufenden myofaszialen Schichten zusammen. Wir unterscheiden deshalb die *Oberflächlichen Frontallinien* (OFL) von den *Tiefen Frontallinien* (TFL):
Die OFL sind neben der Aufrechterhaltung des Gleichgewichts auf der Sagittalebene, d.h. auf der Körperachse nach vorne und hinten, auch für das Beugen des Rumpfes, der Hüften und der Füße verantwortlich. Ebenso sorgen sie für durchgestreckte Knie und damit für eine aufrechte Körperhaltung.
Die OFL [Bild 1] sind in einen unteren und oberen Teil zu differenzieren. Der untere Teil der OFL entspringt an den Zehen und wandert über die Schienbeinmuskulatur, die Knie und die vordere Oberschenkel-

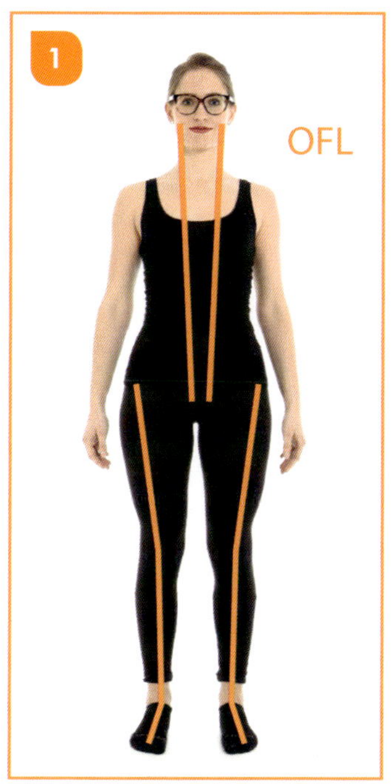

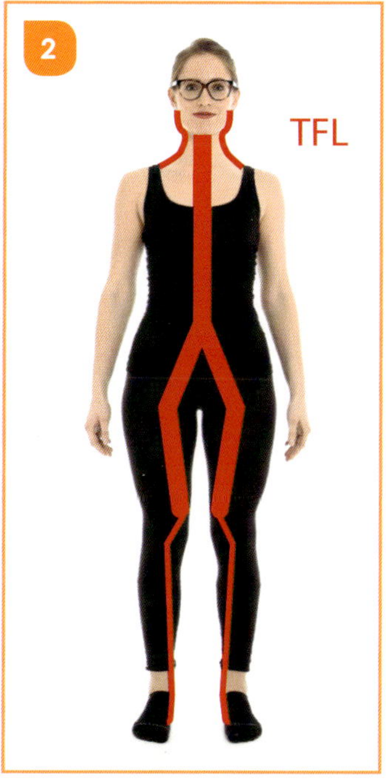

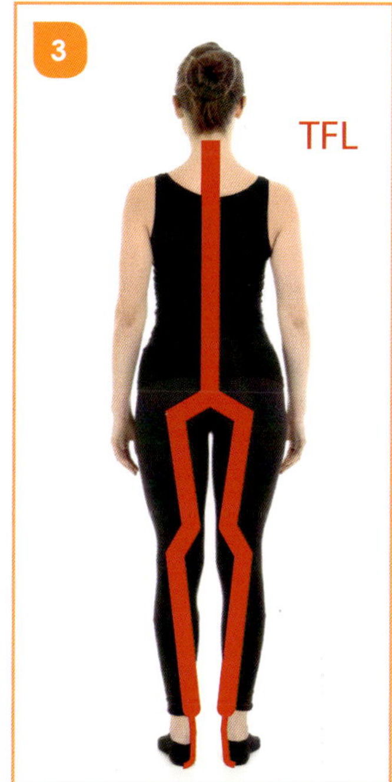

muskulatur bis zum Becken hinauf. Ausgehend vom Becken verläuft der obere Teil der OFL entlang der Bauchmuskulatur zum Brustkorb und weiter bis zu den Schädelseiten.
Die TFL [Bild 2] stellen weniger eine Kette, eher einen Schlauch dar. Sie wandern von der Fußsohle über die Rückseite der Unterschenkelknochen und der Knie zur Innenseite der Oberschenkel. Von dort zieht je ein Strang vorder- und rückseitig über das Becken in Richtung Lendenwirbelsäule (LWS). Ab dieser Stelle durchdringen sie als Verbund den Bauchraum [Bild 3] und bieten den Bauchorganen Schutz, bis sie an der Unterseite des Gesichts- und Gehirnschädels enden. Aufgrund ihrer Verlaufsstruktur lassen sich die TFL eher als dreidimensionalen Raum auffassen, der dem Körper Stabilität verleiht.
Die TFL ergänzen das Zusammenspiel aus den OFL und Rückenlinien im Rumpf und Halsbereich. Die TFL helfen besonders beim Ausbalancieren des Kopfes und bilden den myofaszialen Kern des Körpers, da sie von den spiralen, den oberflächlichen frontalen, dorsalen und lateralen myofaszialen Verbindungen ummantelt werden. Daher gibt es praktisch keine Bewegung, die nicht von den TFL beeinflusst wird. Zudem sorgen sie für eine Verbindung zwischen Atem- und Gehrhythmus. Zu den spezifischen Aufgaben zählen deshalb die Hüftadduktion und die Atemwelle des Zwerchfells.

Routinemäßige, über mehrere Stunden eingenommene 'gekrümmte' Sitz-, aber auch Schlafgewohnheiten ('Häschenhaltung') bewirken Dysbalancen zwischen den oberflächlichen Rückenlinien (ORL, vgl. S. 113) und den Frontallinien (FL). Während die FL wie eine Bogensehne unter Spannung stehen und einen hohen Muskeltonus aufweisen, werden die ORL – hier der Bogen – exzentrisch gespannt und somit gedehnt. Hieraus entwickeln sich schließlich Fehlhaltungen (vgl. Bild S. 47f.). Es kann aber auch zu Dysbalancen entlang der FL kommen. Da die FL sowohl links als auch rechts der Körpermitte verlaufen, lassen sich oftmals Rechts-Links-Unterschiede feststellen. Für eine ganzheitliche Behandlung von Kompensationsmustern ist es demnach sinnvoll, etwaige Asymmetrien zu berücksichtigen. Ebenso kann eine Unterteilung in einen oberen und unteren Abschnitt der FL vorgenommen werden.
Bei den *unteren* FL kann es zu einer limitierten Plantarflexion im Sprunggelenk kommen, die eine vollständige Streckung des Fußes verhindert. Da die Plantarflexion in alltäglichen Situationen wie dem Treppensteigen von großer Bedeutung ist, können Einschränkungen zu Gehstörungen und in der Folge auch zu Stürzen führen. Eine Überstreckung der Knie und eine Verschiebung des Beckens nach vorne – häufig ist die Zugspannung des Hüftbeugers, der strukturell mit der Lendenwirbelsäule in Verbindung steht, dafür verantwortlich – sind ebenso häufig auftretende Kompensationsmuster.
Die *oberen* FL können ursächlich sein für Fehlstellungen der Lendenwirbelsäule, eine verschobene Halswirbelsäule sowie eine eingeschränkte Atmung. Letzteres lässt sich meist an den nach vorne geschobenen Schultern erkennen, die ein Marker für eine 'verkürzte' Brustmuskulatur sind. Daraus resultierende Überlastungen der Nacken- und Kiefermuskulatur, aber auch ein Engegefühl im Brustkorb können das Wohlbefinden einschränken. Gezielte Übungen zur Öffnung des Brustkorbs, wie sie in unserem Faszientraining für die FL durchgeführt werden, helfen, die Brustmuskulatur zu entlasten und den Oberkörper wieder aufzurichten. Dadurch stellt sich ein Zustand der Entspannung im Brustkorb ein, der eine tiefe und gleichmäßige Atmung ermöglicht.

Zum Programm

Das Frontallinien-Programm hat eine Übungszeit von bis zu 23 Minuten. Der Fokus liegt dabei auf der Öffnung des Brustkorbs und der Stabilisierung der Körpermitte.

Um in die Weitung des Brustkorbs bewusst hinein zu spüren, beginnen Sie mit dem *Frontallinien-Scan*. Bei den Mobilisationsübungen aktivieren Sie durch das *Beine steppen* die unteren Extremitäten und gleichzeitig das Herz-Kreislauf-System. Zur ganzheitlichen Erwärmung folgt die Übung *Körper erfrischen*, wodurch zusätzlich koordinative Fähigkeiten gefördert werden. Verspannungen in der Halsfaszie treten oftmals in Verbindung mit Stress auf. Die fasziale Dehnungsübung *Hals dehnen* ermöglicht es Ihnen, diese Gewebsstrukturen zu lösen. Mit der eintretenden lokalen Entspannung führen Sie anschließend die ganzheitliche Stretchingübung *Brustkorb öffnen* durch. Mit der tonisierenden Übung *Wechselsprünge durchführen*, die koordinativ anspruchsvoll ist, sprechen Sie die gesamten Frontallinien an und trainieren gleichzeitig Schnellkraft und Gleichgewicht. Durch das federnde *Fußballen wippen* fördern Sie die Elastizität der Beinfaszien. Ergänzt wird dies durch das *Beine pendeln*. Das lockere Schwingen erhält die myofasziale Funktionsfähigkeit der Beine und auch des Hüftapparats. Als achtsamer Ausklang des Programms dient die Focusingübung *Frontallinien erspüren*.

Ziele	Übungen	Dauer
Wahrnehmung	1. Frontallinien-Scan	bis 4 Min.
Mobilisation	2. Beine steppen	bis 2 Min.
	3. Körper erfrischen	bis 2 Min.
Fasziales Dehnen	4. Hals dehnen	bis 2 Min.
	5. Brustkorb öffnen	bis 2 Min.
Tonisieren	6. Wechselsprünge durchführen	bis 3 Min.
Federn & Schwingen	7. Fußballen wippen	bis 3 Min.
	8. Beine pendeln	bis 2 Min.
Focusing	9. Frontallinien erspüren	bis 3 Min.
Mini-Workout	**Übungen 2 .. 3 .. 5 .. 6 .. 7**	**bis 12 Min.**

Frontallinien-Scan

| Wahrnehmung | Diese Übung weitet den Brustkorb und wirkt aktiv einem Rundrücken entgegen. Zeitgleich stimuliert die leichte Dehnung den Verlauf der Frontallinien und löst etwaige Verspannungen.

- Stehen Sie aufrecht und schließen Sie die Augen.

- Lassen Sie den Atem ruhig und gleichmäßig fließen. Genießen Sie einen stabilen Stand, so, als wären Ihre Füße mit dem Boden verwurzelt.

- Mit der nächsten Einatmung ziehen Sie die Schultern behutsam nach hinten-unten und schieben das Brustbein nach vorne-oben, um den Brustkorb zu öffnen. Drehen Sie die Arme, sodass die Handflächen nach vorne zeigen. Lassen Sie den Atem fließen, und nehmen Sie den Raum im Brustkorb wahr.

- Mit dem nächsten Einatmen führen Sie die gestreckten Arme hinter den Körper. Der Kopf verlängert die leicht nach hinten geneigte Brustwirbelsäule. Die Arme ziehen zur Intensivierung möglichst weit nach hinten-unten. [Bild 1] Dies trägt zur Weitung des Brustraums bei. Spüren Sie mit tiefen Atemzügen bewusst in Ihren Brustkorb hinein.

- Kommen Sie in die Ausgangsstellung zurück.

- Kreisen Sie nun einmalig sanft die Schultern von hinten nach vorne. Die Arme folgen der Bewegung und kommen locker vor den Körper. Der Kopf neigt sich nach vorne. Nehmen Sie in dieser Position einige Atemzüge: Spüren Sie, wie sich der Rücken nach vorne rundet? [Bild 2]

- Jetzt kreisen Sie einatmend Ihre Schultern von vorne nach hinten. Wieder folgen die Arme der Bewegung, der Kopf neigt sich leicht nach hinten. Spüren Sie, wie sich der Brustkorb öffnet? Fühlen Sie, wie sich mit jedem Atemzug ein wenig mehr Spannung löst und Sie sich freier fühlen?

- Kommen Sie in den aufrechten Stand zurück, und lassen Sie den Atem fließen. Spüren Sie der Dehnung in Ihrer Körpervorderseite einige Atemzüge nach, und machen Sie sich den Verlauf der Frontallinien bewusst. Dann öffnen Sie die Augen.

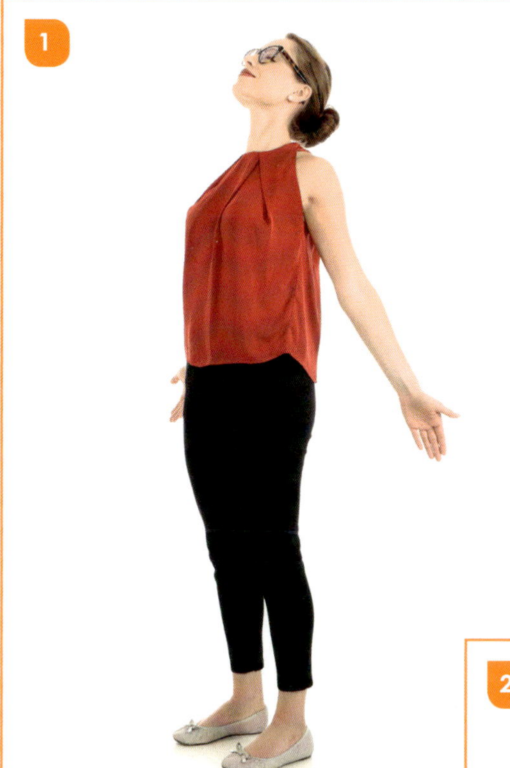

Den gesamten Brustraum weiten. Die Arme ziehen zur Intensivierung der Dehnung sanft nach hinten-unten.

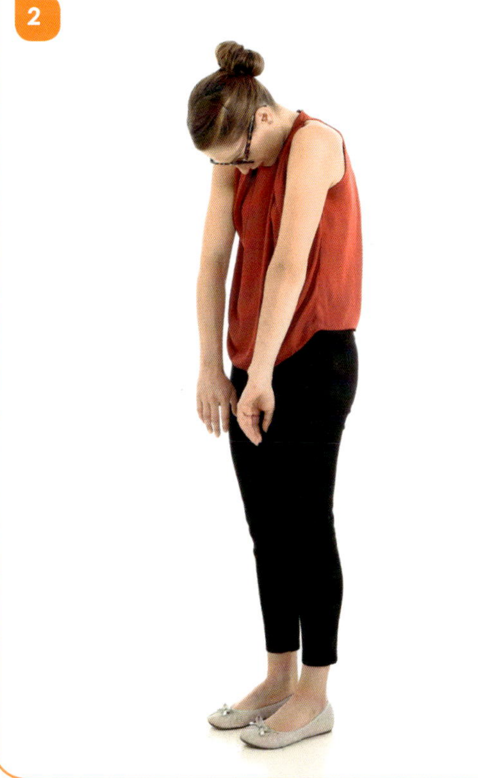

In einer langsamen und fließenden Bewegung einen leichten Rundrücken bilden. Der Kopf hängt entspannt vornüber.

Beine steppen

| Mobilisation | Die Übung dient der Aktivierung des Herz-Kreislauf-Systems. In erster Linie werden dabei die großen Muskelpartien der unteren Extremitäten beansprucht.

■ Stellen Sie sich hüftbreit und aufrecht hin. Die Arme hängen locker an den Körperseiten.

■ Beginnen Sie, abwechselnd die Fersen etwas vom Boden zu lösen und wieder zu senken. Die Fußballen bleiben in Kontakt mit dem Boden, die Arme bewegen sich locker gegengleich im etwa 90°-Winkel neben dem Körper mit. [Bild 1]

■ Steigern Sie nach einigen Atemzügen die Frequenz, und werden Sie schneller. Die Füße werden nun vollständig vom Boden abgehoben. Drücken Sie sich dabei aktiv mit den Fußballen vom Boden ab.

■ Erhöhen Sie weiter die Geschwindigkeit, ohne dabei die gleichmäßige Atmung zu vernachlässigen. Heben Sie schließlich die Beine immer höher vom Boden ab, bis sich der Oberschenkel auf Hüfthöhe parallel zum Boden befindet. [Bild 2]

■ Variieren Sie nun die Bewegungsfolge, indem Sie die Beinabstände variieren, also seitlich vergrößern und verkleinern.

■ Werden Sie langsamer und kommen Sie im aufrechten Stand zur Ruhe. Dann schütteln Sie kurz Ihre Beine aus.

Körper erfrischen

| Mobilisation | Diese Übung dient der weiteren Erwärmung des gesamten Körpers. Neben der kardiovaskulären Beanspruchung wird zudem die Koordinationsfähigkeit geschult.

■ Stehen Sie hüftbreit mit aufgerichtetem Oberkörper, und strecken Sie die Arme nach vorne auf Schulterhöhe aus.

■ Springen Sie nun in eine etwas mehr als schulterbreite Grätsche [Bild 3] und sofort in die Ausgangsstellung zurück.

■ Wiederholen Sie die Bewegungsabfolge dynamisch für weitere Atemzüge. Die Arme bleiben weiterhin nach vorne auf Schulterhöhe ausgestreckt.

■ Führen Sie weiterhin die Grätschsprünge aus, allerdings versuchen Sie nun, die ausgestreckten Arme rhythmisch auf und ab zu bewegen. [Bild 4] Dies dient der Erwärmung des Oberkörpers und schult Ihre Koordination. Werden Sie zunehmend dynamischer, falls Sie koordinativ keine Probleme haben.

■ Beenden Sie die Bewegung, und kommen Sie in den aufrechten Stand zurück. Spüren Sie nach, während sich Ihr Atem beruhigt.

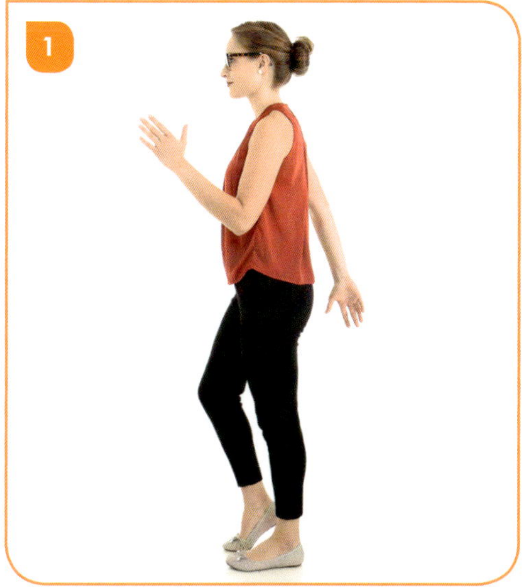

Lediglich die Fersen lösen sich bei der langsamen Gehbewegung vom Boden ab.

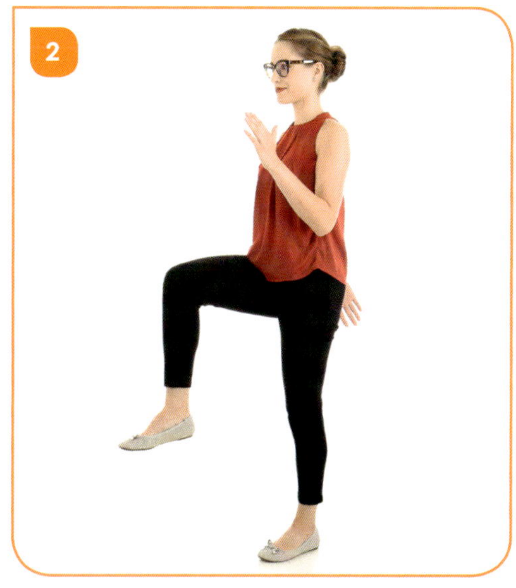

Die Geschwindigkeit intensivieren, und die Beine abwechselnd vom Boden abheben.

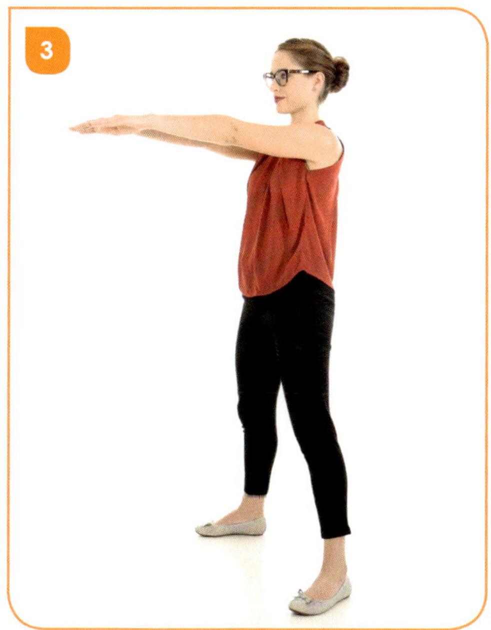

Die Arme nach vorne ausstrecken und dynamische Grätschsprünge durchführen.

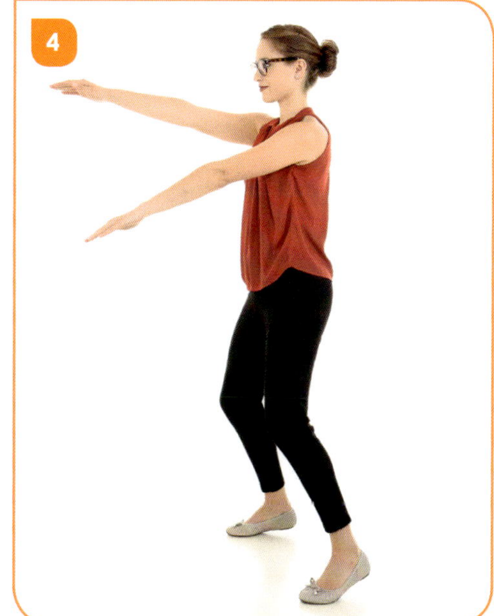

Die Arme werden während des Grätschsprungs vor dem Körper auf und ab bewegt.

Hals dehnen

| Fasziales Dehnen | Myofasziale Verspannungen im Halsbereich lassen sich mit dieser Dehnübung lösen.

■ Stellen Sie sich aufrecht und hüftbreit hin. Legen Sie Ihre Hände locker übereinander auf das Brustbein.

■ Neigen Sie einatmend den Kopf behutsam nach hinten, bis Sie eine Dehnung in der Halsfaszie spüren. Atmen Sie in dieser Position für einige Atemzüge in die gedehnte vordere Halsfaszie hinein.

■ Üben Sie mit den Händen nun leichten Druck auf das Brustbein aus, und ziehen Sie Haut und myofasziale Schichten sanft nach unten, um die Dehnung zu intensivieren. [Bild 1] Verweilen Sie in dieser Position für einige Atemzüge. Dann lösen Sie die Dehnung und richten den Kopf wieder auf.

■ Neigen Sie jetzt den Kopf zur rechten Seite, und ziehen Sie gleichzeitig die linke Schulter nach unten, um die seitlich verlaufenden Faszien zu dehnen. [Bild 2] Verharren Sie für einige Atemzüge in der Dehnung.

■ Führen Sie nun die Dehnung auf der Gegenseite aus. Nehmen Sie auch hier in der Dehnung einige Atemzüge.

■ Kommen Sie mit Ihrem Kopf abschließend in die Mitte zurück. Nehmen Sie die Hände vom Brustbein, und lassen Sie die Arme locker nach unten hängen. Spüren Sie der Dehnung nach.

Brustkorb öffnen

| Fasziales Dehnen | Die Flexionsbewegung dient der ganzheitlichen Dehnung der Frontallinien und weitet den Brustraum. Dabei wird auch der Hüftbeuger intensiv gedehnt.

■ Stellen Sie sich aufrecht und hüftbreit hin. Die Arme hängen entspannt neben dem Körper.

■ Bauen Sie zunächst Spannung entlang der Arme auf, indem Sie die Finger strecken. Führen Sie dann die gestreckten Arme vor dem Körper nach oben und hinten zu einer 'V-Form', bis Sie eine Dehnung im Rumpf spüren. [Bild 3] Halten Sie die Position für einige Atemzüge.

■ Nun intensivieren Sie den Dehnreiz, indem Sie den Oberkörper behutsam nach hinten neigen. Der Kopf bleibt in Verlängerung der Wirbelsäule. Atmen Sie bewusst in die Dehnung hinein. Nehmen Sie aktiv wahr, wie das Brustbein nach vorne-oben gerichtet ist und sich der Brustkorb bei jedem Atemzug ein Stück mehr weitet.

■ Jetzt führen Sie die Übung fort, indem Sie sanft mit den gestreckten Armen in die Dehnung hineinfedern. [Bild 4]

■ Kommen Sie in den aufrechten Stand zurück, und spüren Sie abschließend der wohltuenden Dehnung nach.

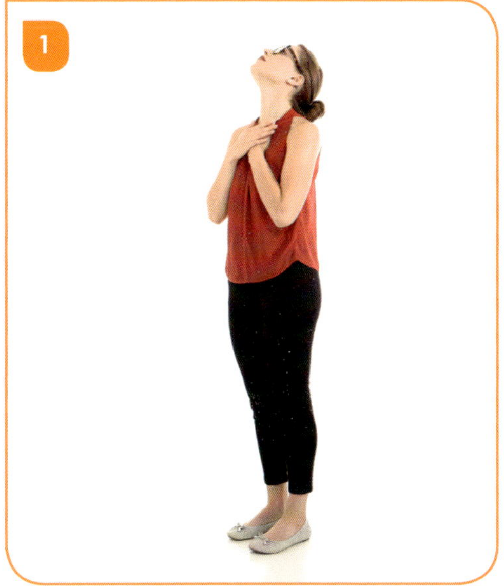

Den Kopf nach hinten neigen, und die Haut mit den Händen sanft nach unten ziehen.

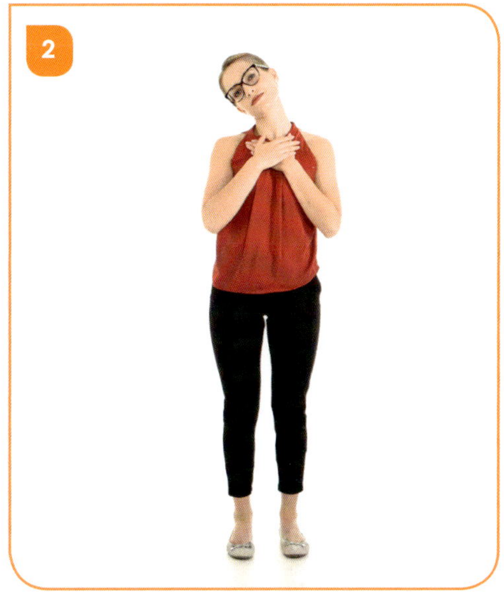

Den Kopf behutsam zur Seite neigen und den Hals seitlich dehnen.

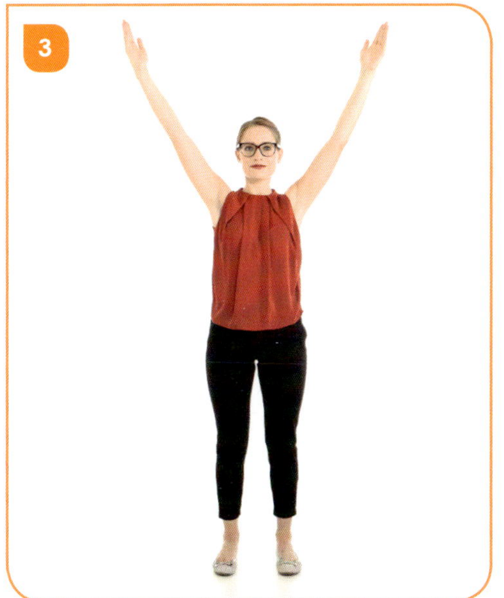

Die gestreckten Arme nach oben und hinten führen und bewusst in die Dehnung hineinatmen.

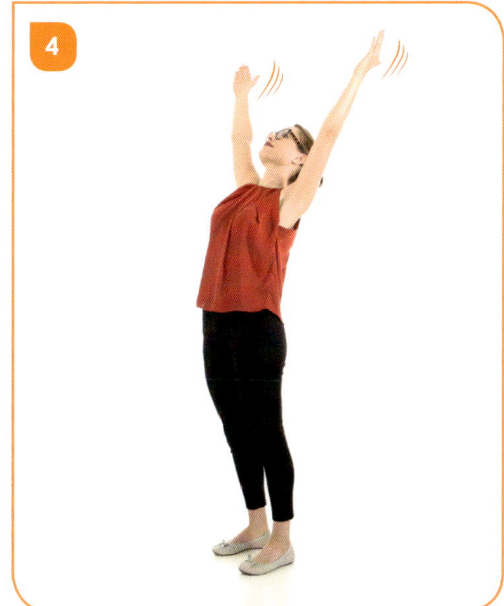

Den Dehnreiz durch sanfte Wippbewegungen intensivieren.

Wechselsprünge durchführen

| Tonisieren | Die Übung sorgt für eine ganzheitliche Beanspruchung der Frontallinien. Die dynamischen Wechselsprünge stellen zudem ein koordinativ anspruchsvolles Schnellkraft- und Gleichgewichtstraining dar.

■ Stehen Sie aufrecht, die Arme hängen locker neben dem Körper.

■ Setzen Sie das rechte Bein gestreckt oder gebeugt in einem großen Ausfallschritt nach hinten auf dem Fußballen ab. Dabei beugen Sie das linke Knie, ohne dass es über die Zehenspitzen hinausragt. Beide Füße richten Sie parallel nach vorne aus.

■ Jetzt heben Sie die Arme gestreckt vor dem Körper auf Schulterhöhe an. [Bild 1] Verharren Sie für tiefe Atemzüge in dieser Position. Ihr Oberkörper bleibt aufrecht. Halten Sie das Gleichgewicht, indem Sie den Bauchnabel zur Wirbelsäule ziehen, und die Bauchmuskulatur aktivieren.

■ Lösen Sie die Haltung auf, und kehren Sie in den aufrechten Stand zurück.

■ Wiederholen Sie die Bewegungsausführung auf der Gegenseite. Verweilen Sie wieder für tiefe Atemzüge im Ausfallschritt.

■ Kommen Sie in den aufrechten Stand zurück und schütteln Ihre Arme und Beine aus.

■ Strecken Sie die Arme wieder auf Schulterhöhe aus. Dann führen Sie die Bewegungsabfolge dynamisch im Wechsel durch. Dabei tippen die Fußballen beim Ausfallschritt nur kurz auf. Atmen Sie fließend ein und aus.

■ Wenn Sie sich bei der Übungsausführung sicher fühlen, gehen Sie in Wechselsprünge über und federn dabei in den Knien ab. [Bild 2] Passen Sie individuell die Sprungfrequenz an, sodass Sie sich nicht überlasten.

■ Jetzt kommen Sie in den aufrechten Stand zurück und nehmen die Arme nach unten. Richten Sie den Fokus zunächst auf Ihren Atem, bis dieser sich wieder beruhigt hat. Spüren Sie dann der sich ausbreitenden Wärme in der Beinmuskulatur nach. Nehmen Sie auch andere Muskelgruppen wahr, etwa die Rumpfmuskulatur oder die Muskulatur in den Schultern und Armen.

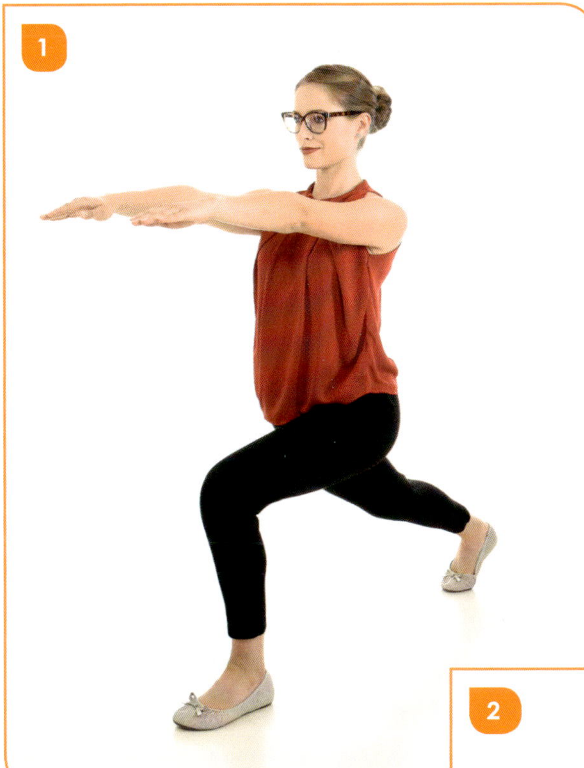

Die Füße parallel nach vorne ausrichten. Darauf achten, dass das Knie des angewinkelten Beines nicht über die Zehenspitzen hinaus geschoben wird. Die Arme auf Schulterhöhe nach vorne ausstrecken.

Zum Schluss Wechselsprünge ausführen und den Oberkörper aufrecht halten.

Fußballen wippen

|Federn und Schwingen|Das dynamische einbeinige Abfedern fördert über den Katapult-Effekt die Elastizität der Beinfaszien.

- Stehen Sie aufrecht. Dann führen Sie einen kleinen Ausfallschritt mit dem rechten Bein nach vorne aus. Das Körpergewicht ist gleichmäßig auf beide Beine verteilt.

- Lösen Sie jetzt beide Fersen vom Boden, und beginnen Sie, das Gewicht abwechselnd nach vorne und hinten zu verlagern. [Bild 1] Halten Sie die Spannung im Rumpf aufrecht, und achten Sie auf einen gleichmäßigen Atemfluss.

- Werden Sie in der Bewegung dynamischer, bis Sie in kleine Sprungbewegungen übergehen. Versuchen Sie dabei, nur auf den Fußballen abzufedern. Die Knie federn der Bewegung etwas nach.

- Variieren Sie individuell Sprunghöhe und Sprungfrequenz. Führen Sie zunächst schnelle flache Sprünge durch. Dann kraftvolle hohe Sprünge. [Bild 2]

- Reduzieren Sie langsam die Geschwindigkeit, und kommen Sie zurück in den aufrechten Stand.

- Führen Sie anschließend die Übung auf der Gegenseite durch.

- Kehren Sie in den aufrechten Stand zurück. Spüren Sie der Bewegung für einige Atemzüge nach.

Beine pendeln

|Federn und Schwingen|Diese Übung wirkt den 'verkürzten' Faszien des Bein- und Hüftapparates entgegen und erhält deren Funktionalität.

- Stehen Sie aufrecht und hüftbreit. Dann heben Sie den rechten Fuß einige Zentimeter vom Boden ab. Finden Sie einen stabilen Stand, indem Sie aktiv den Bauchnabel zur Wirbelsäule ziehen. Das linke Bein ist leicht gebeugt.

- Schwingen Sie für einige Atemzüge behutsam das rechte Bein abwechselnd nach vorne und hinten. Beginnen Sie mit einer geringen Bewegungsamplitude. Die Arme schwingen gegengleich mit. Der Oberkörper bleibt aufrecht, und das Schwungbein bleibt möglichst gestreckt. Bei Gleichgewichtsproblemen können Sie sich beim Üben an einem Stuhl abstützen. [Bild 3]

- Erhöhen Sie die Intensität, indem Sie zunehmend dynamischer das Bein und die Arme schwingen. [Bild 4]

- Kehren Sie in den aufrechten Stand zurück, und schütteln Sie das Standbein aus.

- Wiederholen Sie die Übung auf der Gegenseite.

- Kommen Sie zurück in den aufrechten Stand, und lockern Sie die Beine. Spüren Sie Unterschiede in der Hüftbeweglichkeit?

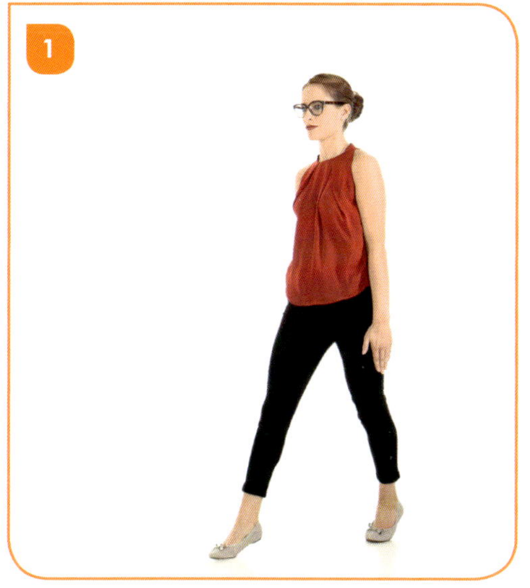

Auf den Fußballen das Gewicht von Bein zu Bein verlagern.

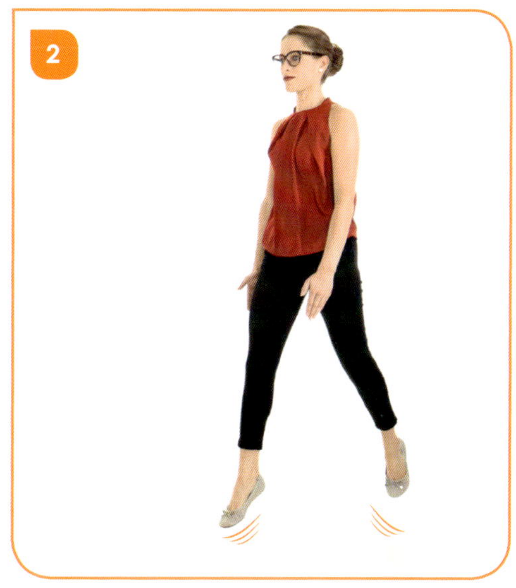

Auf den Fußballen in kleine federnde Sprünge übergehen.

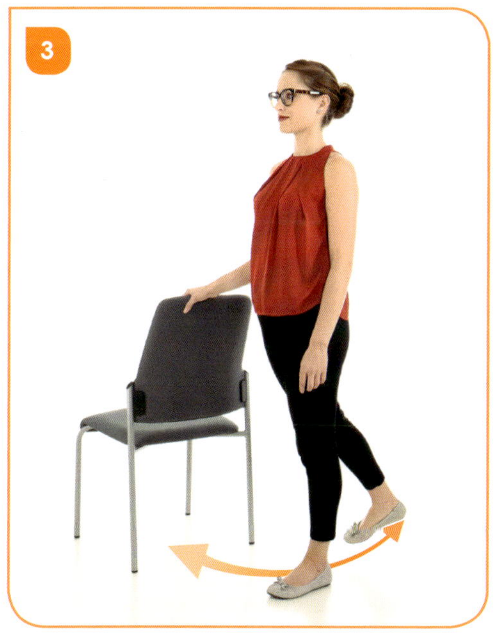

Den Oberkörper aufrichten und dabei die Bauchmuskeln anspannen. Das Bein möglichst gestreckt vor und zurück schwingen.

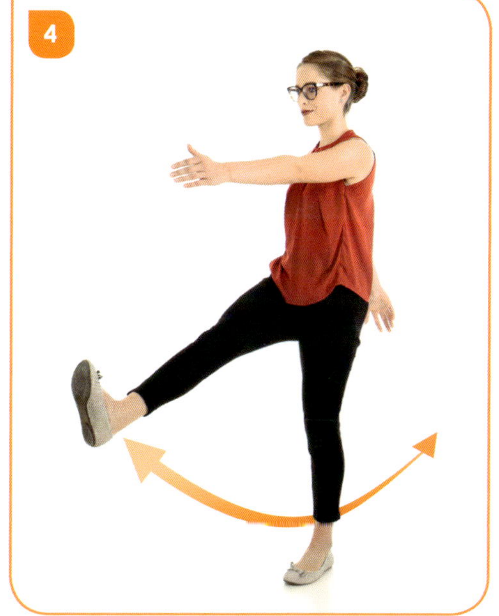

Die Arme mit der Bewegung gegengleich mitschwingen lassen. Dies ermöglicht eine höhere Dynamik.

Frontallinien erspüren

| Focusing | Eine gezielte Brustkorbatmung ermöglicht es, aktiv in den Körper hineinspüren zu können.

■ Stellen Sie sich aufrecht und hüftbreit hin. Schließen Sie die Augen, und atmen Sie ruhig und gleichmäßig.

■ Legen Sie die Hände sanft auf den Flanken des Brustkorbs ab. [Bild 1] Atmen Sie so tief wie möglich ein. Spüren Sie, wie sich der Brustkorb weitet? Atmen Sie bewusst in Ihre Hände, und nehmen Sie das Weiten der Rippenbögen wahr.

■ Wechseln Sie jetzt die Position der Hände. Legen Sie diese übereinander auf dem Brustbein ab. Atmen Sie für einige tiefe Atemzüge in die Handflächen hinein, und richten Sie Ihre Konzentration voll und ganz auf das Ein- und Ausströmen des Atems. Spüren Sie, wie sich Ihr Brustkorb hebt und senkt.

■ Lassen Sie Ihre Hände auf dem Brustbein und beginnen Sie nun, einatmend Ihren Brustkorb leicht nach hinten zu neigen. [Bild 2] Ausatmend bringen Sie ihn wieder in die aufrechte Haltung nach vorne.

■ Wiederholen Sie die langsame Bewegung mehrmals in Ihrem Atemrhythmus.

■ Verharren Sie jetzt in der leicht nach hinten gelehnten Position für tiefe Atemzüge. Nehmen Sie den Dehneffekt an der Körpervorderseite bewusst wahr. Fühlen Sie die ungewohnte Weite beim Füllen des Brustkorbs mit Luft.

■ Kommen Sie zurück in den aufrechten Stand, indem Sie Ihre Arme nach unten nehmen. Wie fühlen sich Ihre Frontallinien in der oberen Körperhälfte an?

■ Nun wandern Sie die Frontallinien entlang bis hinunter zu den Füßen.

■ Genießen Sie abschließend für einen Moment die innere Ruhe, bevor Sie die Augen wieder öffnen. Dann recken und strecken Sie sich, um wieder in Ihren Alltag zurückzukehren.

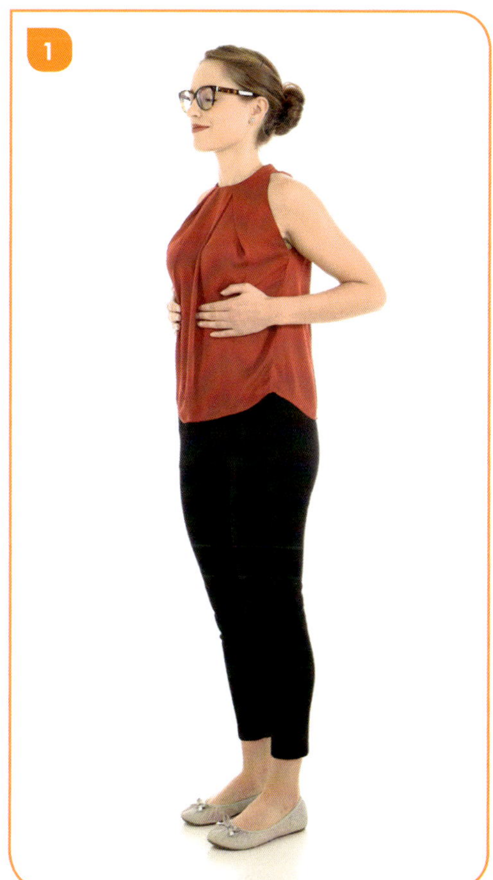

Mit tiefen Atemzügen den Brustraum weiten.

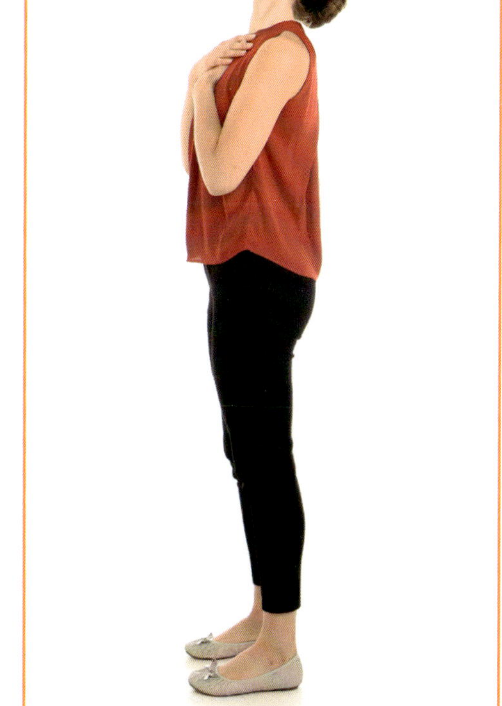

Die Hände übereinander auf das Brustbein legen und den Brustkorb leicht nach hinten neigen. Dabei in die Weite des Brustraums hineinatmen.

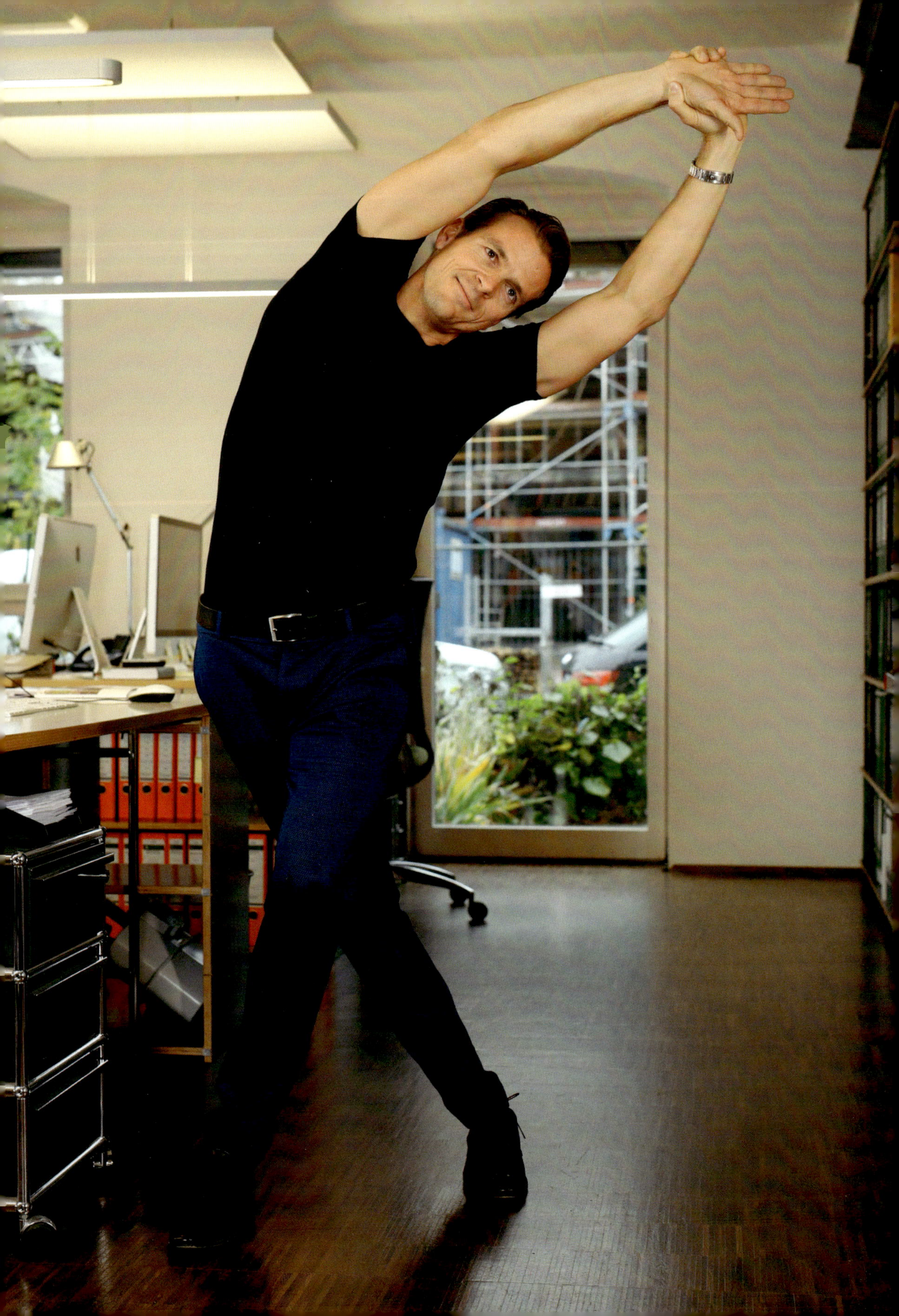

Faszientraining für die Laterallinien

Die Laterallinien umschließen den Körper entlang der Körperaußenseiten von den Füßen bis zum Schädel. Sie vermitteln das Körpergleichgewicht und balancieren beide Körperhälften aus. Auch sind sie für laterale Rumpfbeugungen und als 'Bremse' für Seit- und Rotationsbewegungen zuständig.

Die *Laterallinien* (LL) verlaufen auf beiden Körperseiten synchron, und zwar ausgehend vom Fußgewölbe an der Basis des großen und kleinen Zehgelenks. Von hier aus führen die LL über den Ansatz der kurzen und langen Wadenbeinmuskeln unter dem Fuß hindurch nach oben zum Außenknöchel. Von dort aus verlaufen sie seitlich an den Unter- und Oberschenkeln bis zum Rumpf. Dort winden sie sich an den Flanken korbgeflechtartig hinauf und unter den Schultern durch bis zum Schädel. [Bild 1] In einer aufrechten Körperhaltung umrahmen sie die Ohren mit ihren Vibrationssensoren, wodurch Stabilisations- und Gleichgewichtszustände beeinflusst werden können.

Die LL umklammern den Körper über die Körperaußenseiten wie ein Rahmen. Somit werden Vorder- und Rückseite sowie rechte und linke Körperseite kompakt zusammengehalten, was dem Körper Balance

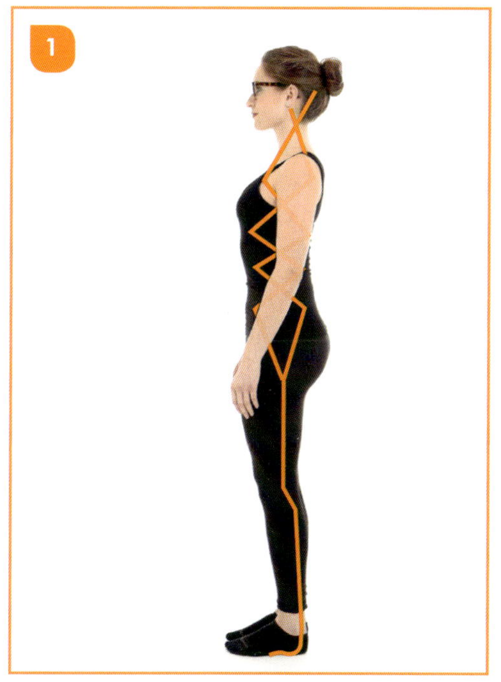

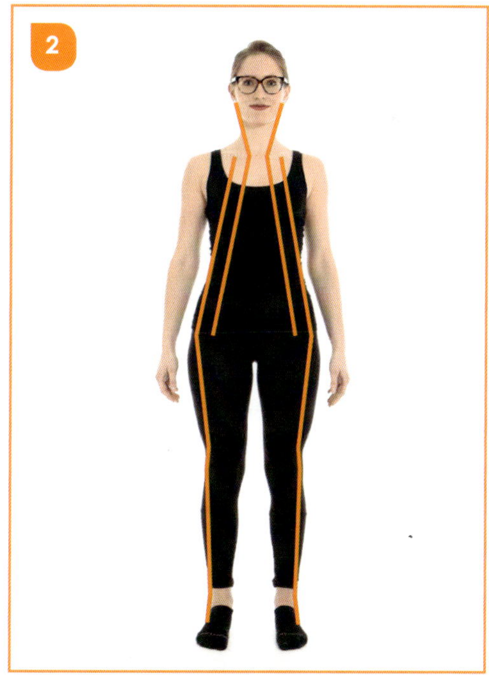

verleiht. [Bild 2] Zu den Aufgaben der LL zählt des Weiteren, dass sie Seitwärtsneigungen ermöglichen, Unterschiede beider Körperseiten ausgleichen und die Funktion als justierbares Bremspedal bei Seit- und Torsionsbewegungen einnehmen.
In der Bewegung müssen die LL den Rumpf und die Beine koordiniert stabilisieren, damit der Körper im Gleichgewicht bleibt. Zudem übertragen die myofaszialen Verbindungen entlang der Körperflanken Spannungen auf die anderen oberflächlich verlaufenden Zuglinien, nämlich die oberflächlichen Rücken- und Frontallinien, Spirallinien und oberflächlichen Armlinien.

Damit die LL wichtige Haltungs- und Bewegungsfunktionen erfüllen können, ist ein harmonisches Zusammenspiel aller myofaszialer Zuglinien notwendig. Fehlfunktionen, zum Beispiel durch ein Ungleichgewicht zwischen der rechten und linken Körperseite verursacht, führen zu Kompensationsmustern. Äußern können sich diese Einschränkungen der LL oftmals in Körperhaltungen, die eine Seitneigung (Lateralflexion) beinhalten, oder in freien Bewegungen der Gegenseite, die teilweise blockiert werden. Konkret bedeutet dies, dass eine Einschränkung der Lateralflexion nach rechts ihren Ursprung üblicherweise in der linken Körperhälfte hat. Einseitige Bewegungsmuster im Alltag oder bei sportlicher Betätigung, wie beim Tennisspielen, begünstigen die ungleiche Ausprägung der seitlichen myofaszialen Strukturen.
Bei den *unteren* LL können Sprunggelenkseinschränkungen wie etwa Einwärtsdrehung oder Auswärtsdrehung sowie Beeinträchtigungen der Dorsalflexion entstehen. Grund dafür ist die Inaktivität der unteren Extremitäten beim Vielsitzen, hier insbesondere der Sprunggelenke, die stundenlang kaum muskulär tätig sind. Mangelnde Bewegungsreize sorgen letztlich dafür, dass Sprunggelenke anschwellen, weil die Venenpumpen nicht mehr ihre Arbeit verrichten sowie Lymph- und Blutstauungen in den Unterschenkeln entstehen können. So werden Sprunggelenke im Alltag, aber in erster Linie im Sport überlastet, was das Verletzungsrisiko langfristig erhöht. Ebenfalls können X-(Valgus) und O-(Varus) Beinstellungen sowie Einschränkungen der Adduktoren oder chronische Anspannungen der Abduktoren auf Dysbalancen entlang der Körperflanken zurückgeführt werden. Dies hat eine Fehlbelastung der Knie und Hüftgelenke zur Folge, wodurch degenerative Prozesse in den Strukturen beschleunigt werden.
Bei den *oberen* LL sind durch asymmetrische Körperhaltungen oder vorgeschobene Kopfhaltungen seitliche Verschiebungen des Brustkorbs, Seitneigungen im Bereich der Lendenwirbelsäule oder Kompressionen der Lendenwirbelsäule möglich. Dieser untere Teil der Wirbelsäule übernimmt eine wichtige Stützfunktion, da eine große Last auf ihm ruht. Durch Fehlhaltungen können einwirkende Kräfte nicht optimal kompensiert werden. Die umliegenden myofaszialen Strukturen müssen dies ausgleichen, und es kommt zu Verspannungen. Ebenso können Schultereinschränkungen aus einseitigen Stabilisierungskräften resultieren, die oftmals auf eine Überlastung der seitlichen Myofaszien des Halses zurückgeführt werden können. In der Schulter treten Bewegungseinschränkungen im Vergleich zu anderen Gelenken häufiger auf und werden in der Regel von Schmerzen begleitet. Dies bringt eine große Einschränkung im Alltag mit sich, da das Gelenk bei allen Bewegungen der Arme beteiligt ist, etwa hohe Küchenschränke zu erreichen. Schon leichte Tätigkeiten wie Kochen können zur schmerzhaften Herausforderung werden, wenn volle Kochtöpfe nicht mehr angehoben werden können.

Zum Programm

Das Laterallinien-Programm hat eine Übungszeit von bis zu 22 Minuten. Die Laterallinien (LL) bilden einen stützenden Rahmen entlang der Körperflanken, weshalb sich das Programm überwiegend aus Seitwärtsbewegungen zusammensetzt.

Der *Laterallinien-Scan* ermöglicht Ihnen, die seitlichen Strukturen bewusst wahrzunehmen. Darauf folgt zunächst die Mobilisationsübung *Beinaußenseite aktivieren*. Die Übung *Körper pendeln lassen* regt das Herz-Kreislauf-System an und dient zusätzlich als Gleichgewichtsschulung. Lenken Sie danach Ihre Aufmerksamkeit beim *Rumpf seitwärts stretchen* auf den oberen Verlauf der LL sowie den Hüft- und Beckenbereich. Häufig auftretenden myofaszialen Einschränkungen wird gezielt entgegengewirkt. Die ganzheitliche Dehnungsübung *Flanken langmachen* ermöglicht es Ihnen im Anschluss, die lateralen Myofaszien von Kopf bis Fuß gezielt anzusprechen. Zur Verbesserung der Stabilität folgt die tonisierende Übung *Körperseiten crunchen*. Hierbei wird die seitliche Rumpfmuskulatur gestärkt. Die katapultartig ausgeführte federnde Bewegung *Körpergewicht verlagern* stimuliert den unteren Verlauf der LL, was zur verbesserten Funktionsfähigkeit im Alltag führt. Als Auflockerung der Flanken erfolgt daraufhin die schwungvolle Übung *Körper seitlich neigen*. Beenden Sie das Programm mit der Focusingübung *Laterallinien erspüren*.

Ziele	Übungen	Dauer
Wahrnehmung	1. Laterallinien-Scan	bis 4 Min.
Mobilisation	2. Beinaußenseite aktivieren	bis 2 Min.
	3. Körper pendeln lassen	bis 2 Min.
Fasziales Dehnen	4. Rumpf seitwärts stretchen	bis 2 Min.
	5. Flanken langmachen	bis 2 Min.
Tonisieren	6. Körperseiten crunchen	bis 3 Min.
Federn & Schwingen	7. Körpergewicht verlagern	bis 2 Min.
	8. Körper seitlich neigen	bis 2 Min.
Focusing	9. Laterallinien erspüren	bis 3 Min.
Mini-Workout	**Übungen 2 .. 3 .. 5 .. 6 .. 7**	**bis 11 Min.**

Laterallinien-Scan

| Wahrnehmung | Die Seitwärtsneigung des Oberkörpers verdeutlicht den Verlauf der Laterallinien. Durch die sanfte Mobilisierung und Dehnung lassen sich Dysbalancen und Bewegungseinschränkungen gezielt und schnell wahrnehmen.

■ Stellen Sie sich in einen hüftbreiten und aufrechten Stand. Die Arme hängen locker neben dem Körper, und die Augen sind geschlossen.

■ Einatmend führen Sie die Arme über den Kopf nach oben. Die Handflächen zeigen nach vorne. Strecken Sie sich.

■ Mit der nächsten Einatmung neigen Sie jetzt den Oberkörper mit ausgestreckten Armen zur rechten Seite, bis Sie eine Dehnung in der linken Flanke verspüren. [Bild 1] Achten Sie darauf, den Oberkörper weder nach vorne noch nach hinten zu kippen.

■ Halten Sie die Position für einige tiefe Atemzüge. Erspüren Sie den Verlauf der Laterallinien entlang der linken Körperflanke. Nehmen Sie wahr, wie sich die Dehnung über die Seite des Brustkorbs bis in die Oberschenkelaußenseite ausbreitet.

■ Lösen Sie ausatmend die Dehnung behutsam auf, und kommen Sie zur Körpermitte zurück.

■ Führen Sie die Bewegung auch zur linken Seite aus. Atmen Sie bewusst in die Dehnung hinein. Lassen sich Unterschiede in der Dehnfähigkeit im Vergleich zur Gegenseite ausmachen?

■ Wiederholen Sie die Bewegungsausführung mehrmals auf beiden Seiten.

■ Intensivieren Sie die Übung, indem Sie das Handgelenk umgreifen, um einen zusätzlichen Zug auf die Laterallinien auszuüben. Spüren Sie in die intensivere Dehnung hinein. Lassen Sie dabei den Atem ruhig fließen, und dehnen Sie nicht über Ihre Wohlfühlgrenze hinaus. [Bild 2]

■ Kehren Sie in den aufrechten Stand zurück, und spüren Sie der Übung nach: Konnten Sie sich den Verlauf der Laterallinien entlang der Körperflanken bewusst machen? Konnten Sie Einschränkungen in der Beweglichkeit feststellen? Unterscheiden sich Ihre beiden Flanken in der Beweglichkeit? Öffnen Sie nun wieder Ihre Augen.

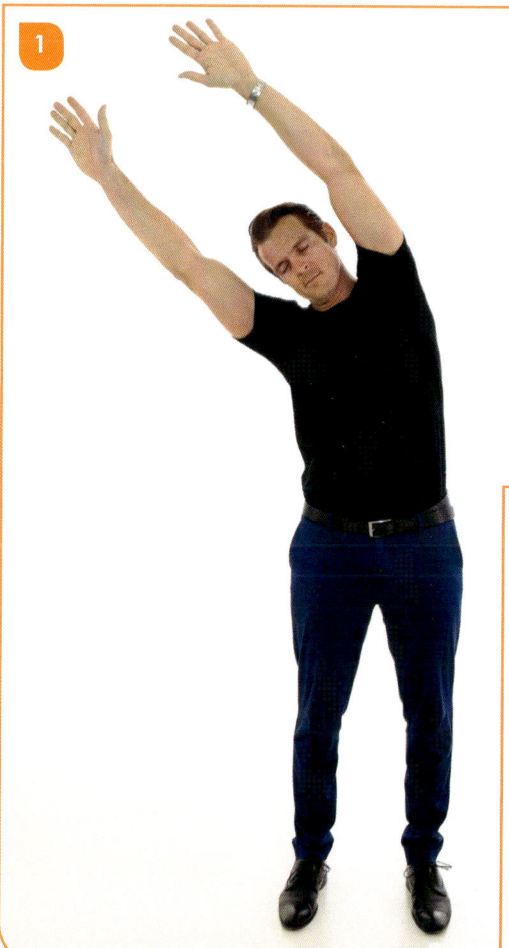

Den Oberkörper mit gestreckten Armen zur Seite neigen und bewusst in die entstehende Dehnung atmen.

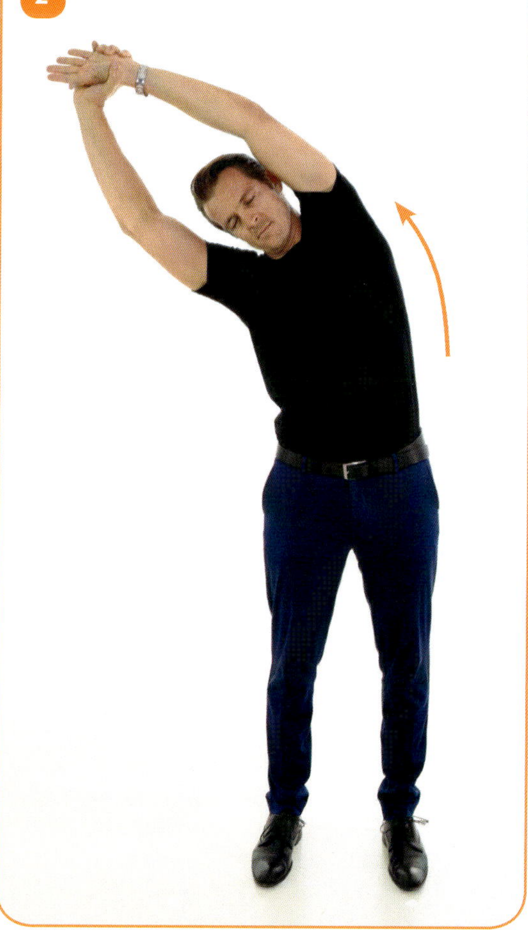

Mit dem Umgreifen des Handgelenks den Zug auf die Laterallinie intensivieren. Dabei auf die Wohlfühlgrenze achten.

Beinaußenseite aktivieren

| Mobilisation | Die Übung mobilisiert und erwärmt die unteren Extremitäten und schult die Gleichgewichtsfähigkeit. Ebenso wird das Herz-Kreislauf-System aktiviert.

- Stellen Sie sich hüftbreit und aufrecht hin. Die Hände liegen locker auf der Hüfte auf.

- Verlagern Sie Ihr Körpergewicht auf das linke Bein, und tippen Sie mit dem Fußballen Ihres gestreckten rechten Beins seitlich auf den Boden. [Bild 1] Dann zur Mitte zurück, das Standbein wechseln und die Bewegungsfolge nach links durchführen.

- Führen Sie diese Übung mehrmals zu beiden Seiten durch. Das jeweilige Standbein ist leicht gebeugt, das tippende Bein gestreckt.

- Werden Sie jetzt größer in den Ausfallschritten, und steigern Sie zunehmend die Geschwindigkeit der Bewegung, bis Sie in einen dynamischen Bewegungsfluss gelangen. Achten Sie auf eine aufrechte Körperhaltung.

- Intensivieren Sie nun die Übung, indem Sie beim Tippen die Arme entgegengesetzt seitlich über den Kopf führen. [Bild 2]

- Abschließend gelangen Sie zurück in den aufrechten Stand. Kommen Sie in einen ruhigen Atemfluss zurück.

Körper pendeln lassen

| Mobilisation | Durch diese Übung werden die Laterallinien erwärmt und ganzheitlich stimuliert. Zudem wird der Gleichgewichtssinn gefördert.

- Stellen Sie sich locker in einen schulterbreiten und aufrechten Stand.

- Führen Sie einatmend den rechten Arm seitlich über den Kopf zur linken Seite, bis sich eine Dehnung in der rechten Körperflanke einstellt. [Bild 3] Ausatmend lösen Sie die Dehnung auf und kommen mit dem rechten Arm wieder nach unten.

- Dann führen Sie die Bewegung zur Gegenseite aus. Achten Sie darauf, dass der Kopf in Verlängerung der Wirbelsäule ist und Sie mit dem Oberkörper weder nach vorne noch nach hinten ausweichen.

- Wiederholen Sie die Abfolge. Werden Sie zunehmend dynamischer. Verlagern Sie das Gewicht immer mehr und kommen Sie in eine Pendelbewegung.

- Intensivieren Sie die Übung, indem Sie in der Seitneigung abwechselnd das nicht belastete Bein federnd vom Boden lösen. Arm und Bein bilden dann annähernd eine Diagonale. [Bild 4] Spannen Sie den Rumpf an, um das Gleichgewicht besser zu halten.

- Kehren Sie in den aufrechten Stand zurück. Schütteln Sie abschließend Arme und Beine aus.

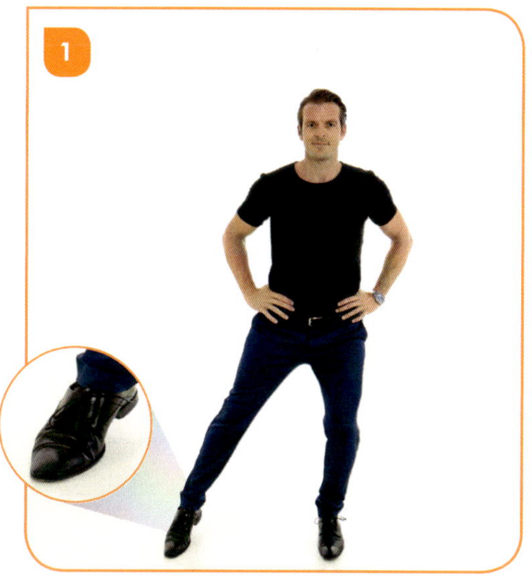

Bein zur Seite strecken und mit den Fußballen auf den Boden tippen.

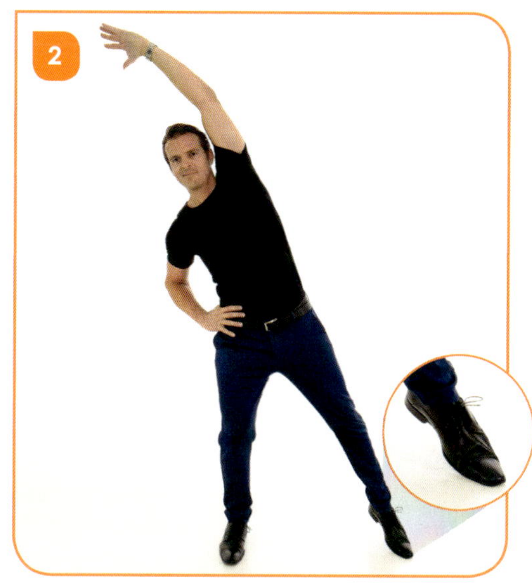

Die dynamische Bewegungsausführung durch gegengleiche Armbewegung unterstützen.

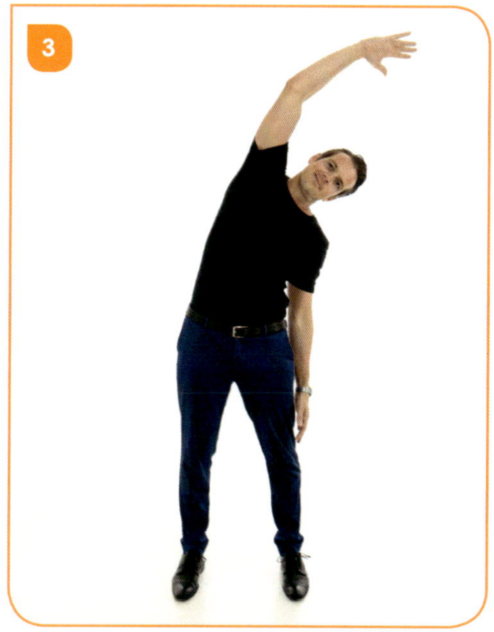

Den Oberkörper seitlich neigen und nicht nach vorne oder hinten ausweichen.

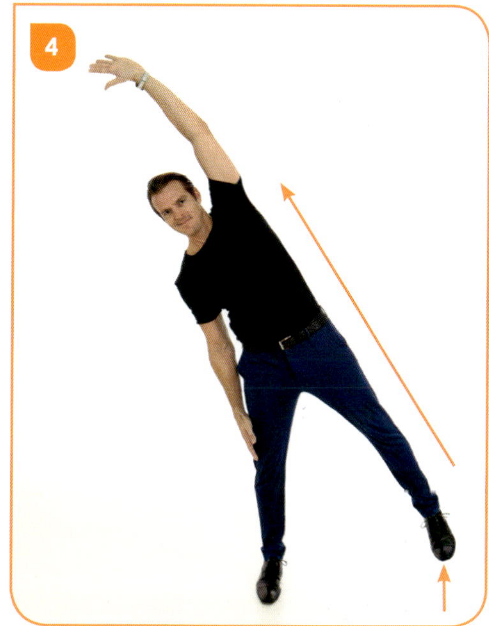

Das nicht belastete Bein vom Boden lösen, Arm und Bein sind dann fast in einer Diagonale.

Rumpf seitwärts stretchen

| Fasziales Dehnen | Diese Übung dehnt gezielt den oberen Verlauf der Laterallinien. Zudem wird der Hüft- und Beckenbereich stimuliert.

■ Nehmen Sie einen aufrechten Stand ein.

■ Einatmend führen Sie die Arme gestreckt seitlich über den Kopf, die linke Hand umgreift das rechte Handgelenk.

■ Mit der nächsten Ausatmung neigen Sie den Oberkörper mit geradem Rücken, gebeugten Knien und ausgestreckten Armen nach vorne, bis Sie in der Beinrückseite und im unteren Rücken ein leichtes Ziehen verspüren. [Bild 1]

■ Einatmend schieben Sie jetzt den Oberkörper mit gestreckten Armen zur rechten Seite. Dabei dreht das Becken leicht nach links, um die Dehnung zu intensivieren. [Bild 2] Verharren Sie in dieser Position für einen tiefen Atemzug. Dann kommen Sie ausatmend mit dem Oberkörper zurück zur Mitte.

■ Umgreifen Sie nun mit der rechten Hand das linke Handgelenk. Einatmend schieben Sie dann den Oberkörper nach links. Atmen Sie bewusst in die Dehnung. Dann wieder zurück zur Mitte.

■ Wiederholen Sie die Dehnung mehrmals in einer fließenden Bewegung auf beiden Seiten. Bringen Sie Ihren Oberkörper jeweils noch etwas weiter zu den Seiten hin. Atmen Sie einatmend zur Seite, ausatmend zur Mitte zurück.

■ Kommen Sie in den aufrechten Stand zurück, und spüren Sie der Übung nach.

Flanken langmachen

| Fasziales Dehnen | Die Flankendehnung sorgt für eine wohltuende Dehnung der gesamten Laterallinien.

■ Stellen Sie sich aufrecht hin.

■ Verlagern Sie das Gewicht auf das rechte Bein. Heben Sie jetzt das linke Bein vom Boden ab, und überkreuzen Sie dann das rechte Bein in einem großen Ausfallschritt nach hinten. Das linke Bein setzt auf dem Fußballen auf. Das Gewicht lastet überwiegend auf dem rechten Bein. [Bild 3]

■ Strecken Sie beide Arme nach oben über den Kopf, und umgreifen Sie dann mit der rechten Hand das linke Handgelenk. Einatmend neigen Sie den Oberkörper nach rechts. [Bild 4] Atmen Sie tief in die Flankendehnung hinein.

■ Mit dem nächsten Ausatmen lösen Sie die Dehnung auf und kommen zurück in den aufrechten Stand.

■ Nun führen Sie die Bewegung auf der Gegenseite durch.

■ Kommen Sie in den aufrechten Stand zurück. Entspannen Sie dann Ihre Flanken durch leichtes Rotieren des Oberkörpers, die Arme pendeln mit.

■ Kommen Sie zur Ruhe und erspüren Sie bewusst nochmals Ihre Laterallinien: Können Sie Unterschiede in der Beweglichkeit feststellen?

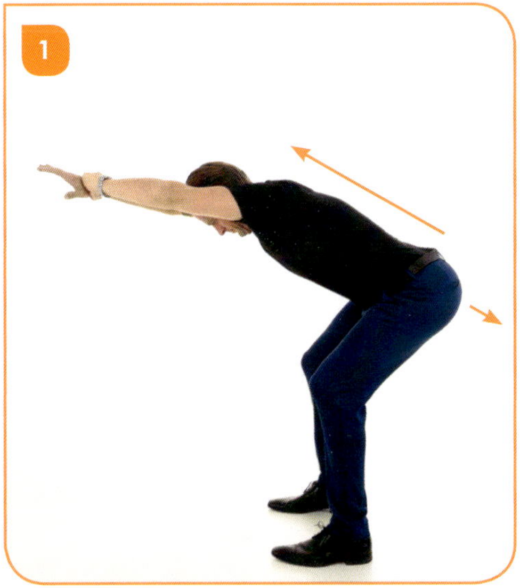

Die Arme führen die Bewegung an. Achten Sie auf Ihre Wohlfühlgrenze.

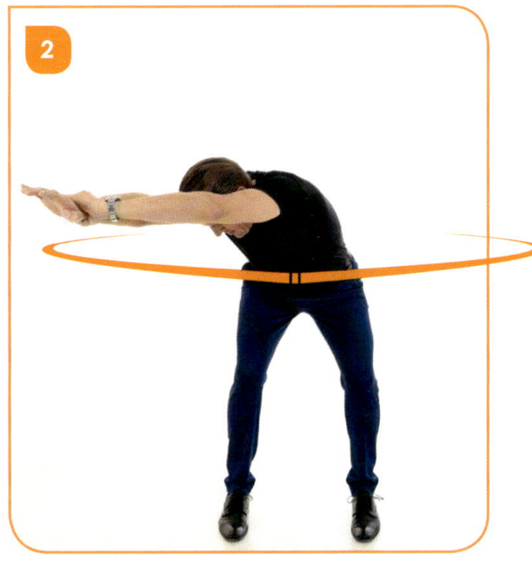

Das Becken schiebt gegen die Drehrichtung des Oberkörpers, um den Dehnreiz zu verstärken.

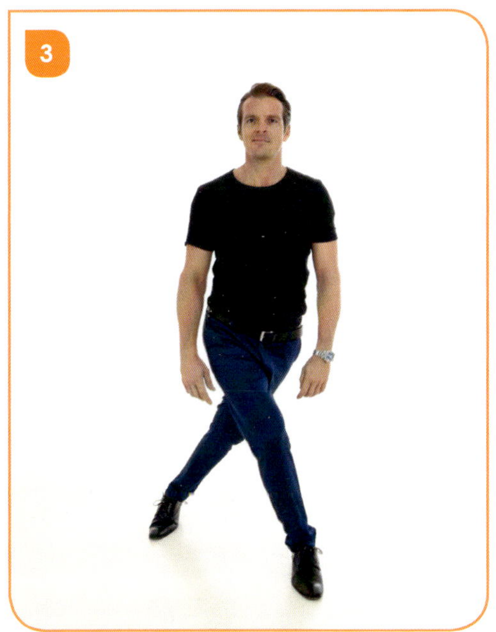

Darauf achten, dass der Ausfallschritt nach hinten nicht zu groß gewählt wird.

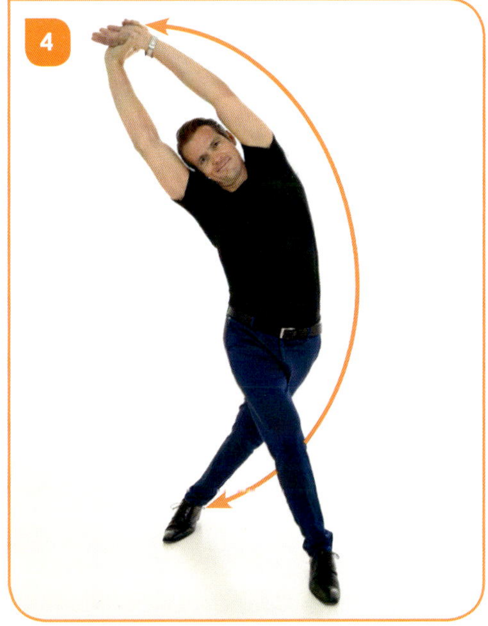

Die Arme nach oben strecken und durch sanften Zug am Handgelenk die Dehnung verstärken.

Körperseiten crunchen

|Tonisieren| Die dynamische Lateralflexion fördert den Gleichgewichtssinn, dehnt die gesamte seitliche Rumpfmuskulatur und kräftigt sie.

- Aus einem mehr als schulterbreiten und aufrechten Stand heraus verlagern Sie das Gewicht auf das rechte Bein, indem Sie dieses leicht beugen. Legen Sie Ihre rechte Hand auf den rechten Oberschenkel. Das linke Bein bleibt gestreckt, und der Oberkörper ist aufrecht.

- Führen Sie den linken Arm seitlich über den Kopf. Neigen Sie den Oberkörper dabei mit dem ausgestreckten Arm leicht nach rechts, bis Sie eine Dehnung verspüren. Der Oberkörper sollte nicht nach vorne oder hinten ausweichen. Ihre gedehnte Körperseite bildet nun annähernd eine Diagonale. [Bild 1]

- Heben Sie einatmend das linke Bein vom Boden ab, und führen Sie das Knie langsam mit dem linken Ellenbogen zusammen. [Bild 2] Um Ihr Gleichgewicht zu verbessern, aktivieren Sie die Bauchmuskulatur. Lösen Sie ausatmend die tonisierende Haltung auf und kehren in die seitliche Dehnung zurück.

- Wiederholen Sie die Übung einige Male. Achten Sie jetzt bewusst auf eine möglichst gestreckte Haltung des Oberkörpers.

- Intensivieren Sie die Übung, indem Sie den linken Ellenbogen und das linke Knie möglichst dynamisch zusammenführen. Achten Sie darauf, dass Sie mit dem Körper beim Auseinandergehen von Knie und Bein immer wieder in eine Diagonale kommen: Der Arm ist dann gestreckt und das linke Bein tippt auf den Boden. Stellen Sie sich dabei vor, dass Sie mit Ihrer seitlichen Rumpfmuskulatur einen Schwamm auspressen wollen.

- Kommen Sie schließlich zurück in den aufrechten Stand, und schütteln Sie kurz die Beine aus.

- Führen Sie dann die Bewegung auf der Gegenseite durch.

- Kehren Sie danach wieder in den aufrechten Stand zurück, und schütteln Sie die Beine aus. Spüren Sie nach: Welche Muskeln wurden beansprucht? Zu welcher Seite war die Bewegungsausführung einfacher?

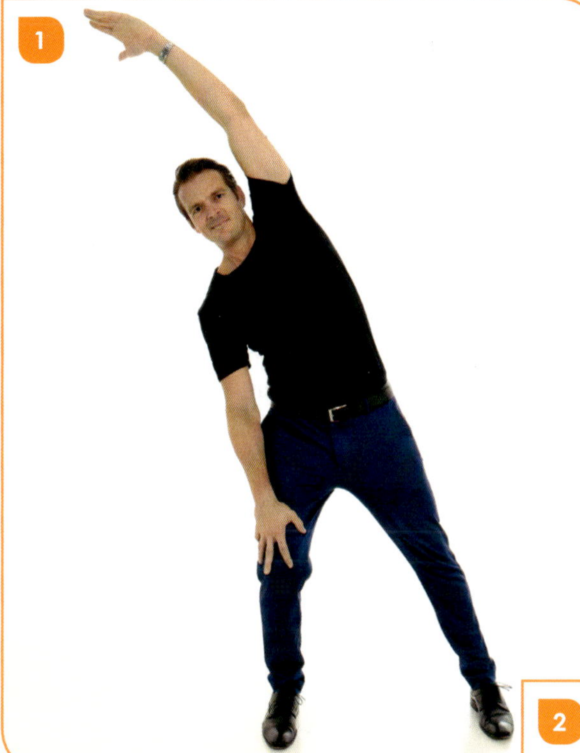

Das Gewicht auf das leicht gebeugte Bein verlagern und den Arm der gedehnten Seite nach oben über den Kopf strecken. Die gedehnte Seite bildet annähernd eine Diagonale.

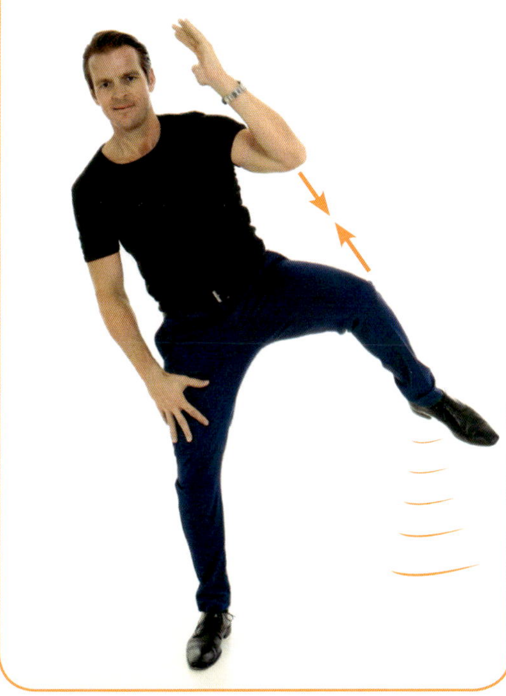

Ellenbogen und Knie zusammenbringen. Zudem die Bauchmuskulatur aktivieren, um das Gleichgewicht besser auszubalancieren.

Körpergewicht verlagern

| Federn und Schwingen | Das katapultartige Abfedern von der linken zur rechten Seite stimuliert die unteren Laterallinien. Zeitgleich werden verschiedene koordinative Fähigkeiten, wie z.B. Rhythmisierungs- und Gleichgewichtsfähigkeit, trainiert.

- Stehen Sie mit fast geschlossenen Füßen im aufrechten Stand. Die Beine sind leicht gebeugt. Die Arme sind während der gesamten Bewegungsausführung seitlich neben dem Körper im 90°-Winkel nach vorne angewinkelt, um ihn zu stabilisieren.

- Beginnen Sie mit einem Ausfallschritt zur rechten Seite. Ziehen Sie das linke Bein nach, und tippen Sie mit dem Fußballen nur leicht auf den Boden. Führen Sie dann die Bewegung in die Gegenrichtung aus. [Bild 1]

- Wiederholen Sie die Übungsabfolge mehrmals. Werden Sie dabei zunehmend dynamischer.

- Springen Sie nun katapultartig mit dem rechten Bein vom Boden ab und landen einbeinig und möglichst weich auf dem linken Fußballen. Dann federn Sie sich mit dem linken Bein wieder ab, um in die entgegengerichtete Sprungbewegung überzugehen. [Bild 2]

- Führen Sie das Seitspringen weiter durch. Variieren Sie individuell die Sprunghöhe, Frequenz und Sprungweite. Achten Sie aber weiterhin auf eine korrekte Bewegungsausführung und einen gleichmäßigen Atemfluss.

- Reduzieren Sie allmählich die Dynamik, und gehen Sie in langsame Seitschritte über.

- Kehren Sie abschließend in den aufrechten Stand zurück, und spüren Sie nach.

Körper seitlich neigen

| Federn und Schwingen | Die Pendelbewegung lockert die myofaszialen Strukturen der Laterallinie auf.

- Stehen Sie aufrecht. Die Knie sind gestreckt. Die Beine sind etwas mehr als schulterbreit auseinander.

- Strecken Sie die Arme seitlich auf Schulterhöhe aus. [Bild 3] Achten Sie darauf, dass die Schultern unten bleiben.

- Neigen Sie den Oberkörper einatmend seitlich nach rechts-unten. Ausatmend kommen Sie wieder zur Mitte. [Bild 4]

- Führen Sie die Bewegung nun zur linken Seite durch. Die Arme bleiben gestreckt und folgen der Bewegung des Oberkörpers. Vermeiden Sie Ausweichbewegungen des Oberkörpers nach vorne und hinten.

- Werden Sie in der Bewegungsausführung dynamischer, indem Sie mit mehr Schwung zu den Seiten pendeln und damit die Dehnung verstärken. Lassen Sie den Atem bewusst fließen.

- Kommen Sie zurück in den aufrechten Stand. Arme und Schultern hängen locker und entspannt. Nehmen Sie die wohltuende Wirkung in den Körperflanken wahr.

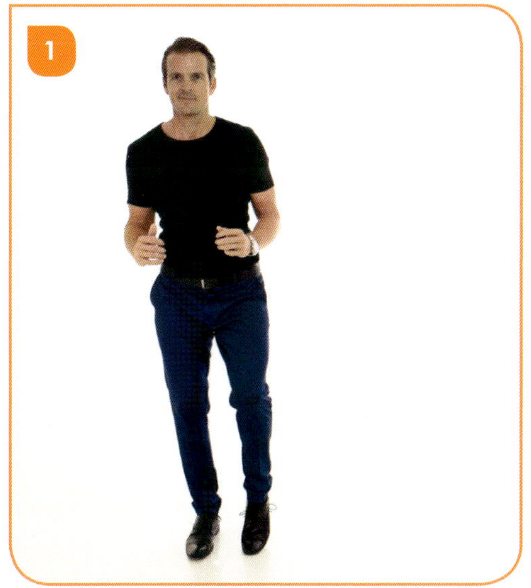

Ausfallschritte im Wechsel zu den Seiten machen, und die jeweiligen Beine nachziehen.

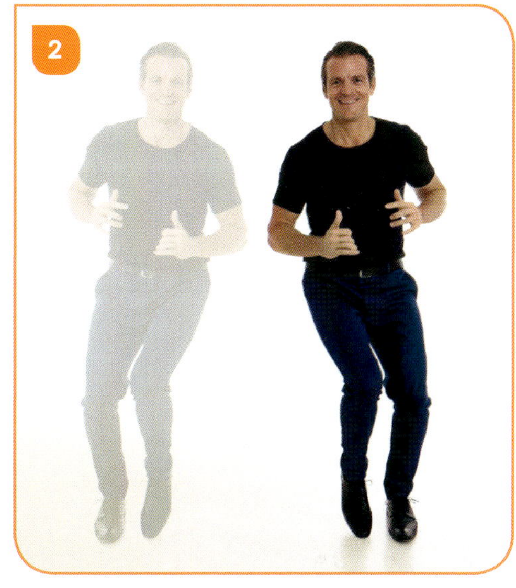

Landen wie ein 'Ninja' und dann vom Fußballen wieder abfedern und zur Gegenseite springen.

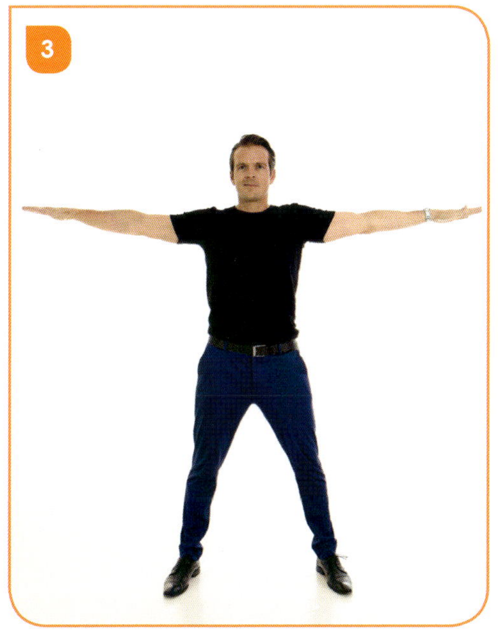

Die Beine grätschen, die Arme seitlich auf Schulterhöhe ausstrecken, dabei die Schultern tief lassen.

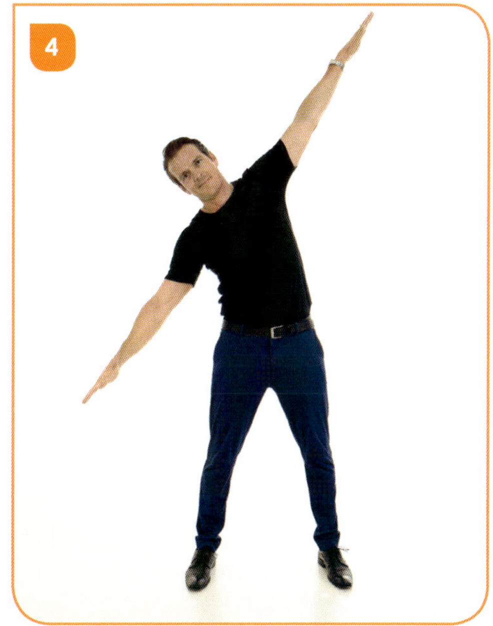

Den Oberkörper möglichst dynamisch zur Seite neigen, ohne nach vorne oder hinten auszuweichen.

Laterallinien erspüren

| Focusing | Die seitlichen Streckungen sprechen behutsam die Laterallinien an. Durch die Körperreise wird nochmals intensiv den Laterallinien nachgespürt.

■ Stehen Sie locker in einem hüftbreiten Stand, die Augen sind geschlossen. Die Atmung fließt ruhig und gleichmäßig.

■ Einatmend führen Sie langsam beide Arme seitlich über den Kopf nach oben. Dann strecken Sie sich.

■ Ziehen Sie für ein paar Atemzüge abwechselnd jeden Arm noch ein Stück weiter nach oben, um eine noch größere Streckung zu erreichen. Die Fersen dürfen sich hierbei wechselseitig vom Boden lösen, um einen größeren Bewegungsradius zu erzielen. [Bild 1]

■ Strecken Sie jetzt beide Arme gleichzeitig und möglichst weit nach oben. Zur Erweiterung des Bewegungsradius dürfen sich auch hier die Fersen leicht vom Boden lösen. Neigen Sie mit dem nächsten Einatmen Ihren Oberkörper zur rechten Seite. [Bild 2] Bleiben Sie mehrere Atemzüge in dieser Streckung, und versuchen Sie, mit jedem Atemzug noch ein kleines Stück länger zu werden. Spüren Sie in das Ziehen entlang der linken Flanke hinein.

■ Führen Sie die Übung nun zur anderen Seite durch.

■ Lösen Sie langsam die Dehnung auf, und kehren Sie in den aufrechten Stand zurück.

■ Nun wandern Sie vor dem inneren Auge die Laterallinien entlang: Starten Sie die Reise von den Füßen, seitlich entlang der Beine bis hinauf zu den Flanken des Brustkorbes. Spüren Sie intensiv in die Strukturen hinein. Unterscheiden sich Ihre rechte und linke Körperseite hinsichtlich Verspannungen und Bewegungseinschränkungen?

■ Genießen Sie abschließend für einige Momente die innere Ruhe. Öffnen Sie die Augen, und kommen Sie wieder in Ihren Alltag zurück.

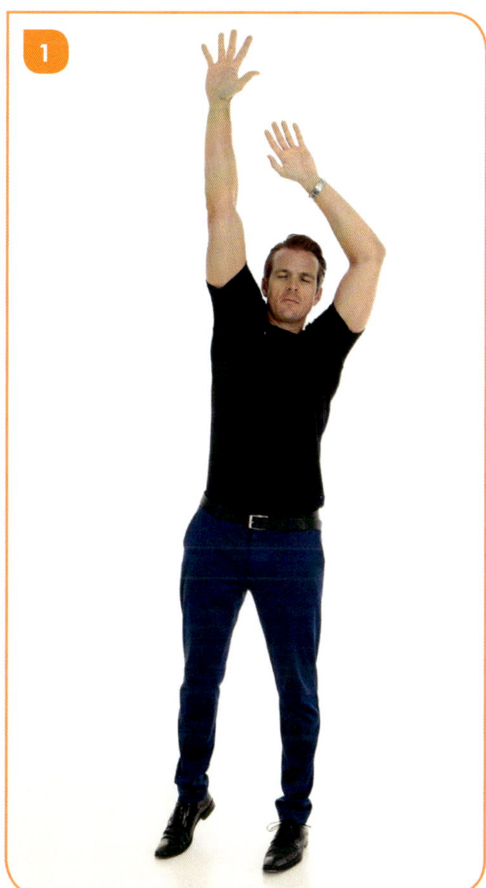

Sich abwechselnd mit beiden Armen so groß wie möglich machen.

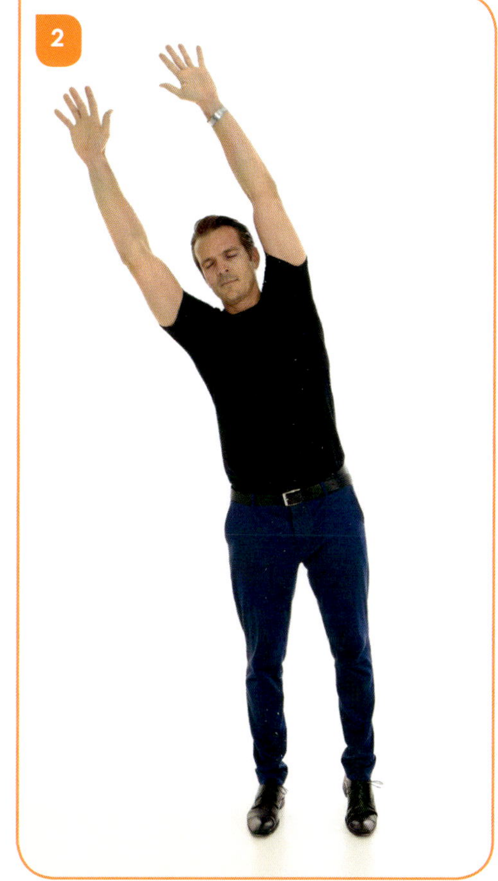

Den Oberkörper mit gestreckten Armen zur Seite neigen und so lang wie möglich machen.

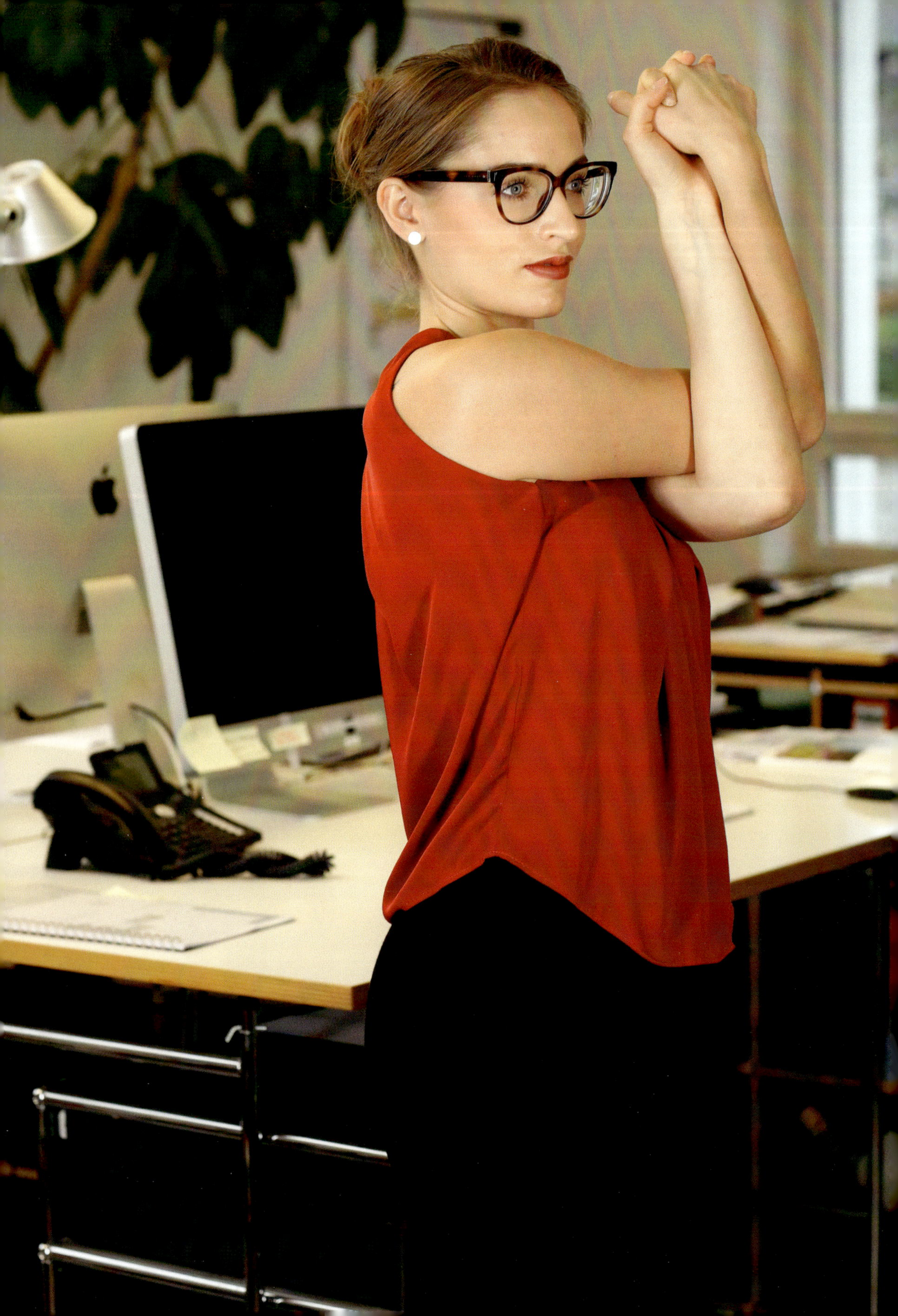

Faszientraining für die Armlinien

Die Armlinien verlaufen vorder- und rückseitig ausgehend von der Hals- und Brustwirbelsäule über den Schultergürtel bis in die einzelnen Finger und beziehen dabei die oberen Extremitäten und Teile des Rumpfes mit ein. Sie haben keine strukturgebende Haltungsfunktion, geben aber Belastungen an den Rumpf weiter.

Die *Armlinien* (AL) bilden die Verbindungsstelle zwischen den oberen Extremitäten und dem Rumpf. Sie übertragen und verteilen Bewegungskräfte auf die myofaszialen Schichten des Rumpfes und ökonomisieren alle manuellen Bewegungsaktivitäten. Untergliedert sind sie in vier Linien, deren Bezeichnungen auf Lokalität und Verlaufsstruktur in der Schulterregion basieren. Ausgehend vom Achsenskelett durchziehen sie die vier Lagen der Schultergewebe und die vier Seiten der Arme bis zu den Daumen (*Oberflächliche Frontale Armlinien*; OFAL), zu den kleinen Fingern (*Oberflächliche Rückwärtige Armlinien*; ORAL), zu den Handinnenflächen (*Tiefe Frontale Armlinien*; TFAL) und zu den Handrücken (*Tiefe Rückwärtige Armlinien*; TRAL).

Die OFAL [Bild 1] beginnen auf der Vorderseite des Körpers. Ausgehend von den Schlüsselbeinen, den mittleren Rippen

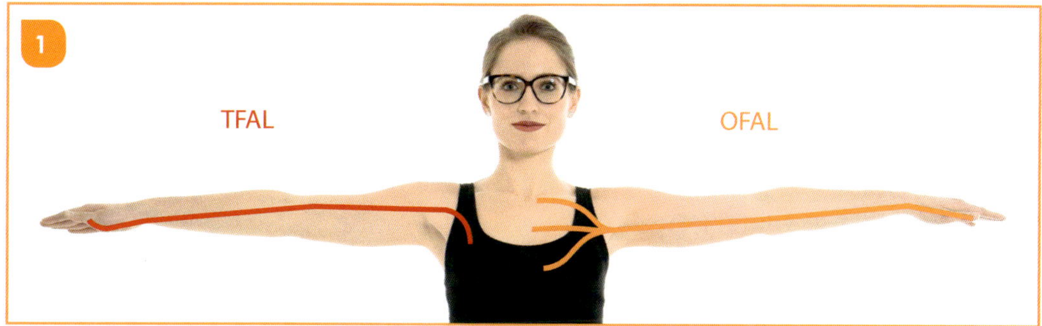

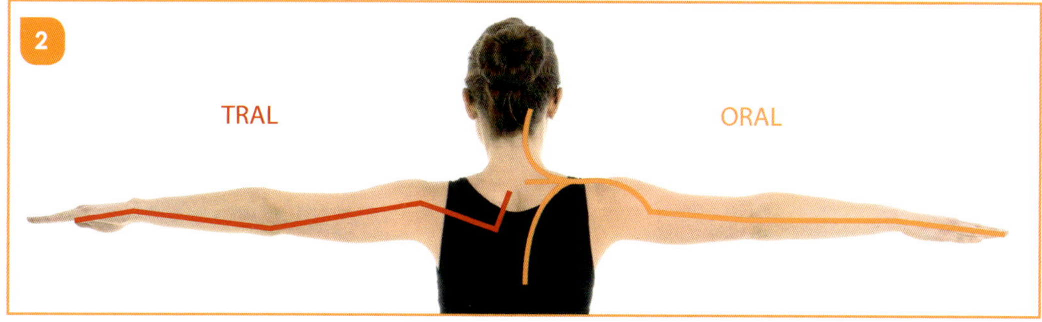

und den mittleren großen Brustmuskeln verlaufen die OFAL zunächst zum kleinen Brustmuskel und von dort aus zu den Oberarmen, zum Ellenbogen bis in die Handflächen. Ebenso besteht eine Verbindung zwischen den drei oben genannten Ansatzstellen der Körpervorderseite und den großen Rückenmuskeln (M. latissimus dorsi) auf der Körperrückseite. So ermöglichen die OFAL, Armbewegungen vor und neben dem Körper kontrolliert auszuführen. Durch die Steuerung des Handgelenks und der Finger sind die OFAL zudem am Haltegriff beteiligt.

Die TFAL [Bild 1] führen von den kleinen Brustmuskeln aus vorderseitig entlang des Oberarms (M. coracobrachialis) zum Bizeps bis in die Muskeln der Daumenballen. Sie dienen primär der Stabilisierung. Zudem beeinflussen sie Lateralbewegungen des Oberkörpers und bestimmen die Handhaltung bei frei herabhängendem Arm.

Die ORAL [Bild 2] beginnen ausgehend vom Trapezmuskel, der vom zwölften Brustwirbel bis zur Nackenlinie reicht. Von dort verlaufen sie über die Schultermuskeln (M. deltoideus) schließlich unterhalb der Oberarmmuskeln entlang zu den Streckmuskeln der Unterarme bis hinunter zu den Handrücken beziehungsweise den einzelnen Fingern. In ihrer Funktion als Gegenspieler der OFAL steuern sie unter anderem das Anheben von Schulter und Arm.

Die TRAL [Bild 2] verlaufen ausgehend von der unteren Hals- und oberen Brustwirbelsäule über die Rautenmuskeln zu den Schulterblättern. Von dort reichen sie von den Muskeln der Rotatorenmanschette über den dreiköpfigen Armmuskel (M. trizeps) bis zu den Muskeln der kleinen Fingerballen. Diese myofaszialen Verbindungen arbeiten mit den TFAL zusammen und beeinflussen somit Seitwärtsbewegungen des Oberkörpers.

Die Armlinien haben aufgrund der vielfältigen Freiheitsgrade der Arme und Schultern sowohl Beweglichkeits- als auch Stabilitätsfunktionen, wie beispielsweise die Ab- und Adduktion des Armes. Um kontrollierte und zielgerichtete Bewegungen auszuführen, sind sie allerdings auf die Korrespondenz mit den anderen myofaszialen Leitbahnen angewiesen. Die Armlinien zählen bei der aufrechten Haltung nicht zur strukturgebenden Basis. Durch ihr Eigengewicht und ihre hohe Beweglichkeit können sie jedoch die Körperhaltung im Alltag, hierzu gehören beispielsweise die Computerarbeit am Arbeitsplatz oder unterschiedliche Griffmuster am Lenkrad des Autos, maßgeblich beeinflussen und Kompensationsmuster hervorrufen.

Bei alltäglichen Haltungen, wie dem Sitzen oder Stehen, sowie bei sportlichen Tätigkeiten, wie etwa dem Tennis, üben die Arme und Schultern bei Fehlbelastungen Zug auf das gesamte Achsenskelett aus. Häufig sind die vorderen Armlinien kräftiger ausgebildet, da unsere Körperhaltung im Alltag und beim Sport eher nach vorne ausgerichtet ist, und weisen somit eine höhere Zugspannung auf, wodurch wiederum andere Leitbahnen in Mitleidenschaft gezogen werden. Entstehende Fehlhaltungen können an spezifischen Körperstellen zu Engpass-Syndromen (z.B. das Karpaltunnelsyndrom an der Hand oder das Impingementsyndrom an der Schulter) führen. Hier kommt es in Folge von Überlastungen und kompensatorischen Fehlstellungen zu degenerativen Prozessen und schmerzhaften Beweglichkeitseinschränkungen.

Des Weiteren wirken sich nicht selten körperteilspezifische Überlastungen, wie vom Ellenbogen ausgehend, auf die Brustwirbelsäule aus. Aber auch Bewegungseinschränkungen des Schultergürtels können zu Einschränkungen der Rippen, des Nackens und der Atmung führen.

Zum Programm

Unser Armlinien-Programm hat eine Übungszeit von bis zu 25 Minuten. Der Schultergürtel als Verbindungselement zwischen Arm und Rumpf stellt das zentrale Element dieses Programms dar.

Spüren Sie mit Hilfe des *Armlinien-Scans* von der Brust über den Schultergürtel in die Arme hinein. Anschließend beginnen Sie die Mobilisationsphase mit den Übungen *Schultern mobilisieren* und *Arme dynamisch verdrehen,* um den Schultergürtel auf die spezifischen Armlinien-Übungen einzustimmen. Im Anschluss daran folgen die faszialen Dehnungsübungen *Arme langmachen* und *Schultergürtel dehnen,* wodurch der Oberkörper myofaszial gedehnt und aktiviert wird. Diese Übungen helfen Ihnen, die Strukturen des Schultergürtels beweglich zu halten. Mit Hilfe der Tonisierungsübung *Arme kräftigen* stärken Sie Ihre gesamten Armlinien und erhalten deren Funktionsfähigkeit. Beim *Arme wippen* sorgen die federnden Mini-Wippbewegung für den elastischen Rückfederungseffekt myofaszialer Strukturen des Schultergürtels. Daraufhin folgt die Übung *Armspannung lösen*, bei der Sie durch lockeres Schwingen nach hinten Mobilisationseffekte im Schultergürtel und in der Brustwirbelsäule erzielen. Mit der Focusingübung *Armlinien erspüren* schließen Sie das Programm ab. Wichtig ist, sich die Zeit zu gönnen und bewusst in den Verlauf der Armlinien hineinzuspüren.

Ziele	Übungen	Dauer
Wahrnehmung	1. Armlinien-Scan	bis 3 Min.
Mobilisation	2. Schultern mobilisieren	bis 2 Min.
	3. Arme dynamisch verdrehen	bis 2 Min.
Fasziales Dehnen	4. Arme langmachen	bis 3 Min.
	5. Schultergürtel dehnen	bis 3 Min.
Tonisieren	6. Arme kräftigen	bis 3 Min.
Federn & Schwingen	7. Arme wippen	bis 2 Min.
	8. Armspannung lösen	bis 3 Min.
Focusing	9. Armlinien erspüren	bis 4 Min.
Mini-Workout	**Übungen 2 .. 3 .. 4 .. 6 .. 7**	**bis 12 Min.**

Armlinien-Scan

| Wahrnehmung | Der Scan dient dazu, bewusst myofasziale Strukturen des Schultergürtels, der Arme und der Brust wahrzunehmen.

■ Stehen Sie entspannt im aufrechten Stand. Die Schultern lassen Sie locker hängen, und die Augen sind geschlossen.

■ Verschränken Sie die Hände ineinander, und führen Sie diese dann an Ihren Hinterkopf. Die Schultern bleiben tief.

■ Einatmend ziehen Sie langsam die Ellenbogen nach hinten. [Bild 1] Halten Sie die Position für mehrere Atemzüge, und lassen Sie den Atem bewusst fließen. Achten Sie darauf, dass Ihr Kopf nicht nach hinten oder vorne schiebt. Konzentrieren Sie sich jetzt auf Ihre Armlinien: Können Sie Verspannungen im Schultergürtel und Brustkorb spüren? Nehmen Sie Bewegungseinschränkungen wahr?

■ Mit dem nächsten Ausatmen lösen Sie die Spannung und bringen die Ellenbogen langsam vor dem Kopf zusammen. [Bild 2] Verharren Sie in dieser Position für einige Atemzüge. Spüren Sie erneut in die Armlinien hinein: Wie fühlen sich die Arme an? Empfinden Sie diese Position angenehmer als die vorherige?

■ Führen Sie nun die beiden Bewegungen für einige Atemzüge langsam im fließenden Wechsel durch, um den Strukturverlauf der Armlinien nochmals bewusst wahrzunehmen.

■ Nehmen Sie die Arme wieder nach unten, und lassen Sie Ihre Schultern hängen. Stehen Sie entspannt im aufrechten Stand. Stellen Sie sich den Verlauf der Armlinien bildlich vor und spüren Sie für einige Atemzüge über den Schultergürtel in Ihre Armlinien hinein. Öffnen Sie nun die Augen.

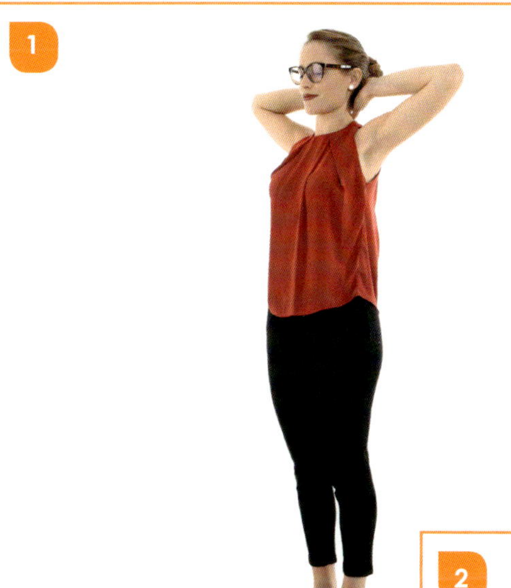

Die Hände am Hinterkopf verschränken, und die Ellenbogen nach hinten ziehen. Der Kopf befindet sich in Verlängerung der Wirbelsäule.

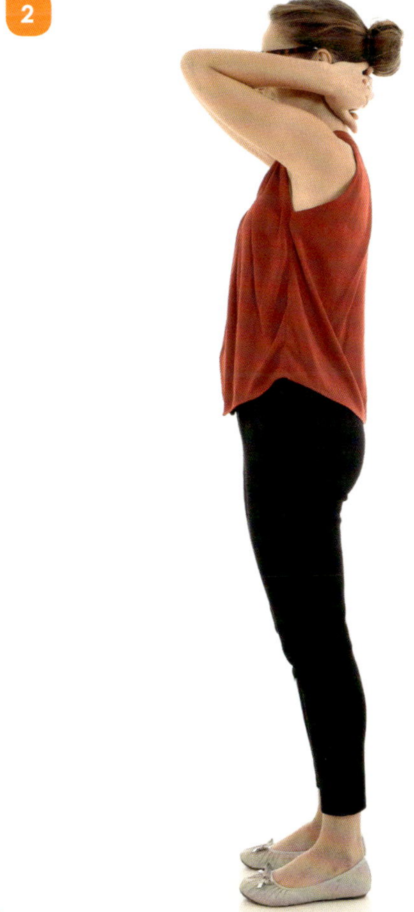

Ausatmend Ellenbogen nach vorne führen und spüren, wie die Beweglichkeit im Schultergürtel mit jedem Atemzug ein Stück zunimmt.

Schultern mobilisieren

| Mobilisation | Mit dem Schulterkreisen wird das Schultergelenk mobilisiert, gleichzeitig myofasziale Strukturen der Armlinien aktiviert und gelockert.

■ Stellen Sie sich hüftbreit und aufrecht hin. Die Schultern sind tief, und die Arme hängen locker neben dem Körper.

■ Beginnen Sie nun, für einige tiefe Atemzüge mit den Schultern sanfte kleine Kreisbewegungen nach vorne auszuführen.

■ Erhöhen Sie jetzt langsam die Bewegungsamplitude, indem Sie die Kreise größer werden lassen. [Bild 1]

■ Nun kreisen Sie die Schultern behutsam für einige Atemzüge nach hinten. Fangen Sie wieder mit kleinen Kreisen an, die dann nach und nach größer werden.

■ Beenden Sie das Kreisen der Schultern, und bleiben Sie ruhig stehen.

■ Legen Sie die Fingerspitzen locker auf die Schultern und heben die Ellenbogen seitlich auf Schulterhöhe an.

■ Kreisen Sie die Schultern nach vorne, und zeichnen Sie dabei mit den Ellenbogen möglichst große Kreise in die Luft.

■ Ändern Sie die Bewegungsrichtung, und kreisen Sie nach hinten. [Bild 2]

■ Beenden Sie die Übung, und spüren Sie im aufrechten Stand in Ihre Schultern und Arme hinein.

Arme dynamisch verdrehen

| Mobilisation | Die Mobilisationsübung sorgt für die Bildung von Synovialflüssigkeit in den Gelenken und entsprechend für mehr Beweglichkeit in den Armlinien.

■ Stellen Sie sich hüftbreit und aufrecht hin.

■ Strecken Sie jetzt den rechten Arm seitlich auf Schulterhöhe mit nach unten gerichteter Handfläche aus. Führen Sie dann den gestreckten Arm behutsam nach hinten, bis Sie eine Dehnung spüren. Achten Sie auf eine aufrechte Oberkörperhaltung.

■ Nun drehen Sie den Arm rechtsherum, sodass die Handfläche nach oben zeigt. Intensivieren Sie die Dehnung, indem Sie kleine, impulsartige Wippbewegungen in Arm und Hand nach hinten ausführen. [Bild 3]

■ Jetzt drehen Sie den Arm linksherum. Die Handfläche zeigt dabei möglichst wieder nach oben. Federn Sie auch in dieser Position behutsam in die Dehnung hinein. [Bild 4]

■ Lösen Sie die Dehnung auf, und lockern Sie Ihren Arm durch Schütteln auf.

■ Wiederholen Sie den gesamten Ablauf der Übung auf der Gegenseite.

■ Kommen Sie zurück in den aufrechten Stand, und spüren Sie nach.

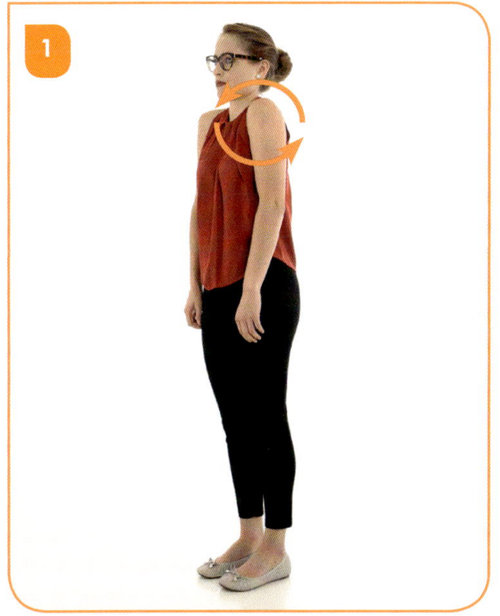

Schulterkreisen: immer größer werdende Kreisbewegungen nach vorne, dann nach hinten.

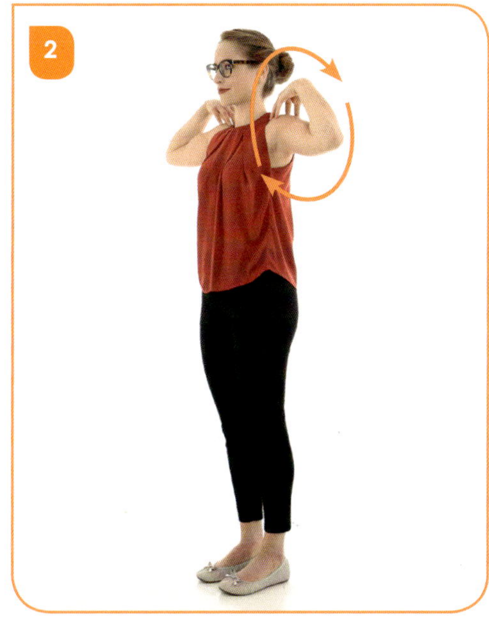

Die Fingerspitzen auf den Schultern auflegen, dann die Schultern kreisen.

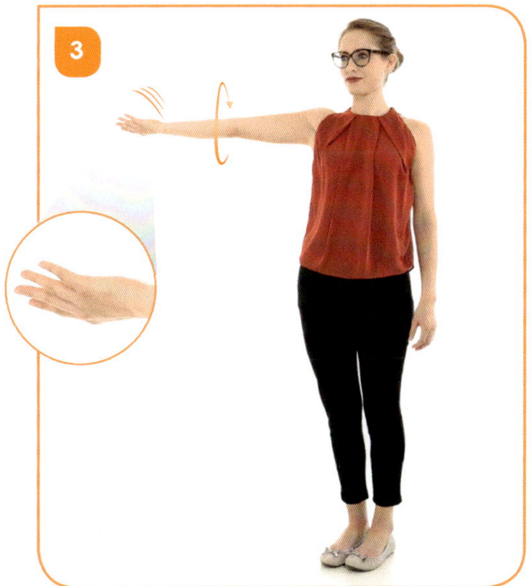

Den Arm nach rechts drehen, bis die Handfläche nach oben zeigt – dann in der Dehnung wippen.

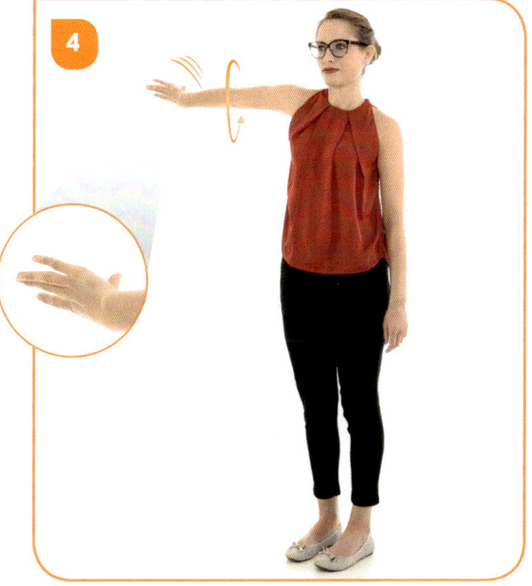

Den Arm nach links drehen, bis die Handfläche nach oben zeigt – dann in der Dehnung wippen.

Arme langmachen

| Fasziales Dehnen | Die kraftvolle Dehnhaltung stimuliert die myofaszialen Strukturen. Die statische Haltung in der Kniebeuge kräftigt zugleich die Beinmuskulatur.

■ Stellen Sie sich aufrecht hin. Dann beugen Sie die Knie bis zu einer halben Kniebeuge. Achten Sie auf einen geraden Rücken.

■ Einatmend bringen Sie die Arme ausgestreckt nach oben über den Kopf. Strecken Sie die Arme nach oben, und spüren Sie die wohltuende Spannung.

■ Intensivieren Sie nun die Dehnung, indem Sie mit den Armen behutsam weiter nach hinten ziehen. Ihr Blick folgt der Armbewegung. Federn Sie jetzt für mehrere Atemzüge vorsichtig in dieser Position mit den Armen nach hinten. [Bild 1]

■ Nun führen Sie die gestreckten Arme vornüber hinter den Körper, bis Sie eine Spannung wahrnehmen können. Federn Sie mehrere Atemzüge lang behutsam auch in diese Dehnung hinein. [Bild 2] Der Kopf bleibt aufrecht.

■ Dann führen Sie die zwei Positionen im fließenden Wechsel durch. Dabei federn Sie in den jeweiligen Endpositionen kurz nach.

■ Kehren Sie in den aufrechten Stand zurück, und spüren Sie der Aktivierung nach.

Schultergürtel dehnen

| Fasziales Dehnen | Die Übung beugt Bewegungseinschränkungen im Schultergürtel vor und hält myofasziale Strukturen der Armlinien geschmeidig.

■ Stellen Sie sich aufrecht hin.

■ Strecken Sie die Arme auf Schulterhöhe nach vorne so, dass die Handflächen zueinander zeigen. Beugen Sie die Arme dann im 90°-Winkel nach oben.

■ Legen Sie jetzt den rechten Ellenbogen in die linke Ellenbogenkehle. Der rechte Unterarm windet sich dabei um den linken, und die Handflächen berühren sich. Halten Sie die Ellenbogen in etwa auf Schulterhöhe. [Bild 3] Atmen Sie in die Dehnung im Schultergürtel hinein.

■ Schieben Sie nun die verschränkten Arme behutsam zur linken Seite, der Oberkörper bewegt sich dabei nur minimal mit. Halten Sie die Position für mehrere Atemzüge, dann intensivieren Sie die Dehnung durch wippende Bewegungen. [Bild 4]

■ Nehmen Sie die Arme wieder nach unten, und spüren Sie der Dehnung nach.

■ Wiederholen Sie die Bewegungsfolge auf der Gegenseite. Jetzt ist der linke Ellenbogen in der rechten Ellenbogenkehle.

■ Lösen Sie die Dehnung auf, nehmen Sie Ihre Arme nach unten, und spüren Sie in die Schultergürtel hinein.

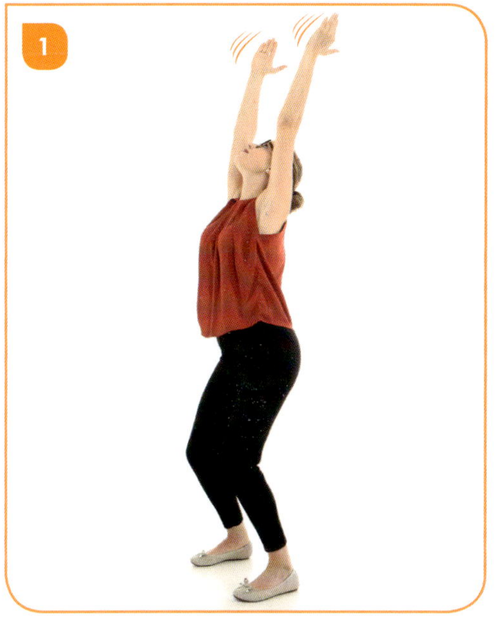

Die Arme nach oben strecken und diese nach hinten federn.

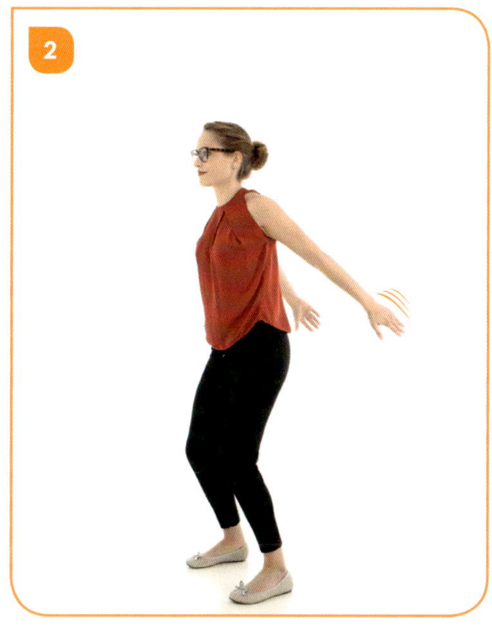

Die Arme nach hinten strecken und in der Dehnung federn.

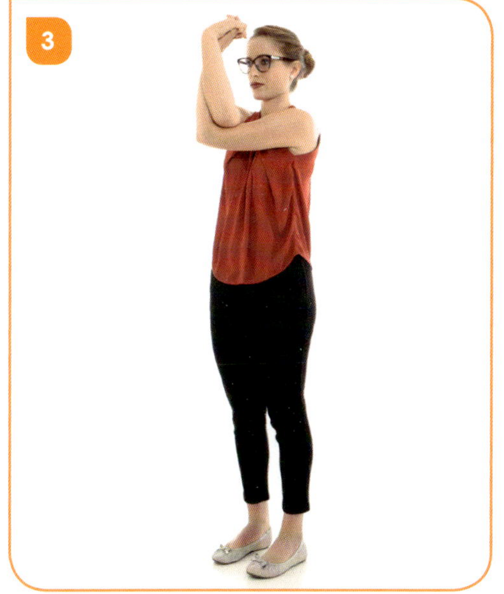

Die Arme auf Schulterhöhe ineinander verschränken und in die Dehnung im Schultergürtel hineinatmen.

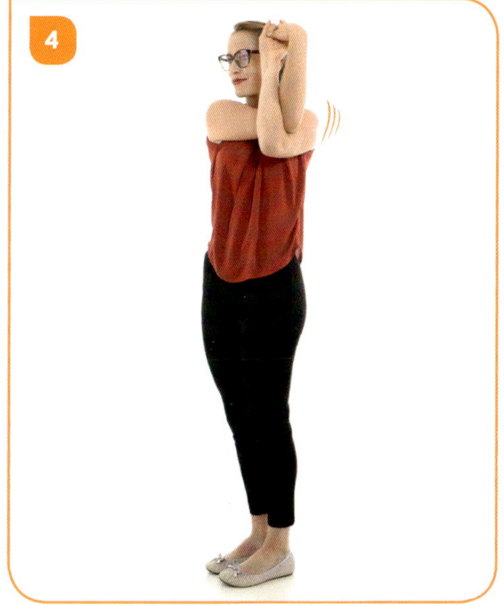

Mit den verschränkten Armen behutsam wippende Bewegungen zur Seite ausführen.

Arme kräftigen

| Tonisieren | Bei dieser tonisierenden Übung werden die gesamten Armlinien gekräftigt.

- Stehen Sie locker und aufrecht. Strecken Sie die Arme auf Schulterhöhe seitlich zum Körper aus. Die Handflächen zeigen nach unten, und die Schultern sind tief.

- Ziehen Sie jetzt die Schulterblätter leicht zusammen, indem Sie die ausgestreckten Arme behutsam nach hinten führen. [Bild 1]

- Kreisen Sie für einige Atemzüge die Arme in kleinen Radien nach hinten. Halten Sie die Spannung in Rücken-, Schulter- und Armmuskulatur gezielt aufrecht.

- Nun lassen Sie die Arme in kleinen Radien nach vorne kreisen. Halten Sie weiterhin bewusst die Spannung in Rücken-, Schulter- und Armmuskulatur als auch zwischen den Schulterblättern aufrecht. Achten Sie auf eine gleichmäßige Atmung.

- Jetzt gehen Sie für einige Atemzüge in eine kleine, schnelle Auf- und Abbewegung der Arme über. [Bild 2] Halten Sie die Spannung konstant aufrecht.

- Nun federn Sie für einige Atemzüge die Arme mit kleinen, wippenden Bewegungen nach hinten. Die Schulterblätter nähern sich dabei an.

- Lösen Sie die Spannung, und nehmen Sie Ihre Arme nach unten, sodass sie locker seitlich am Körper hängen. Spüren Sie in die myofaszialen Strukturen hinein.

- Wiederholen Sie die Abfolge nur dann ein weiteres Mal, wenn Sie eine kräftige Schulter-, Nacken- und Armmuskulatur besitzen. Achten Sie gezielt darauf, während der gesamten Übungsausführung die Spannung zwischen den Schulterblättern und im Rumpf aufrecht zu erhalten, und führen Sie möglichst kleine und schnelle Bewegungen aus.

- Kehren Sie abschließend in den aufrechten Stand zurück, und spüren Sie der Beanspruchung nach: Können Sie die Rücken-, Schulter- und Armmuskulatur wahrnehmen? Spüren Sie noch andere Muskelgruppen, die durch die Übung aktiviert worden sind?

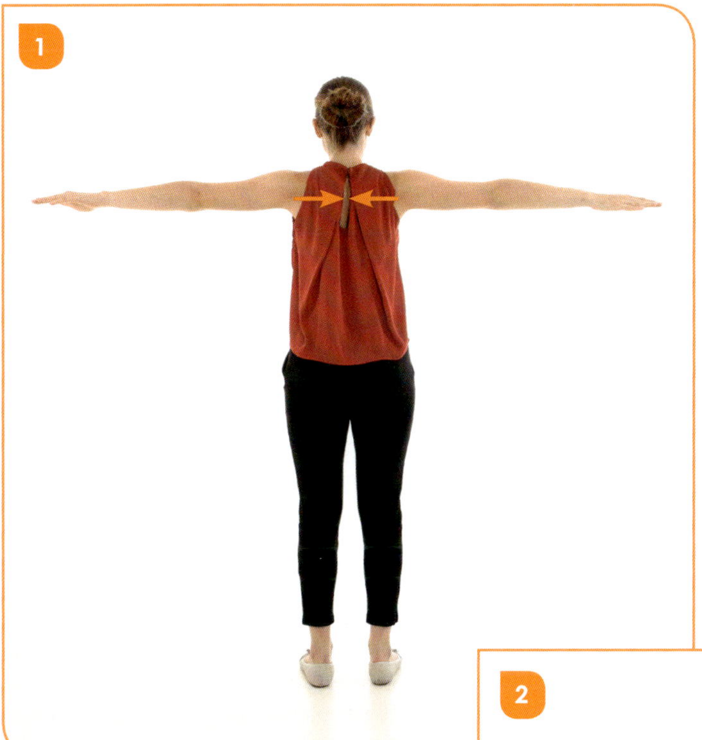

Die Arme seitlich auf Schulterhöhe ausstrecken, dann behutsam nach hinten führen und dabei die Schulterblätter zusammenziehen.

Die federnden Bewegungen der Arme in möglichst kleinen und schnellen Amplituden durchführen.

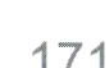

Arme wippen

| Federn und Schwingen | Das dynamische Federn der Schultern erhält die Elastizität der Faszien und mobilisiert den gesamten Schultergürtel.

■ Stehen Sie im aufrechten Stand, und verschränken Sie die Hände hinter dem Rücken. Die Schultern sind entspannt.

■ Einatmend ziehen Sie die Arme leicht nach hinten-unten, sodass das Brustbein nach vorne-oben geschoben wird. [Bild 1] Ausatmend neigen Sie den Oberkörper nach vorne-unten. Gleichzeitig führen Sie die Arme hinter dem Rücken nach oben.

■ Bleiben Sie in dieser Position. Achten Sie darauf, den Kopf locker hängen zu lassen. Die Knie sind leicht gebeugt. Lassen Sie den Atem bewusst fließen, und fokussieren Sie sich auf Ihren Schultergürtel.

■ Intensivieren Sie die Übung dann für einige Atemzüge durch leichtes Wippen der Arme. [Bild 2] Dehnen Sie nicht über Ihre Wohlfühlgrenze hinaus.

■ Kehren Sie in den aufrechten Stand zurück, und spüren Sie der Dehnung im Schultergürtel und in den Armen nach.

Armspannung lösen

| Federn und Schwingen | Das Schwingen der Arme nach hinten lockert die Strukturen der Armlinien. Gleichzeitig wird die Brustwirbelsäule mobilisiert. Verschiedene Schwungrichtungen setzen neue Reize in den Armlinien und fördern dadurch die Beweglichkeit.

■ Stehen Sie aufrecht im hüftbreiten Stand.

■ Strecken Sie die Arme vor dem Körper auf Schulterhöhe aus, die Handflächen zeigen nach oben. Bewegen Sie die Hände zueinander, sodass sie sich berühren.

■ Einatmend führen Sie den rechten gestreckten Arm seitlich nach hinten. Ihr Blick folgt dabei der rechten Hand. [Bild 3] Ausatmend führen Sie den Arm zurück in die Mitte, woraufhin der linke Arm einatmend seitlich nach hinten geführt wird und ausatmend zurück zur Mitte.

■ Dann werden Sie immer dynamischer in der Ausführung. Die Arme schwingen in einem konstanten schnellen Bewegungsfluss vor und zurück. Halten beziehungsweise schwingen Sie beide Arme möglichst auf Schulterhöhe, und achten Sie darauf, dass das Becken nach vorne ausgerichtet bleibt.

■ Variieren Sie nun die Schwungrichtung. Führen Sie die Arme beim Rückschwung seitlich nach hinten-oben. [Bild 4] Dann schwingen Sie sie seitlich nach hinten-unten.

■ Lassen Sie die Bewegung langsam ausklingen und nehmen Sie die Arme nach unten. Spüren Sie abschließend noch einige Atemzüge nach. Können Sie die entstehende Leichtigkeit in den Armen und dem Schultergürtel wahrnehmen?

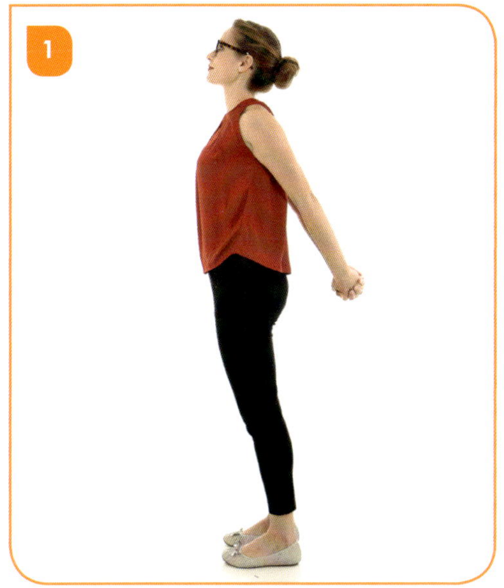

Gezielt Spannung im Schultergürtel aufbauen.

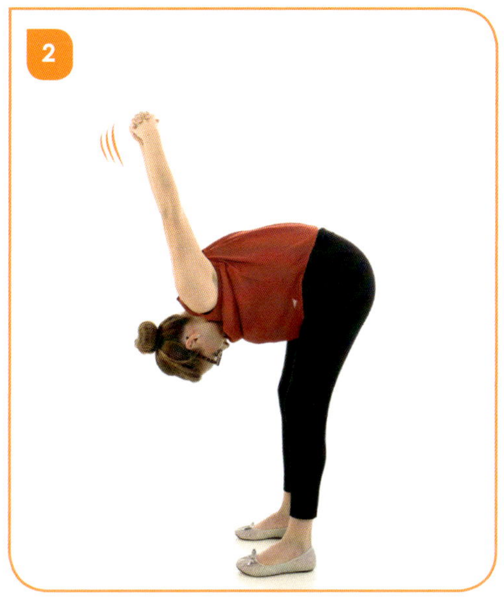

Soweit in die Strukturen hineinfedern, wie es guttut.

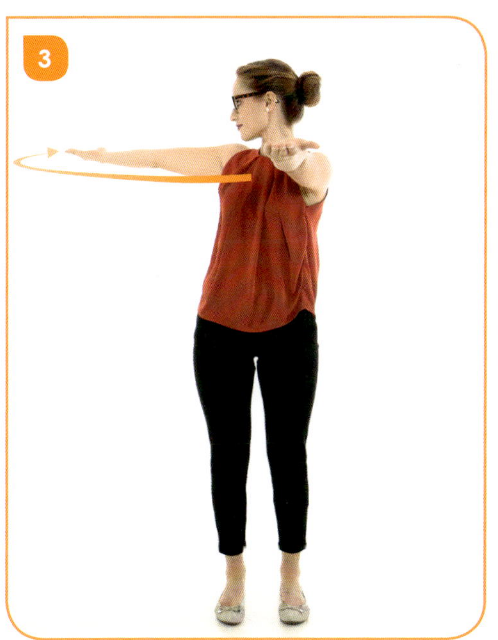

Die Arme im Wechsel auf Schulterhöhe nach hinten führen, und die Bewegung der Atmung anpassen.

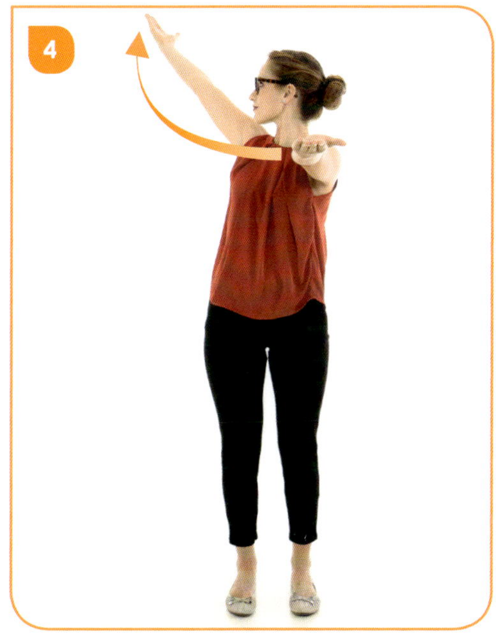

Dynamisch und schwingend die Bewegungsrichtung der Arme variieren. Das Becken bleibt nach vorne ausgerichtet.

Armlinien erspüren

| Focusing | An- und Entspannungszustände stimulieren die gesamten Armlinien, und ermöglichen so das bewusste Nachspüren myofaszialer Strukturen im Arm- und Schulterbereich.

■ Stellen Sie sich aufrecht hin, die Augen sind geschlossen. Die Schultern sind tief, und die Arme hängen seitlich neben dem Körper.

■ Mit dem nächsten Einatmen strecken Sie den rechten Arm seitlich nach unten. Die Handfläche zeigt dabei nach vorne. Spreizen Sie die Finger bis in die Fingerspitzen, und bauen Sie Spannung im Verlauf der Armlinien auf. [Bild 1] Halten Sie die Spannung für einige Atemzüge, und spüren Sie aktiv in den Arm hinein: Fühlen Sie die sich im Arm ausbreitende Kraft?

■ Mit dem nächsten Ausatmen lösen Sie die Spannung und atmen fließend weiter.

■ Jetzt bilden Sie einatmend mit der rechten Hand eine Faust. [Bild 2] Drücken Sie die Faust kräftig zu. Nehmen Sie für einige Atemzüge die Anspannung in der Faust und im Arm bewusst wahr.

■ Nun öffnen Sie zeitlupenartig Ihre Faust. Spüren Sie, wie sich die Spannung über die Hand in den ganzen Arm hinein nach und nach löst. Abschließend schütteln Sie den Arm locker aus.

■ Wiederholen Sie die Übung anschließend mit dem linken Arm.

■ Lockern Sie nun auch den linken Arm, und spüren Sie für ein paar Atemzüge nach. Nehmen Sie wahr, wie sich die Entspannung von den Fingerspitzen bis zum Schultergürtel ausbreitet.

■ Reflektieren Sie die Übung vor dem geistigen Auge: Vergegenwärtigen Sie sich das Gefühl der An- und Entspannung in den Armen. Können Sie Unterschiede zwischen dem rechten und dem linken Arm spüren? Bei welchem Arm fiel Ihnen das Anspannen besonders leicht? Mit welchem Arm können Sie besser entspannen?

■ Dann öffnen Sie abschließend langsam wieder die Augen und kommen ins Hier und Jetzt zurück.

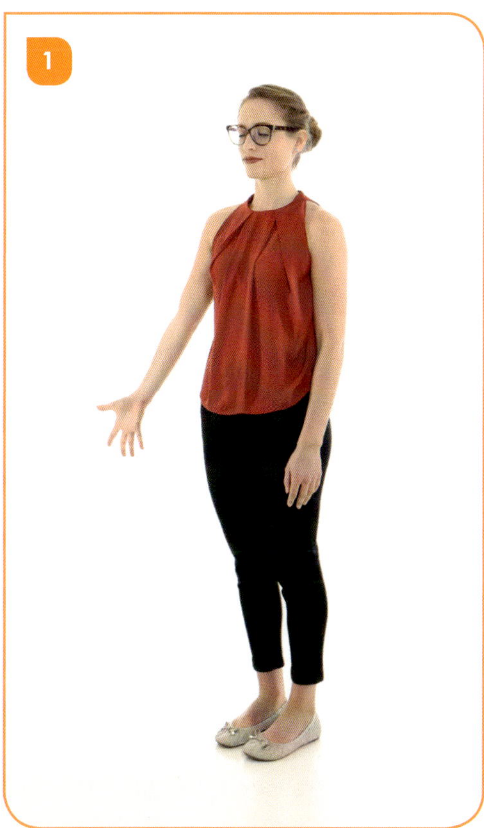

Den Arm seitlich nach unten strecken, die Finger spreizen und spüren, wie die myofaszialen Strukturen der Armlinien aktiviert werden.

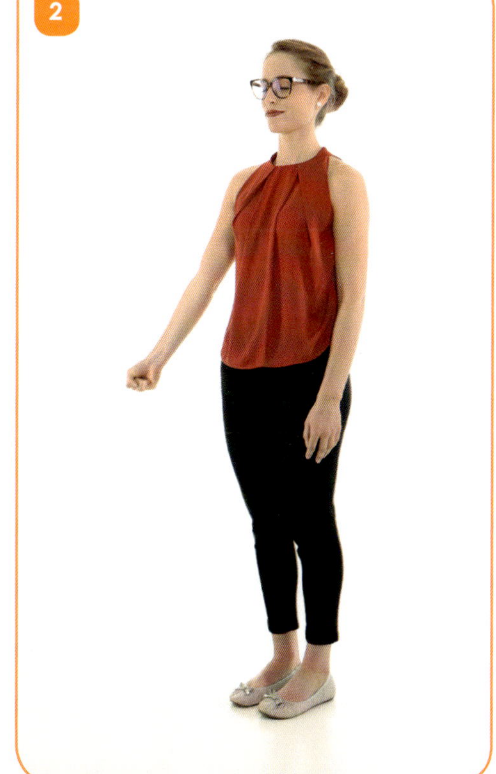

Eine Faust bilden und bewusst wahrnehmen, wie sich die Kraft langsam entlang der Armlinien ausbreitet.

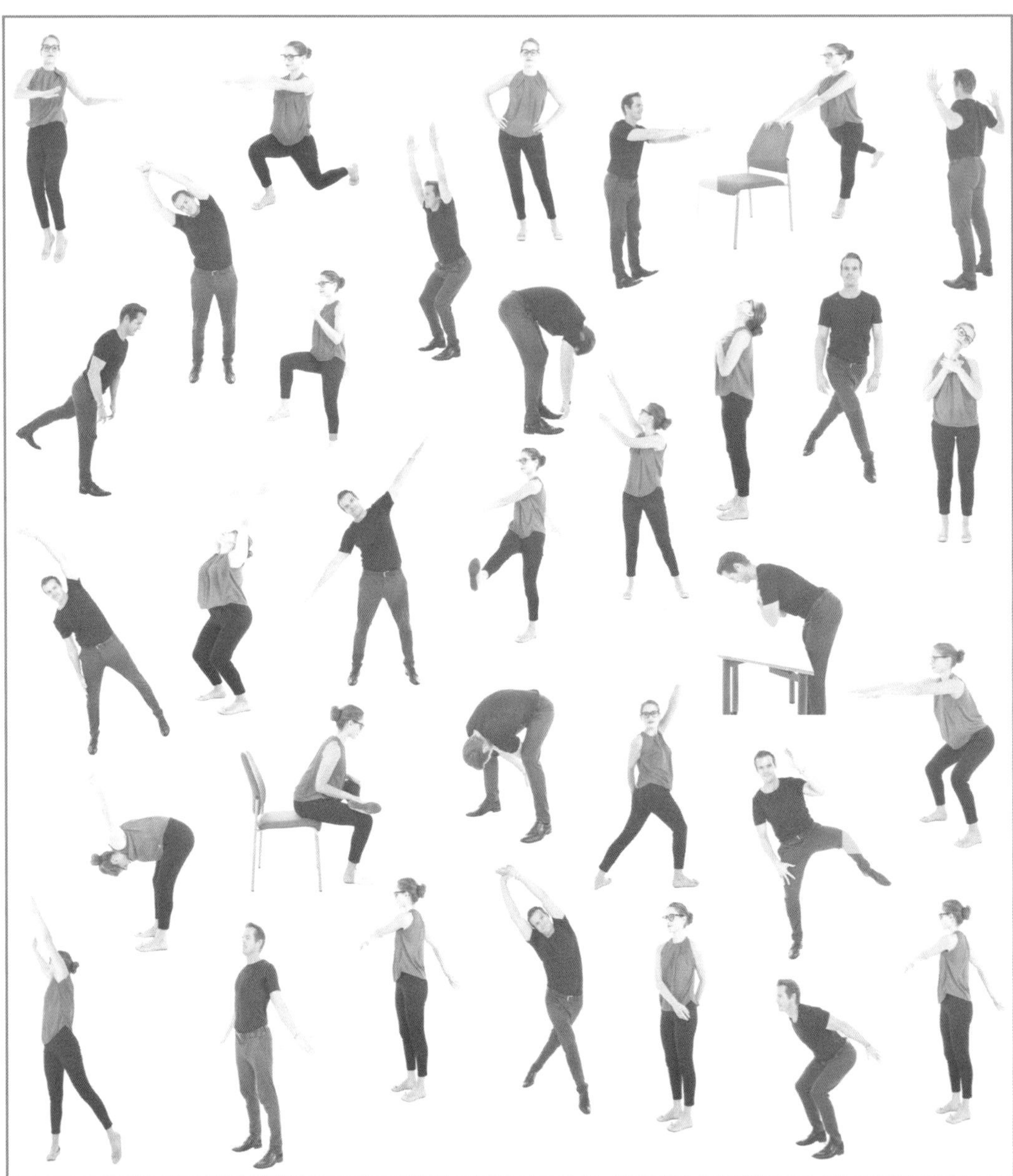

Im folgenden Kapitel zeigen wir Ihnen, wie Sie Ihre myofaszialen Zuglinien selbst testen können. Zudem lernen Sie Möglichkeiten kennen, wie Sie unser Trainingssystem 'Faszien low intensity' mit den Themen 'Loaded Stretches' und 'Schmelzende Dehnungen' erweitern und Ihr Training in Bezug auf Indikationen individualisieren können.

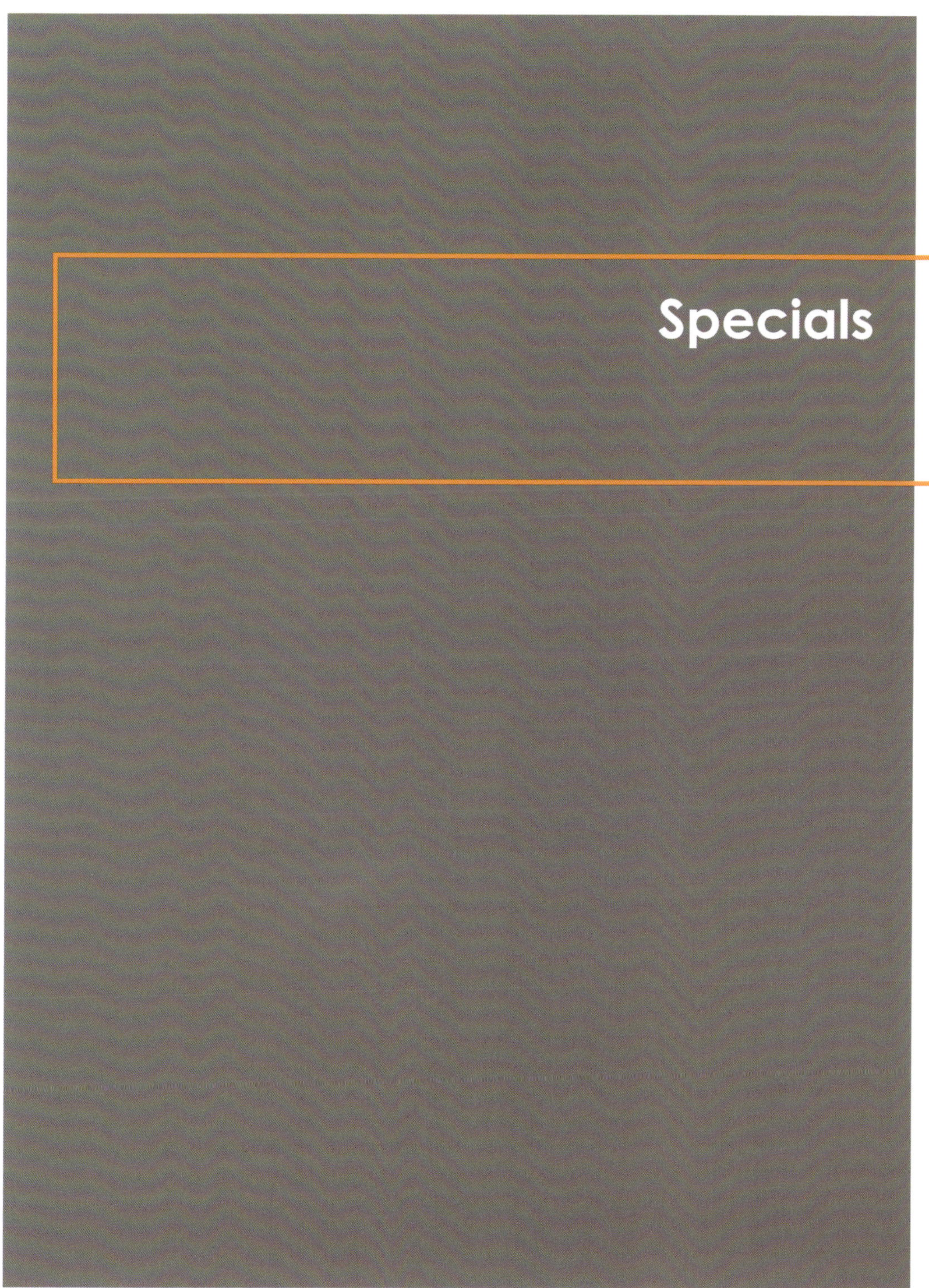

Specials

Faszien selbst testen

Mithilfe unserer 'Faszien-Ampel-Tests' können Sie den Erfolg Ihres Trainings zu jeder Zeit und an jedem Ort selbst überprüfen. Zudem können Sie die Tests nutzen, um vorhandene Bewegungseinschränkungen in den myofaszialen Zuglinien selbst zu beurteilen und gezielt dagegen vorzugehen.

Die 'Faszien-Ampel-Tests' helfen Ihnen, Ihre Beweglichkeit hinsichtlich verschiedener Faszienzuglinien zu messen und damit den Erfolg Ihres Trainings zu überprüfen. Sportmotorisch ist Beweglichkeit die Fähigkeit, in einem Gelenk oder in Kombination mehrerer Gelenke einen möglichst großen Bewegungsumfang auszuführen. Dieser wird durch die Faktoren 'Gelenkigkeit' und 'Dehnfähigkeit' beeinflusst: Während sich 'Gelenkigkeit' auf genetisch vorbestimmte und somit nicht veränderbare Knochen-, Gelenk- und Gelenkkapselstrukturen bezieht, ist 'Dehnfähigkeit', basierend auf Muskeln und faszialen Strukturen, trainierbar.

Die fünf Tests beziehen sich auf die fünf Programme unseres Faszien-Trainingssystems. Sie helfen Ihnen, [1] vor Beginn des Trainings zu prüfen, bei welchen Faszienzuglinien Sie Bewegungseinschränkungen haben und mit welchem Programm Sie entsprechend Ihr Training beginnen sollten, [2] die Wirkungen eines Trainings im Vorher-Nachher-Vergleich zu überprüfen und [3] die Effekte bei nachhaltigem Training zu dokumentieren. Die einzelnen Tests erfüllen folgende Kriterien:

- Sie sind selbstständig durchführbar.
- Sie sind ohne Materialaufwand realisierbar.
- Sie sind zu jeder Zeit und an jedem Ort umsetzbar.

Für die Zusammenstellung unserer Tests wurden Recherchen in medizinischen, physiotherapeutischen und sportmotorischen Testrepertoires (vgl. vor allem Bös, 2017; Buckup & Hofmann, 2019; Hepp & Debrunner, 2004; Janda, 2000; Kapandji, 2016; Weineck, 2019) durchgeführt und geprüft, welche Beweglichkeitsmessungen sich für die Überprüfung der myofaszialen Zuglinien unserer Programme eignen. Ziel war es, einfache Testinstrumente zur Verfügung zu stellen, die auch von Laien jederzeit durchgeführt werden können, um Trainingseffekte intraindividuell sichtbar zu machen, also den persönlichen Fortschritt nach einem Training sowie im Trainingsverlauf über einen längeren Zeitraum zu zeigen. Obschon die Entwicklung der fünf Tests in Anlehnung an wissenschaftlich geprüfte Testbatterien erfolgte, erfüllen sie daher nicht den Anspruch an Testgütekriterien wie Objektivität, Reliabilität und Validität.

Um die Anwendung der Tests zu erleichtern, wurde das 'Ampelfarben-Prinzip' konzipiert. Für die Einteilung der Farben – Rot, Gelb und Grün – wurden einerseits wissenschaftlich geprüfte Normwerte zu den einzelnen Tests herangezogen, andererseits wurde auf Erfahrungswerte im

Kontext 'Faszien' (vgl. Schleip & Bayer, 2018, S. 97-103) zurückgegriffen. Um dies am Beispiel unseres Spirallinien-Tests zu veranschaulichen: Laut Normwerten (vgl. Buckup & Hoffmann, 2019, S. 33; Hepp & Debrunner, 2004, S. 66; Janda, 2000, S. 291) liegt der Rotationswinkel bei fixiertem Becken zwischen 20 und 80 Grad. Diese hohe Diskrepanz ist der physiologischen Bewegungsweite der Wirbelsäule geschuldet. Sie variiert von Person zu Person in Abhängigkeit von Alter, Konstitution und Trainingszustand, weshalb sich diese Werte individuell erheblich unterscheiden. Hier haben wir uns für folgende 'Farb-Zuordnung' entschieden: 'Rot' bis 4 Uhr (ca. 30 Grad) verweist auf funktionelle Störungen innerhalb der Zuglinie, 'Gelb' bis 5 Uhr (ca. 60 Grad) auf leichte Bewegungseinschränkungen, 'Grün' bis 6 Uhr (ca. 90 Grad) symbolisiert, dass innerhalb der Zuglinie keine Störungen feststellbar sind.

Wichtig zu wissen ist, dass es nicht darauf ankommt, mit welcher Farbe Sie das Training starten, sondern ob Sie die Farben durch Ihr Training verändern können, z.B. von Rot zu Gelb oder von Gelb zu Grün. Ein 'Wikinger-Typ' wird eher bei Rot starten, ein 'Schlangenmenschen-Typ' bereits mit Grün. 'Wikinger' und 'Schlangenmenschen' weisen unterschiedliche fasziale Strukturen auf: z.B. festes, straffes vs. lockeres, weiches und geschmeidiges Bindegewebe. Wenn Sie eher ein Wikinger-Typ sind, neigen Sie zur Hypomobilität ('Körpersteifigkeit'), als 'Schlangenmensch' hingegen zur Hypermobilität ('Körperbeweglichkeit'). 'Wikinger-Typen' treten gehäuft beim männlichen Geschlecht auf, verantwortlich dafür sind vor allem eine kräftigere Muskulatur, stärkere Faszien und ein strafferes Unterhautfettgewebe. Der Typ 'Schlangenmensch' ist eher bei Frauen anzutreffen. Sie speichern in der Unterhaut mehr und anderes Fett und sind mit eher lockeren Bindegewebsstrukturen ausgestattet. Hinzu kommt, dass die weit verbreitete Bewegungslosigkeit im Alltag dazu führt, dass wir mit zunehmendem Alter zum 'Wikinger' hin tendieren. Natürlich sind reine 'Wikinger' und 'Schlangenmenschen' selten anzutreffen. Die meisten von uns sind 'Cross-Over-Typen', bei denen zivilisationsbedingt funktionelle Dysbalancen auftreten, die sich in Fehlspannungen und letztlich Bewegungseinschränkungen äußern können.

Tipps für die Tests

- **Krankheiten beachten:** Falls Sie an einer Bindegewebsstörung oder -krankheit leiden, sollten Sie zuvor ärztlichen Rat einholen.

- **Keinen falschen Ehrgeiz entwickeln:** Die Tests sind so aufzuführen, dass in keiner Phase Schmerzen auftreten. Die Wahrnehmung eines 'Ziehens' in muskulären bzw. faszialen Strukturen genügt als Signal.

- **Bewegungen langsam ausführen:** Die Tests nur in langsamem Tempo und in fließender Bewegung ausführen. Auf Schwingen, Wippen oder Reißen ist zu verzichten.

- **Ausweichbewegungen vermeiden:** Ausweichbewegungen nach vorne, hinten oder zur Seite vermeiden, da sonst die Testergebnisse verfälscht werden.

- **Einflussfaktoren beachten:** Wenn Sie Trainingswirkungen nicht nur vor und nach einem Training testen, sondern auch die Erfolge im Trainingsverlauf überprüfen wollen, bedenken Sie, dass der Körper morgens nach dem Aufstehen und bei kühleren Umgebungstemperaturen weniger beweglich ist.

Test zum Faszientraining 'Spirallinien'

Durch einseitige Oberkörperrotationen wird die Verwringungsfähigkeit der Wirbelsäule überprüft. Dabei wird das Verhältnis zwischen beiden Körperseiten deutlich: Durch Links- oder Rechtsdrehungen wird jeweils die gegenüberliegende obere Spirallinie gedehnt, während die andere stabil nach vorne ausgerichtet bleibt. Bewegungseinschränkungen einer Seite werden so sichtbar.

Grundstellung: Stellen Sie sich aufrecht im hüftbreiten Stand vor einen Tisch. Richten Sie Hüfte und Becken zentral aus, indem Sie mit den Oberschenkeln die Tischkante berühren. Halten Sie diesen Kontakt während der gesamten Übung aufrecht, um Ausweichbewegungen mit der Hüfte und dem Becken zu vermeiden. Verschränken Sie die Arme vor der Brust, Ihr Blick ist nach vorne gerichtet.

- Wenn Sie die Grundstellung eingenommen haben, drehen Sie den Oberkörper langsam nach rechts. Der Kopf folgt der fließenden Drehbewegung. Sobald Sie ein Ziehen im Oberkörper verspüren, verharren Sie in dieser Position. Strecken Sie nun Ihre Arme seitlich auf Schulterhöhe aus.

- Schätzen Sie den erzielten Rotationswinkel mithilfe des rechten Armes ein. Nutzen Sie dazu das Bild des Ziffernblattes einer Uhr: Zeigt der Arm in Richtung 4, 5 oder 6 Uhr?

- Lösen Sie die Haltung behutsam auf. Vergleichen Sie das Ergebnis mit der unten stehenden Prüfampel.

- Führen Sie den Test nun auf der Gegenseite durch. Achten Sie erneut darauf, dass die Rotationsbewegung langsam und gegen Ende nicht ruckartig ausgeführt wird. Verharren Sie in der Endposition. Schätzen Sie die Rotationsposition mithilfe Ihres linken Armes ein: Können Sie sich auf 8, 7 oder 6 Uhr aufdrehen?

- Lösen Sie die Haltung wiederum behutsam auf. Vergleichen Sie das Ergebnis mit der Prüfampel.

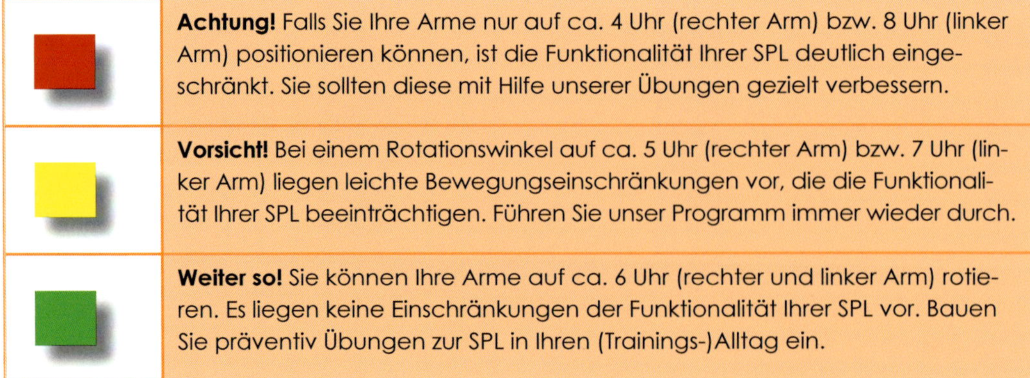

	Achtung! Falls Sie Ihre Arme nur auf ca. 4 Uhr (rechter Arm) bzw. 8 Uhr (linker Arm) positionieren können, ist die Funktionalität Ihrer SPL deutlich eingeschränkt. Sie sollten diese mit Hilfe unserer Übungen gezielt verbessern.
	Vorsicht! Bei einem Rotationswinkel auf ca. 5 Uhr (rechter Arm) bzw. 7 Uhr (linker Arm) liegen leichte Bewegungseinschränkungen vor, die die Funktionalität Ihrer SPL beeinträchtigen. Führen Sie unser Programm immer wieder durch.
	Weiter so! Sie können Ihre Arme auf ca. 6 Uhr (rechter und linker Arm) rotieren. Es liegen keine Einschränkungen der Funktionalität Ihrer SPL vor. Bauen Sie präventiv Übungen zur SPL in Ihren (Trainings-)Alltag ein.

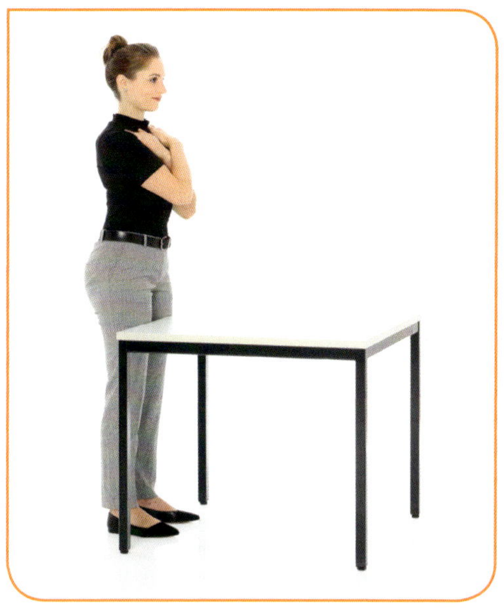

Grundstellung

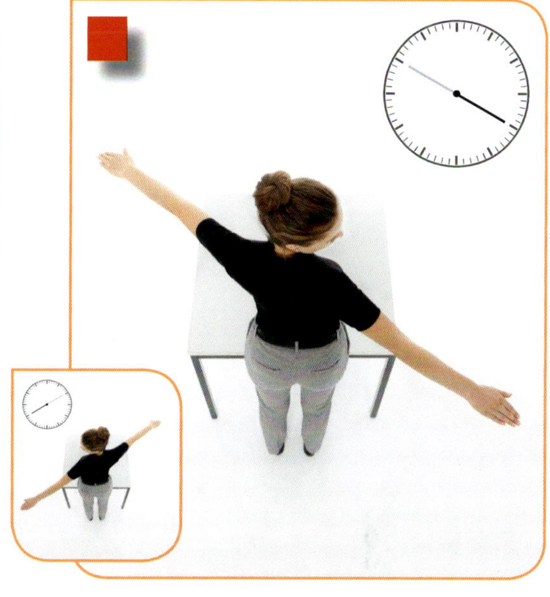

Programm & einzelne Übungen oft durchführen!

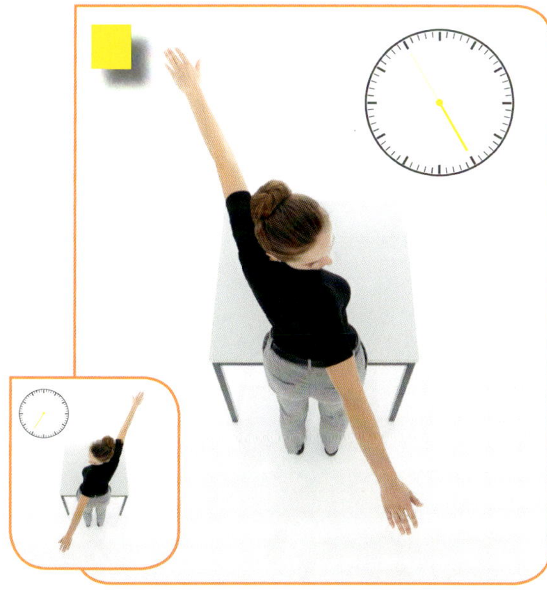

Programm & einzelne Übungen immer wieder durchführen!

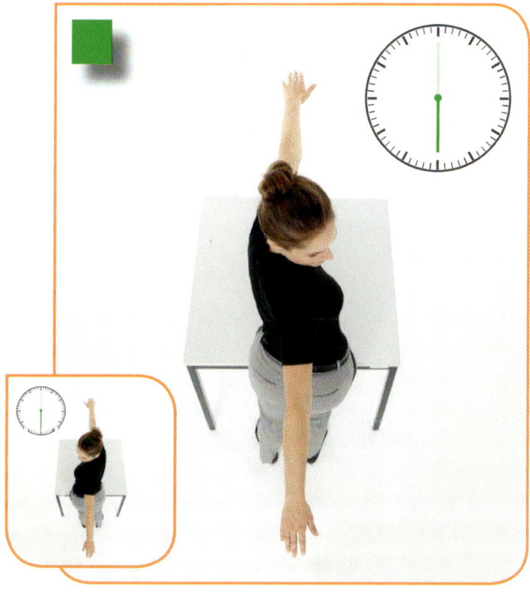

Programm & einzelne Übungen gelegentlich durchführen!

Test zum Faszientraining 'Rückenlinien'

Mit dem Rückenlinien-Test wird die Beweglichkeit der gesamten Rückenlinien, also der Brustwirbel- und Lendenwirbelsäule sowie rückseitigen Oberschenkelmuskulatur und deren fasziale Strukturen überprüft.

Grundstellung: Stehen Sie aufrecht und hüftbreit. Die Knie sind gestreckt. Die Füße stehen parallel nebeneinander, sodass die Fußspitzen nach vorne zeigen.

- Wenn Sie die Grundstellung eingenommen haben, beugen Sie den Oberkörper langsam Wirbel für Wirbel zum Boden, während die Hände entlang der Oberschenkel zu den Füßen wandern. Ihre Knie bleiben gestreckt.

- Sobald Sie ein Ziehen im unteren Rücken oder in der Beinrückseite verspüren, stoppen Sie die Bewegung. Führen Sie in dieser Position keine ruckartigen Bewegungen der Arme zum Boden aus, um ein für Sie gültiges Testergebnis zu erhalten.

- Merken Sie sich den Abstand zwischen Boden und Fingerspitzen anhand einer 'imaginären' Körperlinie, wie zum Beispiel 'Knöchel' oder inwieweit Sie mit den Fingerspitzen oder Handflächen den Boden berühren können.

- Dann richten Sie den Oberkörper langsam Wirbel für Wirbel wieder auf und kommen in den aufrechten Stand zurück.

- Vergleichen Sie abschließend das von Ihnen erzielte Ergebnis mit der unten stehenden Prüfampel.

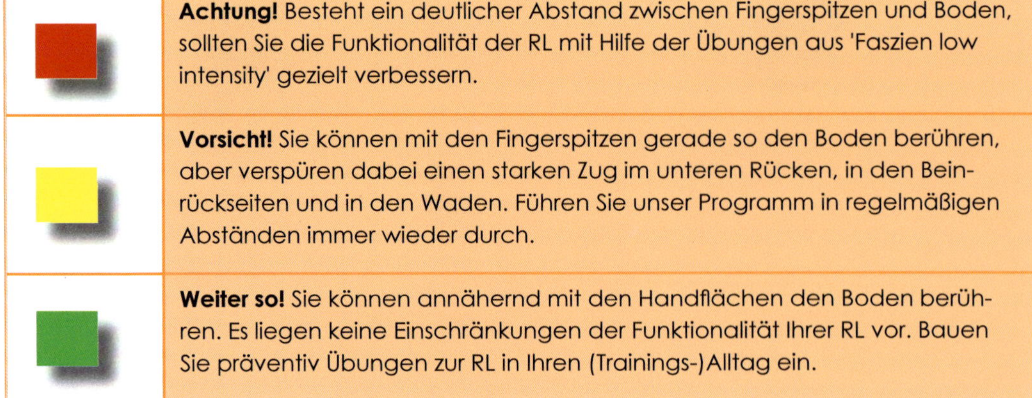

	Achtung! Besteht ein deutlicher Abstand zwischen Fingerspitzen und Boden, sollten Sie die Funktionalität der RL mit Hilfe der Übungen aus 'Faszien low intensity' gezielt verbessern.
	Vorsicht! Sie können mit den Fingerspitzen gerade so den Boden berühren, aber verspüren dabei einen starken Zug im unteren Rücken, in den Beinrückseiten und in den Waden. Führen Sie unser Programm in regelmäßigen Abständen immer wieder durch.
	Weiter so! Sie können annähernd mit den Handflächen den Boden berühren. Es liegen keine Einschränkungen der Funktionalität Ihrer RL vor. Bauen Sie präventiv Übungen zur RL in Ihren (Trainings-)Alltag ein.

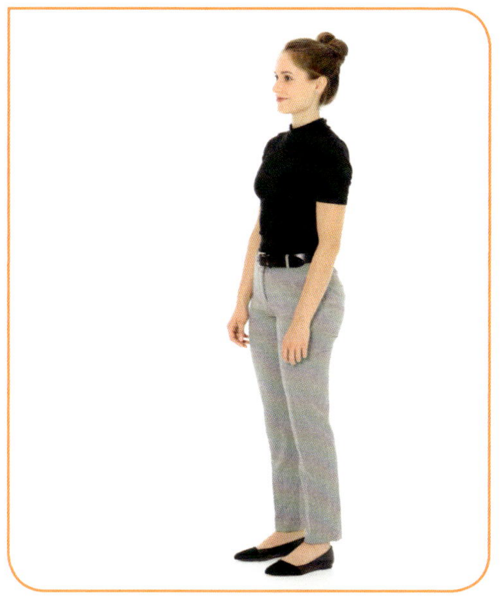

Grundstellung

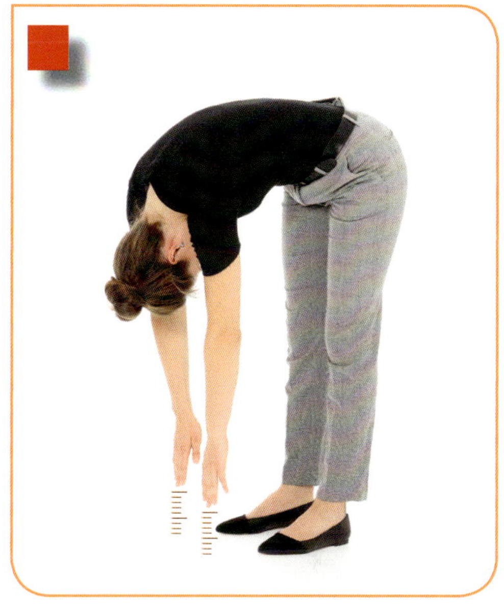

Programm & einzelne Übungen oft durchführen!

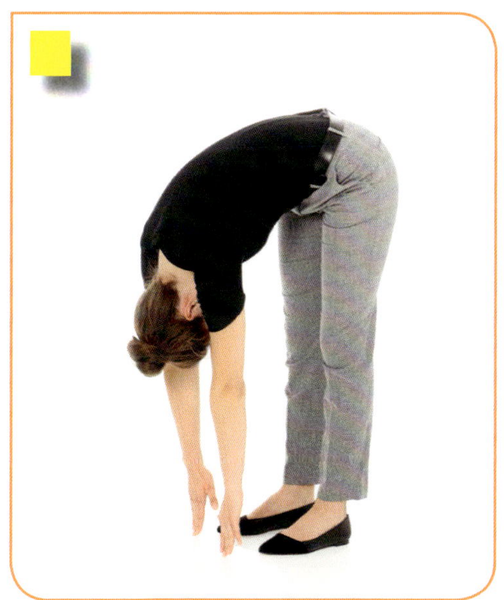

Programm & einzelne Übungen immer wieder durchführen!

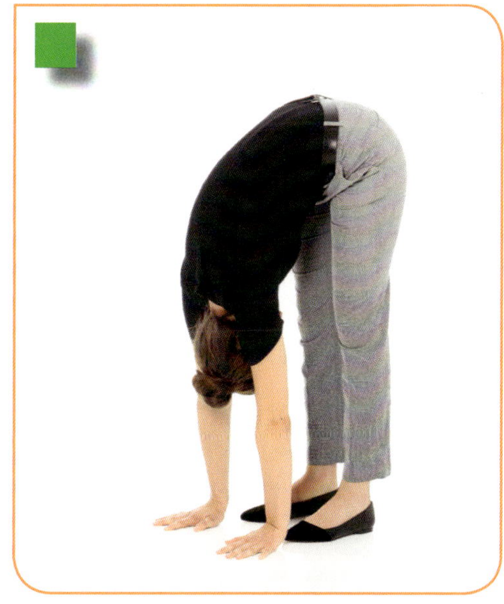

Programm & einzelne Übungen gelegentlich durchführen!

Test zum Faszientraining 'Frontallinien'

Beim Frontallinien-Test wird die gesamte vordere Körperseite gezielt einer funktionellen Überprüfung unterzogen. Im Mittelpunkt steht die Überprüfung der Dehnfähigkeit von Schulter-, Brust-, Bauch-, Hüftbeuger-, Oberschenkel- und Schienbeinmuskulatur und deren faszialen Strukturen.

Grundstellung: Gehen Sie am Boden in den Kniestand. Wählen Sie vorzugsweise einen weichen Untergrund aus. Beide Fußspanne liegen am Boden ab. Heben Sie nun das rechte Bein nach oben und stellen Sie den Unterschenkel etwa senkrecht unter dem rechten Knie ab. Die Hände sind in den Hüften. Bei Kniebeschwerden ist eine zusätzliche Polsterung zum Beispiel in Form eines Kissens sinnvoll.
Führen Sie diesen Test zunächst vor einem Spiegel durch, um ein Gefühl für die Einschätzung der Oberkörperbeugung nach hinten zu erhalten.

- Wenn Sie die Grundstellung eingenommen haben, führen Sie Ihre gestreckten Arme nach oben über den Kopf. Dann spannen Sie Ihre Bauchmuskeln an und schieben einatmend das linke Hüftgelenk langsam und bewusst nach vorne, sodass Ihr Becken nach vorne ausgerichtet ist. Gleichzeitig bewegen Sie den Oberkörper nach hinten. Der Kopf bleibt dabei in Verlängerung der Wirbelsäule.

- Sobald sich ein leichtes Ziehen im Hüftbereich, im Brustkorb und in den Schultern einstellt, verharren Sie in dieser Position. Überprüfen Sie Ihren Bewegungsradius mit der Prüfampel.

- Ausatmend lösen Sie langsam die Dehnung auf und kehren wieder in den Kniestand zurück.

- Jetzt wiederholen Sie den Test auf der Gegenseite.

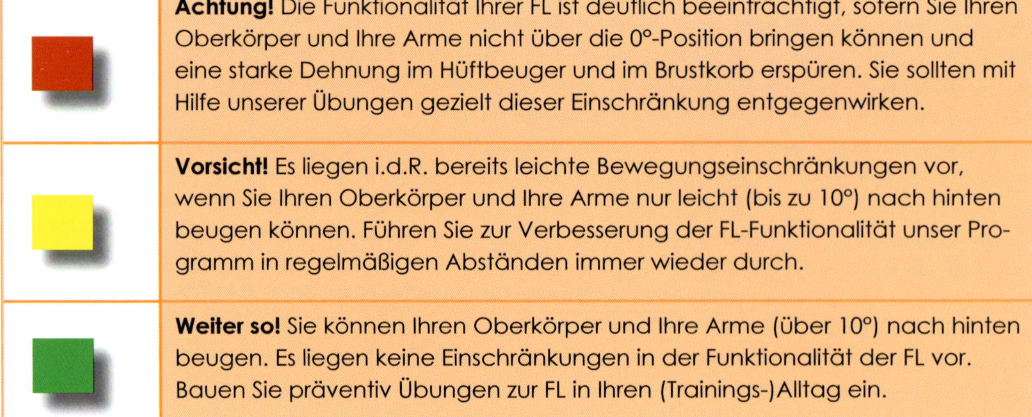

Achtung! Die Funktionalität Ihrer FL ist deutlich beeinträchtigt, sofern Sie Ihren Oberkörper und Ihre Arme nicht über die 0°-Position bringen können und eine starke Dehnung im Hüftbeuger und im Brustkorb erspüren. Sie sollten mit Hilfe unserer Übungen gezielt dieser Einschränkung entgegenwirken.

Vorsicht! Es liegen i.d.R. bereits leichte Bewegungseinschränkungen vor, wenn Sie Ihren Oberkörper und Ihre Arme nur leicht (bis zu 10°) nach hinten beugen können. Führen Sie zur Verbesserung der FL-Funktionalität unser Programm in regelmäßigen Abständen immer wieder durch.

Weiter so! Sie können Ihren Oberkörper und Ihre Arme (über 10°) nach hinten beugen. Es liegen keine Einschränkungen in der Funktionalität der FL vor. Bauen Sie präventiv Übungen zur FL in Ihren (Trainings-)Alltag ein.

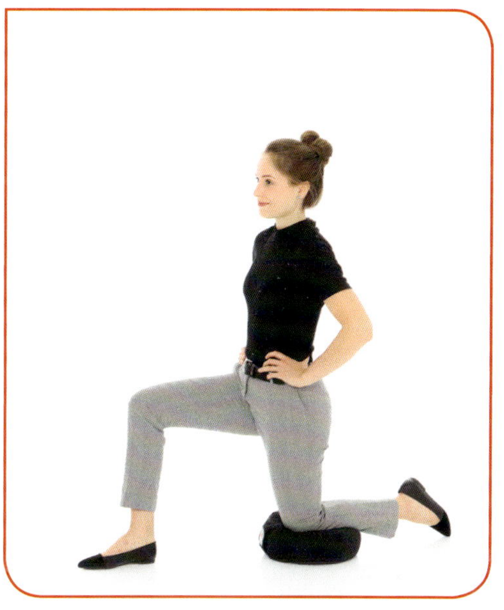

Grundstellung

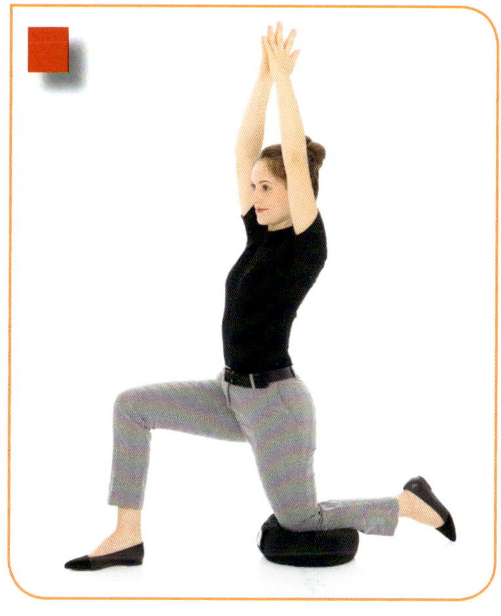

Programm & einzelne Übungen oft durchführen!

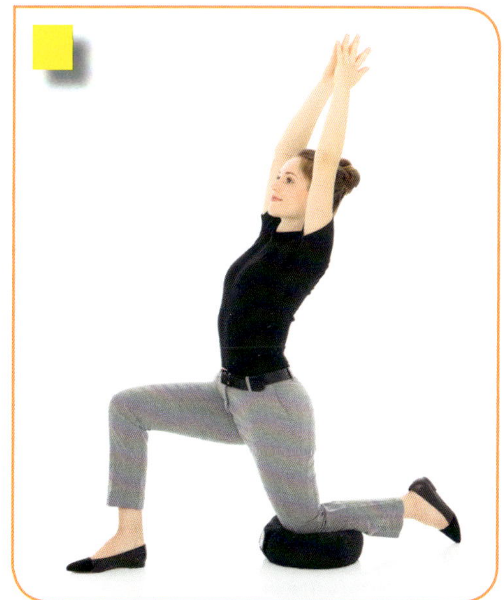

Programm & einzelne Übungen immer wieder durchführen!

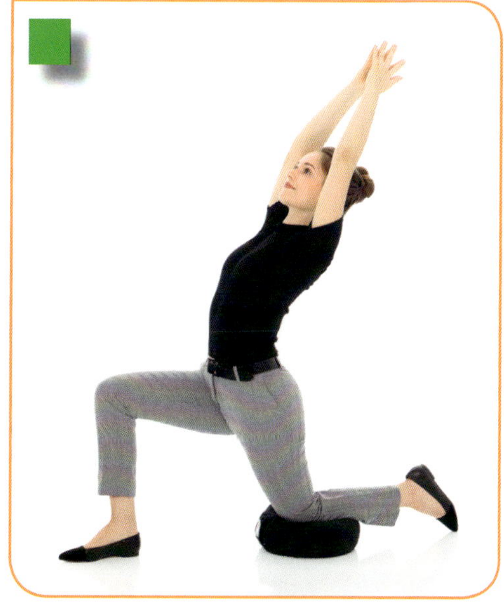

Programm & einzelne Übungen gelegentlich durchführen!

Test zum Faszientraining 'Laterallinien'

Der Laterallinien-Test testet die Beweglichkeit der Wirbelsäule nach links und rechts, und er erfasst die Dehnfähigkeit der geraden und schrägen Bauchmuskulatur.

Grundstellung: Stellen Sie sich mit dem Rücken und geschlossenen Beinen aufrecht an eine Wand. Kopf, Rücken, Gesäß, Waden und Fersen berühren die Wand und helfen Ihnen, die Körperachse bei der folgenden Bewegung zu kontrollieren. Die Arme sind neben dem Körper, und die Handflächen liegen locker seitlich auf den Oberschenkeln auf.

- Wenn Sie die Grundstellung eingenommen haben, fahren Sie langsam mit der rechten Hand an der rechten Oberschenkelaußenseite entlang zum Knie. Achten Sie darauf, dass Sie dabei Kopf, Rücken, Gesäß, Waden und Fersen nicht von der Wand lösen.

- Sobald Sie ein Ziehen in der linken Flanke spüren, verharren Sie in dieser Position. Führen Sie keine impulsartigen Bewegungen mit der rechten Hand zum Boden aus.

- Merken Sie sich die Position Ihrer Hand, und kehren Sie behutsam in den aufrechten Stand zurück. Überprüfen Sie Ihren Bewegungsradius mit Hilfe der unten stehenden Prüfampel.

- Wiederholen Sie den Test auf der Gegenseite, und merken Sie sich ebenfalls die Position Ihrer Hand.

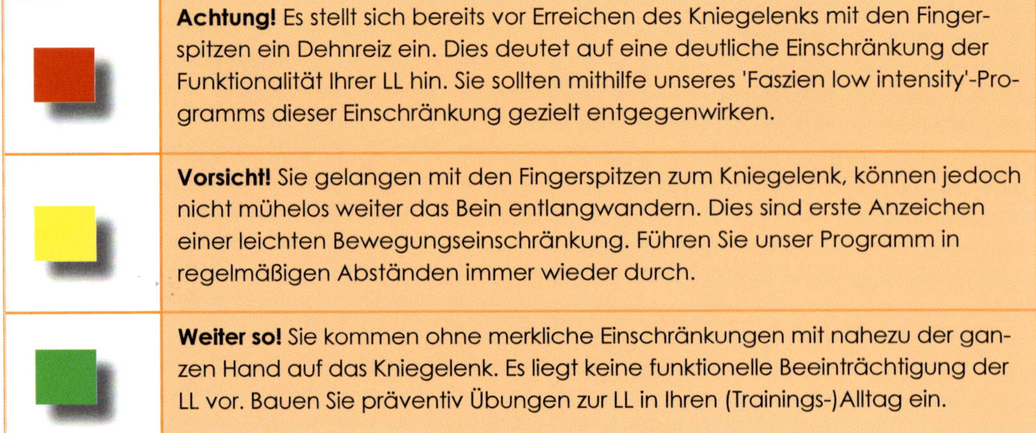

	Achtung! Es stellt sich bereits vor Erreichen des Kniegelenks mit den Fingerspitzen ein Dehnreiz ein. Dies deutet auf eine deutliche Einschränkung der Funktionalität Ihrer LL hin. Sie sollten mithilfe unseres 'Faszien low intensity'-Programms dieser Einschränkung gezielt entgegenwirken.
	Vorsicht! Sie gelangen mit den Fingerspitzen zum Kniegelenk, können jedoch nicht mühelos weiter das Bein entlangwandern. Dies sind erste Anzeichen einer leichten Bewegungseinschränkung. Führen Sie unser Programm in regelmäßigen Abständen immer wieder durch.
	Weiter so! Sie kommen ohne merkliche Einschränkungen mit nahezu der ganzen Hand auf das Kniegelenk. Es liegt keine funktionelle Beeinträchtigung der LL vor. Bauen Sie präventiv Übungen zur LL in Ihren (Trainings-)Alltag ein.

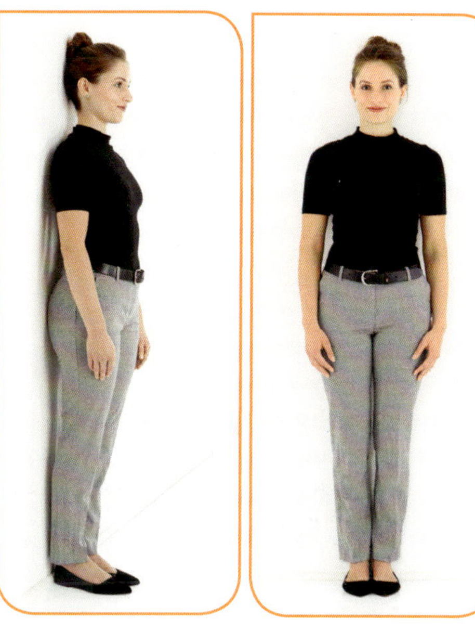

Grundstellung

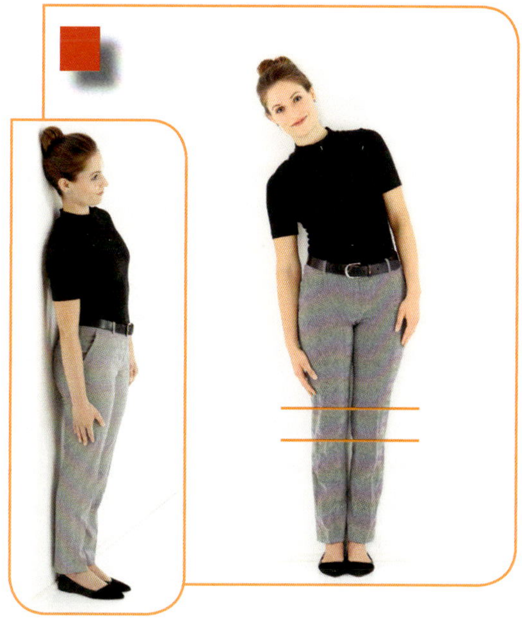

Programm & einzelne Übungen oft durchführen!

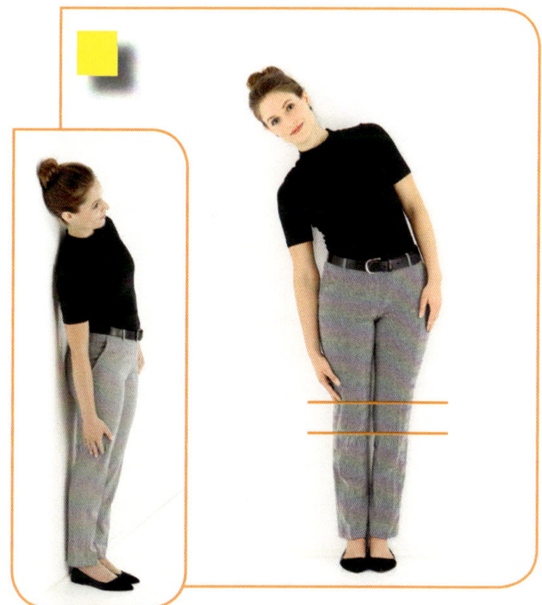

Programm & einzelne Übungen immer wieder durchführen!

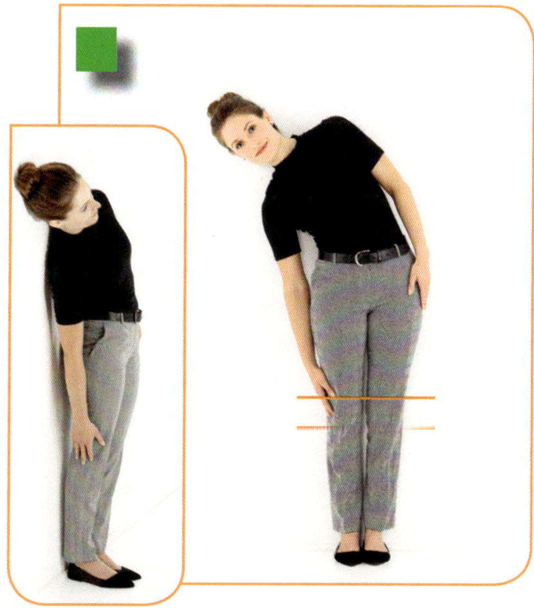

Programm & einzelne Übungen gelegentlich durchführen!

Test zum Faszientraining 'Armlinien'

Der Armlinien-Test fokussiert sich in erster Linie auf die funktionelle Schulterbeweglichkeit. Dabei werden auf beiden Seiten die Bewegungsradien der Schultergelenke durch eine Kombination von Adduktion und Innenrotation (unterer Arm) mit Abduktion und Außenrotation (oberer Arm) überprüft.

Grundstellung: Stellen Sie sich aufrecht und hüftbreit hin. Beide Fußspitzen zeigen dabei nach vorne. Die Knie sind leicht gebeugt, und die Arme hängen locker neben dem Körper.
Führen Sie diesen Test zunächst seitlich vor einem Spiegel durch, um ein Gefühl für die Einschätzung der Schulterbeweglichkeit zu erhalten.

- Aus der Grundstellung heraus strecken Sie den rechten Arm über den Kopf und führen die Handinnenfläche zum Nacken. Dann legen Sie den Handrücken des linken Arms locker auf den unteren Rücken.

- Wandern Sie in einer möglichst fließenden Bewegung mit den Armen den Rücken entlang, sodass sich die Hände annähern. Sobald Sie ein leichtes Ziehen verspüren, verharren Sie in dieser Position für ein paar Atemzüge. Vermeiden Sie ruckartige Bewegungen.

- Merken Sie sich, ob die Fingerspitzen einander berühren oder Sie die Hände gar ineinanderschieben können. Falls sich Ihre Fingerspitzen nicht berühren, dann schätzen Sie den Abstand zwischen den Fingerspitzen mit Hilfe des Spiegels ab.

- Lösen Sie die Dehnung behutsam auf und nehmen Sie die Arme nach unten. Vergleichen Sie das Ergebnis mit der unten stehenden Prüfampel.

- Dann wiederholen Sie den Test auf der Gegenseite.

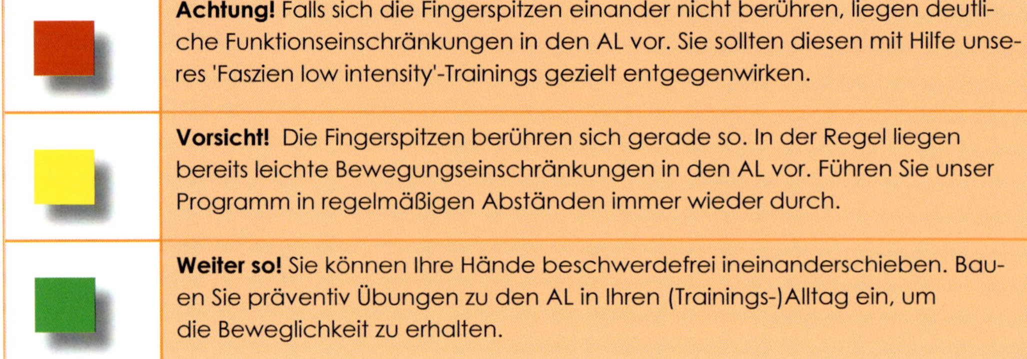

	Achtung! Falls sich die Fingerspitzen einander nicht berühren, liegen deutliche Funktionseinschränkungen in den AL vor. Sie sollten diesen mit Hilfe unseres 'Faszien low intensity'-Trainings gezielt entgegenwirken.
	Vorsicht! Die Fingerspitzen berühren sich gerade so. In der Regel liegen bereits leichte Bewegungseinschränkungen in den AL vor. Führen Sie unser Programm in regelmäßigen Abständen immer wieder durch.
	Weiter so! Sie können Ihre Hände beschwerdefrei ineinanderschieben. Bauen Sie präventiv Übungen zu den AL in Ihren (Trainings-)Alltag ein, um die Beweglichkeit zu erhalten.

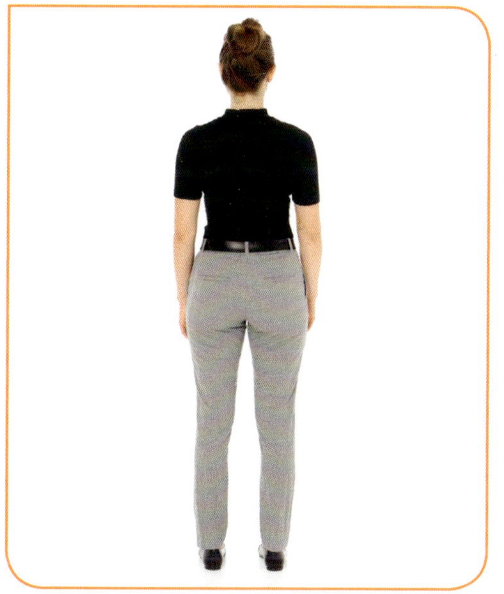

Grundstellung

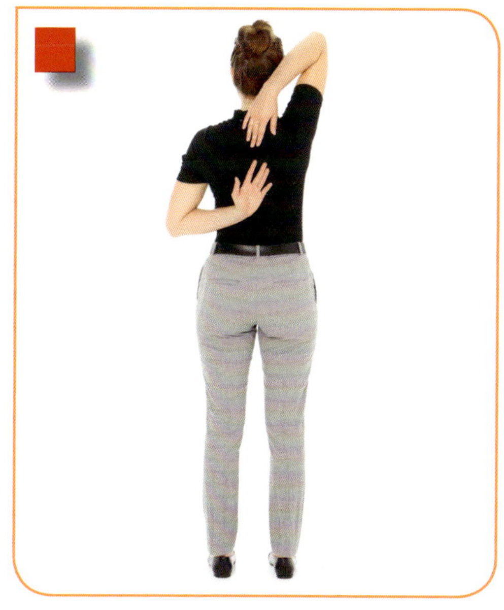

Programm & einzelne Übungen oft durchführen!

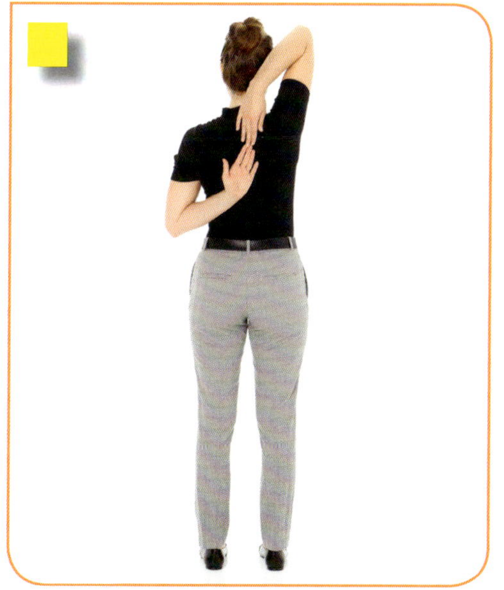

Programm & einzelne Übungen immer wieder durchführen!

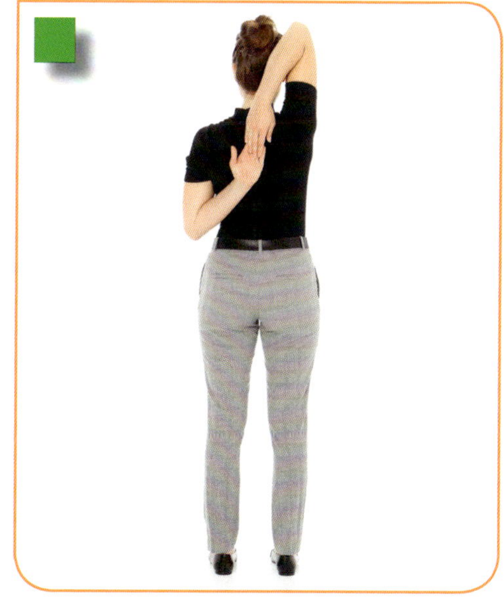

Programm & einzelne Übungen gelegentlich durchführen!

Faszientraining mit 'Loaded Stretches'

Die Kombination von Kräftigungen und Dehnungen ist Ziel dieser Trainingsmethode. So können muskuläre und fasziale Strukturen gleichermaßen gezielt aktiviert werden. Je mehr funktionelle Muskelgruppen miteinander stimuliert werden und je größer deren Bewegungsreichweiten sind, desto besser.

Das Loaded Stretches-Prinzip beinhaltet Dehnmethoden wie „Kraft in der Dehnung“ (Mosetter & Mosetter, 2016, S. 68) oder Techniken aus der propriozeptiven neuromuskulären Fazilitation (PNF) wie die 'Contract-Relax'-Methode (Freiwald, 2013, S. 289). Diese zählen zu den effektivsten Trainingsmethoden, da durch die Kombination von Kräftigungen und Dehnungen muskuläre und fasziale Strukturen aktiviert werden.

Kennzeichnend für den Übungsprozess ist, dass die zu dehnende Zielmuskulatur an ihrer Dehnungsgrenze für ein paar Atemzüge gehalten wird. Dabei entfernen sich innerhalb des Muskels die kontraktilen Filamente, Aktin und Myosin, voneinander. In dieser Dehnposition wird dann die Zielmuskulatur 'aktiv' so stark wie möglich angespannt. Die zu haltende 'Dehn-Kraft-Position' stimuliert den Muskel-Sehnen-Komplex wie folgt: Während die Muskelspindeln die Aufgabe haben, den Dehnungs- oder Spannungszustand in der Muskulatur zu erfassen und entsprechend reflektorisch zu reagieren, registrieren die sogenannten Golgi-Sehnenorgane, die sich am Übergang zwischen Muskel und Sehne befinden, die Spannungszustände in den Sehnen der Muskeln. Bei hohen Sehnen-Belastungen bewirken die Golgi-Sehnenorgane reflektorisch eine Hemmung der Muskelkontraktion, um deren Belastung zu reduzieren. Dies wird als Golgi-Sehnen-Reflex bezeichnet. Durch kleine federnde Bewegungen (‚Mini-Bounces‘; vgl. S. 91) kann dieser Effekt verstärkt werden. Er bewirkt innerhalb der gezielt angesteuerten Muskulatur eine höhere Entspannung. Ausschlaggebend dafür ist die 'autogene Hemmung' des Zielmuskels, wodurch eine tiefere Dehnposition eingenommen werden kann, da sich die Muskelspindel nicht mehr reflexartig widersetzt. In Kombination mit der Atmung kann dieser Effekt verstärkt werden (vgl. Gärtner, 2020, S. 44).

Nach dem Auflösen der 'Dehn-Kraft-Position' sorgt das sprungfederartig aufgebaute Bindegewebsfilament 'Titin', das innerhalb der einzelnen Muskelfaser die Z-Scheiben – sie begrenzen zu beiden Seiten das Sarkomer – verbindet, dafür, dass die beiden Muskelfilamente wieder an ihren ursprünglichen Ort zurückfinden (vgl. Freiwald, 2013, S. 43). Nach Gärtner (2017, S. 7) kann anhand von Studien (vgl. Williams, 1990; McBride, Deane & Nimphius, 2007) belegt werden, dass sich Titin durch regelmäßiges und kontinuierliches Dehntraining verdickt und somit strapazierfähiger wie auch elastischer wird. Davon profitieren auch Muskeln und Sehnen, die hierdurch dehnfähiger werden.

Je mehr Muskelgruppen in funktionellen Bewegungsketten miteinander aktiviert werden und je besser die Bewegungsreichweiten sind, desto größer ist der Effekt auf die Muskel-Sehnen-Einheiten.

Zum Programm

Übungsauswahl: In Tab. 12 sind Übungen aus unserem Trainingssystem 'Faszien Low intensity' zusammengestellt, die nach dem 'Loaded Stretches-Prinzip' erweitert wurden. Bei allen 'Loaded Stretches' sollen durch die eingenommenen Dehn-Kraft-Positionen' Muskel-Sehnen-Einheiten gezielt aktiviert werden. Dies führt zu deren Mehrdurchblutung und Kräftigung. So werden diese Strukturen dicker, straffer, strapazierfähiger und nicht zuletzt auch elastischer. Ausgewählt wurden einfach strukturierte Übungen aus unserem Übungspool, damit Sie sich diese Trainingsmethode schnell aneignen können. Verzichtet wurde auf Übungen, bei denen 'Dehn-Kraft-Positionen' im Hals- und Nackenbereich eingenommen werden müssen, da diese Strukturen zu Verspannungen neigen. Resultierend wurden vier fasziale Dehnungsübungen aus den Spiral-, Rücken-, Frontal- und Armlinien-Programmen als 'Loaded Stretches'-Übung interpretiert.

Trainingstipps: Beginnen Sie Ihr 'Loaded Stretches'-Training, indem Sie zuerst die Übungen einzeln und konzentriert üben. Dies schützt vor Verletzungen, denn diese Übungen provozieren intensive Dehnungsimpulse auf das Bindegewebe. Achten Sie dabei auf Ihr Körpergefühl. Mit entsprechender Trainingspraxis können Sie dann die in Tab. 12 aufgeführten Übungen als Programm in Gänze umsetzen. Die von uns dargestellte Reihung der Übungen ist nicht zwingend. Sie können jederzeit die Reihenfolge verändern, ebenso können Sie jederzeit Anzahl und Auswahl variieren.

Bei den Übungsbeschreibungen haben wir Ihnen farblich verdeutlicht, wie Sie von den Übungen in den Basisprogrammen zu den 'Loaded Stretch'-Übungen kommen.

Zu den Übungen: Beim *Gesäßmuskel dehnen* werden Hüfte und Gesäß als Verbindungsstelle zwischen Unter- und Oberkörper myofaszial intensiv stimuliert. Dann folgt die Übung *Rückenstrecker dehnen*, bei der die oft zu Schmerzen neigende große Rückenfaszie gedehnt und gekräftigt wird. Mit *Brustkorb öffnen* werden die muskulär meist 'verkürzen' Frontallinien gedehnt und an den Stellen gekräftigt, die wichtig für die Oberkörperaufrichtung sind. Mit dem *Arme langmachen* werden durch kraftvoll gehaltene Dehnungen die Armlinien aktiviert.

Tab. 12: 'Loaded Stretches'-Übungen aus 'Faszien low intensity'

Ziele	Übungen	siehe Basisprogramm, Seite:	Dauer
Fasziales Dehnen nach dem Prinzip der 'Loaded Stretches'	1. Gesäßmuskeln dehnen	104 / 105	bis 3 Min.
	2. Rückenstrecker dehnen	120 / 121	bis 2 Min.
	3. Brustkorb öffnen	136 / 137	bis 2 Min.
	4. Arme langmachen	168 / 169	bis 3 Min.

Gesäßmuskeln dehnen

■ Setzen Sie sich auf das vordere Drittel eines Stuhls. Legen Sie den rechten Unterschenkel auf dem linken Oberschenkel ab. Die Hände ruhen locker auf Fuß und Knie des gebeugten Beines. Achten Sie auf eine aufrechte Oberkörperhaltung.

■ Mit der nächsten Ausatmung neigen Sie den Oberkörper behutsam nach vorne. Behalten Sie den gestreckten Rücken bei. Sobald Sie ein Ziehen an der Außenseite der Gesäßmuskulatur verspüren, verharren Sie in dieser Position für einige Atemzüge.

■ Behalten Sie die Dehnspannung bei, und beginnen Sie jetzt, aktiv die aufliegende Fußaußenkante in den Oberschenkel zu drücken und das Knie Richtung Boden zu schieben, wodurch der 'Muskel-Sehnen-Komplex' des mittleren Gesäßmuskels angespannt wird. Halten Sie diese Dehnspannung für einige Atemzüge.

■ Dann wippen Sie vorsichtig für ein paar Atemzüge in dieser 'Dehn-Kraft-Position' mit Ihrem Oberkörper nach vorne, um den Dehnreiz zu intensivieren. [Bild 1] Führen Sie das Wippen für einige Atemzüge durch.

■ Dann lösen Sie die Dehnung langsam auf, um sich kurz zu entlasten.

■ Jetzt erweitern Sie die Übung, indem Sie wieder in die 'Dehn-Kraft-Position' gehen und den Oberkörper zunächst nach vorne-rechts und dann mit wippenden Bewegungen in einem Halbkreis nach vorne-links führen. [Bild 2]

■ Lösen Sie die Dehnung auf, und wiederholen Sie die Übungsabfolge auf der anderen Seite.

■ Spüren Sie abschließend der Dehnung nach.

Rückenstrecker dehnen

■ Stehen Sie schulterbreit und aufrecht.

■ Aktivieren Sie Ihr Becken nach hinten-unten, indem Sie in eine halbe Kniebeuge gehen. Ziehen Sie die Schulterblätter etwas zusammen, um den Rumpf zu stabilisieren. Auf einen gestreckten Oberkörper achten!

■ Mit der nächsten Einatmung führen Sie die Arme gestreckt vor dem Körper nach oben, bis sich der Kopf zwischen den Armen befindet. Bleiben Sie in der Streckung, und dehnen Sie Ihre Rückenmuskulatur, indem Sie das Becken weiter nach hinten-unten schieben und Oberkörper und Arme noch mehr nach oben strecken. [Bild 3] Atmen Sie einige Atemzüge in die Dehnspannung hinein.

■ Mit der nächsten Ausatmung lösen Sie die Spannung behutsam auf und kommen in den aufrechten Stand zurück.

■ Führen Sie die Übung nochmals durch. Spannen Sie in der Dehnposition Gesäß, Rücken, Schultern und Arme an. Intensivieren Sie die Dehnung für einige Atemzüge durch sanfte Wippbewegungen der gestreckten Arme nach hinten. [Bild 4]

■ Abschließend spüren Sie der Übung im aufrechten Stand nach.

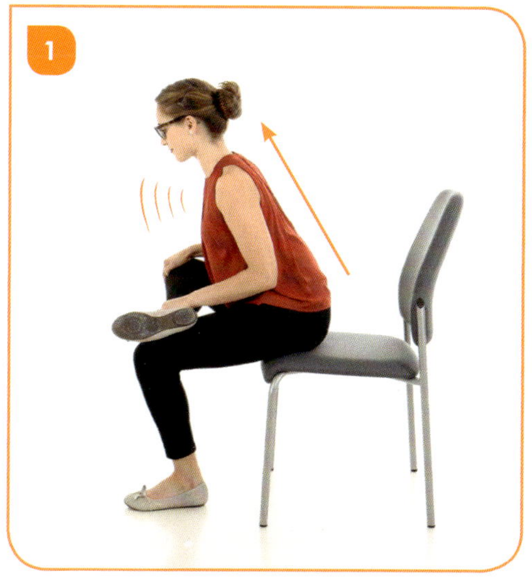

Die Fußkante in den Oberschenkel drücken, das Knie Richtung Boden schieben und Spannung aufbauen, dann mit dem Oberkörper wippen.

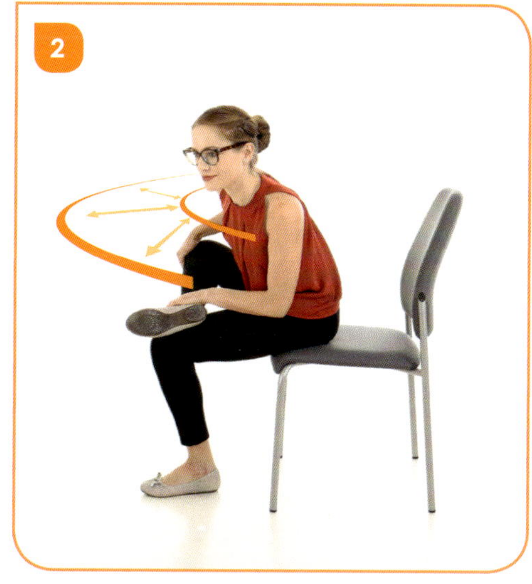

In der 'Dehn-Kraft-Position' mit dem Oberkörper wippend im Halbkreis von rechts nach links gehen.

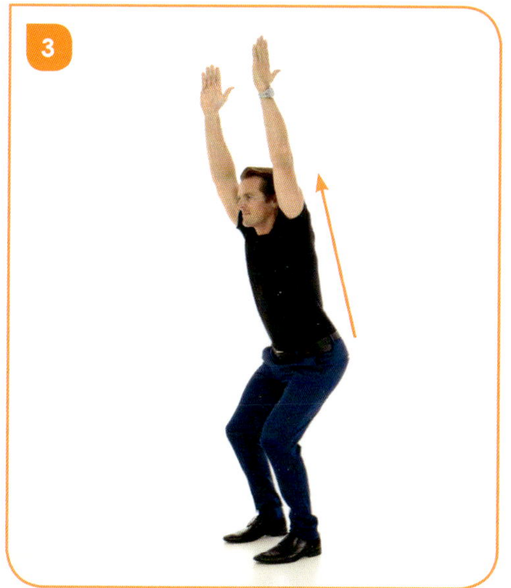

Die Schulterblätter zusammenziehen und den Rücken in die Länge ziehen, als wolle man mit den Händen die Decke erreichen.

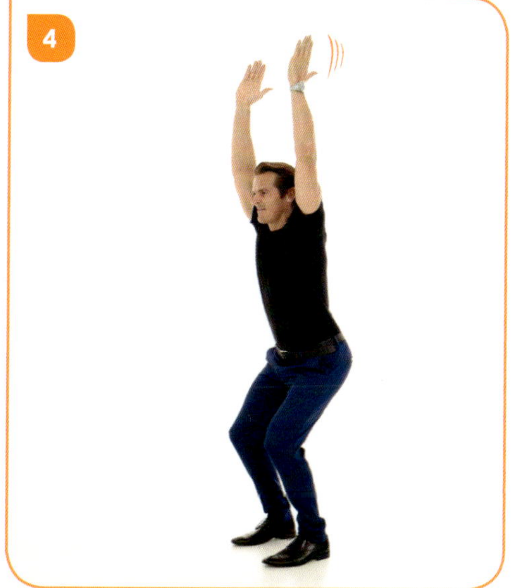

In der Dehnung Gesäß, Rücken, Schultern und Arme anspannen und mit den Armen nach hinten wippen.

Brustkorb öffnen

■ Stellen Sie sich aufrecht und hüftbreit hin. Die Arme hängen entspannt neben dem Körper.

■ Bauen Sie zunächst Spannung entlang der Arme auf, indem Sie die Finger strecken. Führen Sie dann die gestreckten Arme vor dem Körper nach oben und hinten zu einer 'V-Form', bis Sie eine Dehnspannung im Rumpf spüren. [Bild 1] Halten Sie die Position für einige Atemzüge.

■ Nun intensivieren Sie den Dehnreiz, indem Sie den Oberkörper behutsam nach hinten neigen, gleichzeitig das Gesäß anspannen und dabei das Becken nach vorne schieben. Der Kopf bleibt dabei in Verlängerung der Wirbelsäule. Spüren Sie bewusst in die Dehnung der gesamten Frontallinien hinein.

■ Halten Sie die Spannung im Unterkörper, und spannen Sie jetzt auch Brust- und Schultermuskeln an. Nehmen Sie aktiv wahr, wie das Brustbein nach vorne-oben gerichtet ist und sich der Brustkorb bei jedem Atemzug ein Stück mehr weitet.

■ Jetzt führen Sie die Übung fort, indem Sie sanft mit den gestreckten Armen in diese 'Dehn-Kraft-Position' hineinfedern. [Bild 2]

■ Kommen Sie in den aufrechten Stand zurück und spüren Sie abschließend der wohltuenden Dehnung nach.

Arme langmachen

■ Stellen Sie sich aufrecht hin. Dann beugen Sie die Knie bis zu einer halben Kniebeuge. Achten Sie auf einen geraden Rücken.

■ Einatmend bringen Sie die Arme ausgestreckt nach oben über den Kopf. Strecken Sie die Arme nach oben, und spüren Sie die Dehnspannung.

■ Intensivieren Sie nun die Dehnung, indem Sie Ihre Brustmuskulatur anspannen und gleichzeitig mit den Armen behutsam weiter nach hinten ziehen. Ihr Blick folgt der Armbewegung. Federn Sie jetzt für mehrere Atemzüge vorsichtig in dieser 'Dehn-Kraft-Position' mit den Armen nach hinten. [Bild 3]

■ Nun führen Sie die gestreckten Arme vornüber hinter den Körper, bis Sie eine Dehnspannung in der Brustmuskulatur wahrnehmen können.

■ Spannen Sie jetzt bewusst Ihre Brust- und Armmuskulatur an, und federn Sie mehrere Atemzüge lang behutsam auch in diese 'Dehn-Kraft-Position' hinein. [Bild 4]

■ Kehren Sie in den aufrechten Stand zurück, und spüren Sie der 'Dehn-Kraft-Position'-Aktivierung nach.

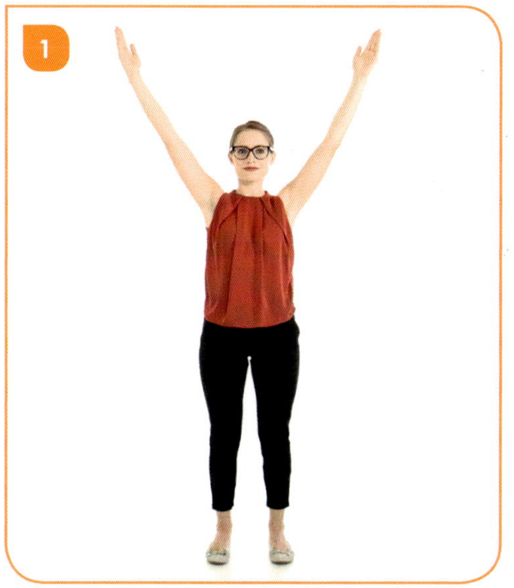

Die gestreckten Arme nach oben und hinten führen, Gesäß anspannen und Becken nach vorne schieben.

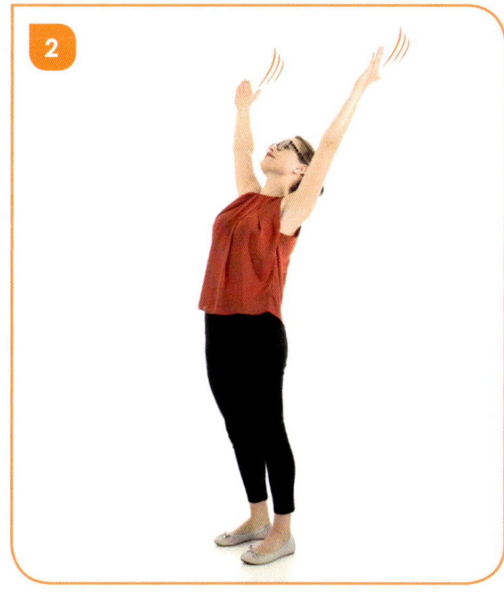

In der 'Dehn-Kraft-Position' noch sanfte Wippbewegungen mit den Armen durchführen.

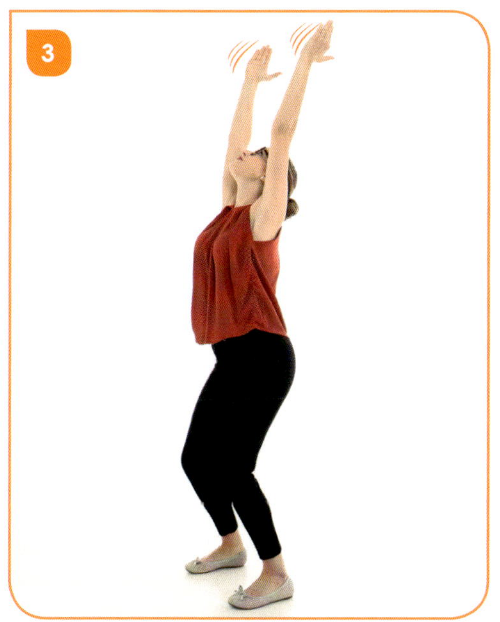

In der 'Dehn-Kraft-Position' mit den gestreckten Armen nach hinten wippen.

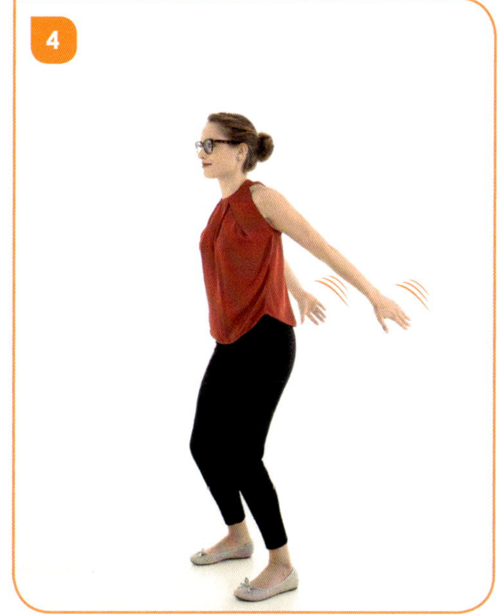

In der 'Dehn-Kraft-Position' mit den gestreckten Armen nach hinten wippen.

Faszientraining mit 'Schmelzenden Dehnungen'

Beim schmelzenden Dehnen werden endgradige Dehnpositionen über einen Zeitraum von bis zu fünf Minuten gehalten. Dabei werden Muskel-Sehnen-Einheiten aufgrund viskoelastischer Eigenschaften mit jedem Atemzug gemäß der Schwerkraft in eine immer tiefere Position gesenkt und damit weiter gedehnt.

Bei dieser Technik werden Dehnungen langsam und langanhaltend ausgeführt. 'Schmelzend' bedeutet in diesem Zusammenhang, dass innerhalb einer Dehnung mit jedem Atemzug die zu dehnende Muskel-Sehnen-Einheit gemäß der Schwerkraft in eine immer tiefere Position sinkt. Zu dieser Dehntechnik gehört, dass endgradige Dehnpositionen eingenommen werden, um gezielt viskoelastische Eigenschaften muskulärer und faszialer Strukturen auszunutzen.

Nimmt man eine endgradige Dehnposition ein, steigt zunächst die Spannung in einer Muskel-Sehnen-Einheit an. Bleibt diese Spannung über einen längeren Zeitraum von bis zu fünf Minuten konstant, kommt es zu zwei zeitabhängigen Phänomenen, dem 'Creeping-Effekt' und der 'Stress-Relaxations-Kurve'.

Als 'Creeping-Effekt' ('kriechend') wird der Prozess bezeichnet, dass sich Gewebsstrukturen durch einen hohen Spannungsanstieg verformen. Dabei kommt es zu einer 'echten', kurzfristigen Längenveränderung myofaszialer Strukturen. Wird die Dehnposition über einen längeren Zeitraum gehalten, tritt, basierend auf dem Creeping-Effekt, das Phänomen der 'Stress-Relaxations-Kurve' (vgl. Magnusson, 1998; Magnusson, Simonsen, Aagaard, & Kjaer, 1996) ein: Der Spannungszustand in der Muskel-Sehnen-Einheit nimmt ab. Nach Kremer (2018) kann diese dadurch gewonnene Flexibilität bis zu 60 Minuten nach der Dehnung andauern (vgl. auch Viidik, 1973). In dieser Phase des 'Zurückkriechens' befinden sich myofasziale Strukturen in einer Art 'ausgeleiertem' Zustand, der mit dem Begriff Hysterese beschrieben wird. Man geht davon aus, dass durch Hysterese-Effekte die Produktion von Kollagenasen, also der Auf- und Abbau von Kollagenfasern, gefördert wird (vgl. Carano & Siciliani, 1996).

Nach Schleip et al. (2012) zeigten Laboruntersuchungen, bei denen eine Biopsie von Fasziengewebe vorgenommen wurde, dass das Gewebe unter Zugspannung zunächst erwartungsgemäß an Flüssigkeit einbüßt. Nachdem die Dehnspannung gelöst wurde, war eine Zunahme des Flüssigkeitsanteils festzustellen. Dieser Vorgang des Wiederauffüllens wird als 'Fluid Dynamics' (vgl. S. 34f.) beschrieben. Durch diese Art des 'Durchsaftens' sollen im Anschluss an die schmelzenden Dehnungen einzelne Faszienschichten problemlos wieder aneinander vorbeigleiten können, wodurch die Beweglichkeit gesteigert wird. Zudem wird angenommen, dass schmelzende Dehnungen entzündungshemmende und schmerzlindernde Wirkungen besitzen. Hier liegen allerdings bislang nur Tierstudien wie die von Corey, Vizzard, Bouffard, Badger und Langevin (2012) vor. Neben den bereits erwähnten Effekten gewöhnt sich das Nervensystem an diese endgradigen Dehnpositionen. So können Dehnreize und -reflexe gehemmt werden, und sie lassen nach.

Zum Programm

Übungsauswahl: Wie in Tab. 13 ersichtlich, sind vier Übungen aus den Spirallinien-, Laterallinien- und Armlinien-Programmen für das Training mit 'Schmelzenden Dehnungen' zusammengestellt.

Die Auswahl beruhte darauf, nur Übungen aufzunehmen, bei denen eine möglichst einfache neuromuskuläre Ansteuerung der zu dehnenden Körperteile gemäß der Schwerkraft und in Kombination mit der Atmung möglich ist. Ebenso wurde auf fasziale Dehnübungen, wie zum Beispiel am Hals oder Nacken, bei denen Halteposition über mehrere Minuten muskuläre Überlastungen hervorrufen können, verzichtet.

Trainingstipps: Bitte versuchen Sie in einem ersten Schritt, die Übungen einzeln zu trainieren, denn es handelt sich hier um ungewohnte, intensive Bewegungs- und Dehnerfahrungen. Mit der Zeit können Sie dann auch das Programm in Gänze durchführen. Die unten dargestellte tabellarische Reihung ist ein Vorschlag. Sie können die Reihenfolge selbsttätig variieren oder auch eine Auswahl von Übungen für Ihr jeweiliges Training treffen. Bei allen Übungen ist zu beachten, dass bei der Durchführung zunächst der 'Creeping-Effekt' und dann die zeitlich folgende 'Stress-Relaxations-Kurve' in den myofaszialen Strukturen erreicht werden soll. Zudem sollen durch Hysterese-Effekte die Auf- und Abbauprozesse von Kollagenfasern stimuliert und nach den schmelzenden Dehnungen 'Fluid Dynamics'-Effekte erzielt werden.

Bei den Übungsbeschreibungen haben wir Ihnen farblich verdeutlicht, wie Sie von den Basisprogrammen zu den 'Schmelzenden Dehnungen' kommen.

Zu den Übungen: Bei der Übung *Gesäßmuskel dehnen* kommt es darauf an, Hüfte und Gesäß als Schnittstelle zwischen Unter- und Oberkörper 'schmelzend' zu dehnen, da diese myofaszialen Strukturen durch lange Sitzzeiten zur Verspannung neigen. Dann folgt die Übung *Körper aufdrehen.* Hier steht die Hüftmuskulatur durch das gegengleiche Aufdrehen im Fokus. Mit der Übung *Flanken langmachen* wird die gesamt laterale Kette von Kopf bis Fuß 'schmelzend' gedehnt, bei der Übung *Schultergürtel dehnen* sind es die Arme.

Tab. 13: 'Schmelzende Dehnungen' aus 'Faszien low intensity'

Ziele	Übungen	siehe Basisprogramm, Seite:	Dauer
Fasziales Dehnen nach dem Prinzip des 'schmelzenden Dehnens'	1. Gesäßmuskel dehnen	104 / 105	6 bis 8 Min.
	2. Körper aufdrehen	104 / 105	3 bis 5 Min.
	3. Flanken langmachen	152 / 153	6 bis 8 Min.
	4. Schultergürtel dehnen	168 / 169	6 bis 8 Min.

Gesäßmuskeln dehnen

■ Setzen Sie sich auf das vordere Drittel eines Stuhls. Legen Sie den rechten Unterschenkel auf dem linken Oberschenkel ab. Die Hände ruhen locker auf Fuß und Knie des gebeugten Beines. Achten Sie auf eine aufrechte Oberkörperhaltung.

■ Mit der nächsten Ausatmung neigen Sie den Oberkörper behutsam nach vorne. Behalten Sie den gestreckten Rücken bei. Sobald Sie ein Ziehen an der Außenseite der Gesäßmuskulatur verspüren, verharren Sie in dieser Position für mehrere Minuten. [Bild 1]

■ Versuchen Sie, diese Dehnposition mit jedem Atemzug zu erweitern. Dafür lassen Sie Ihren Oberkörper mit jeder Ausatmung zeitlupenartig gemäß der Schwerkraft soweit nach vorne und unten sinken, wie es der muskuläre und fasziale Widerstand im rechten äußeren Gesäßmuskel erlaubt. Dadurch sinken Sie mit jedem Atemzug in eine immer tiefere Dehnposition. Variieren Sie bewusst mit der Ein- und Ausatmung die Zugspannung im Gesäß.

■ Jetzt ergänzen Sie die Übung, indem Sie in der tiefen Dehnposition ganz langsam Ihren Oberkörper in einem Halbkreis von rechts nach links führen. [Bild 2]

■ Lösen Sie dann die Dehnung auf, und führen Sie die Übungsabfolge auf der anderen Seite durch.

■ Spüren Sie abschließend den intensiven Dehnpositionen nach.

Körper aufdrehen

■ Stellen Sie sich aufrecht hin. Führen Sie mit dem rechten Bein einen Ausfallschritt nach vorne aus. Das rechte Bein ist jetzt leicht gebeugt, das linke Bein ist gestreckt. Der rechte Fuß ist nach vorne gerichtet, der linke leicht nach außen gedreht.

■ Einatmend drehen Sie den Oberkörper nach rechts auf. Der Kopf folgt zunächst der Bewegung, dann dreht er noch weiter auf. Achten Sie darauf, dass die Hüfte während der Drehung nach vorne ausgerichtet bleibt. Die Schultern bleiben tief. [Bild 3]

■ Bleiben Sie in der Drehung, und führen Sie den linken Arm nach vorne-oben in Blickrichtung, während die rechte Hand den linken Oberschenkel rückseitig umgreift. [Bild 4]

■ Verharren Sie in dieser Dehnposition für mehrere Minuten. Versuchen Sie, die Dehnposition mit jedem Atemzug zu erweitern. So sinken Sie in eine immer tiefere Spiraldehnung, indem sich der Oberkörper etwas mehr dreht und etwas mehr zur rechten Seite neigt. Weichen Sie jedoch nicht mit der Hüfte aus.

■ Kehren Sie zurück in den aufrechten Stand. Dann führen Sie die Übung auf der anderen Seite durch.

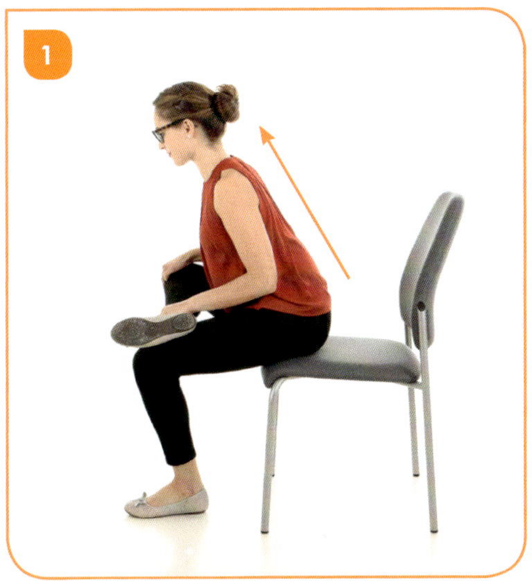

Die Dehnposition intensivieren. Ausatmend den Oberkörper in eine immer tiefere Position sinken lassen. Der Rücken bleibt gestreckt.

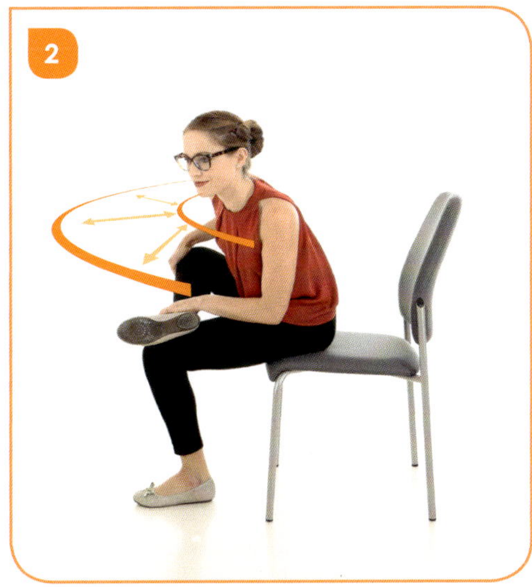

In der 'schmelzenden' Dehnposition den Oberkörper im Halbkreis zu beiden Seiten bewegen und die Zugspannung der Gesäßmuskulatur verstärken.

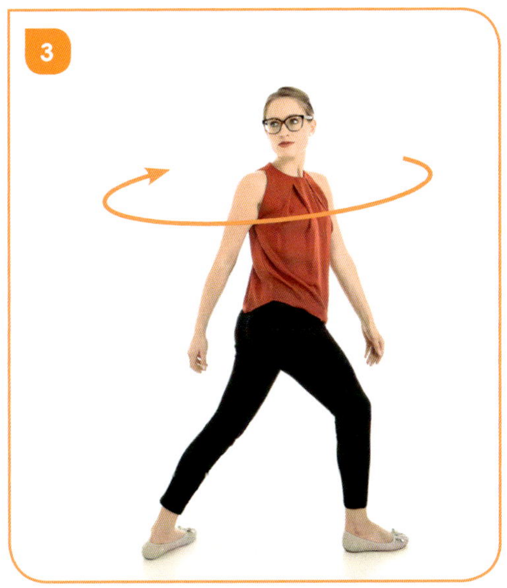

Die Dehnposition intensivieren: Den Oberkörper noch mehr aufdrehen ...

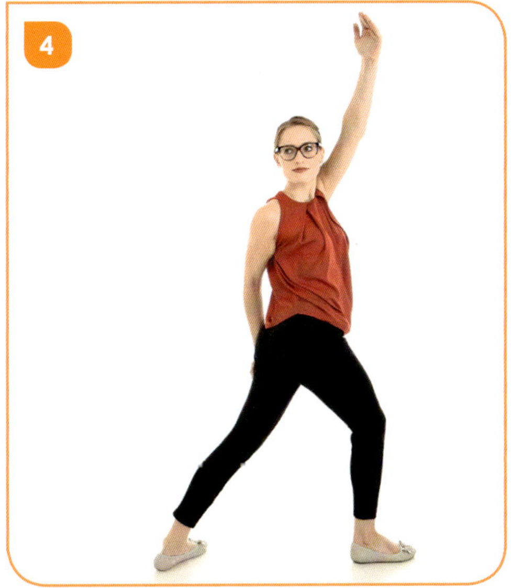

... und mit jeder Ausatmung den Oberkörper etwas mehr in eine tiefere Spiraldehnung bringen.

Flanken langmachen

■ Stellen Sie sich aufrecht hin.

■ Verlagern Sie das Gewicht auf das rechte Bein. Heben Sie jetzt das linke Bein vom Boden ab, und überkreuzen Sie dann das rechte Bein in einem großen Ausfallschritt nach hinten. Das linke Bein setzt auf dem Fußballen auf. Das Gewicht lastet überwiegend auf dem rechten Bein. [Bild 1]

■ Strecken Sie beide Arme nach oben über den Kopf, und umgreifen Sie dann mit der rechten Hand das linke Handgelenk. Einatmend neigen Sie den Oberkörper nach rechts. [Bild 2] Atmen Sie tief in die Flankendehnung hinein. Verharren Sie in dieser Dehnposition mehrere Minuten. Versuchen Sie dort, mit jedem Atemzug Ihre Flankendehnung zu erweitern, indem Sie gemäß der Schwerkraft Ihre linke Hand und den linken Arm weiter zur rechten Seite neigen. Dadurch sinken Sie in eine immer tiefere Dehnposition. Weichen Sie nicht mit der Hüfte aus.

■ Mit dem nächsten Ausatmen lösen Sie die Dehnung auf und kommen zurück in den aufrechten Stand.

■ Nun führen Sie die Bewegung auf der Gegenseite durch.

■ Kommen Sie in den aufrechten Stand zurück. Entspannen Sie dann Ihre Flanken durch leichtes Rotieren des Oberkörpers, die Arme pendeln mit.

■ Kommen Sie in den Stand zurück.

Schultergürtel dehnen

■ Stellen Sie sich aufrecht hin.

■ Strecken Sie die Arme auf Schulterhöhe nach vorne so, dass die Handflächen zueinander zeigen. Beugen Sie die Arme dann im 90°-Winkel nach oben.

■ Legen Sie jetzt den rechten Ellenbogen in die linke Ellenbogenkehle. Der rechte Unterarm windet sich dabei um den linken, und die Handflächen berühren sich. Halten Sie die Ellenbogen in etwa auf Schulterhöhe. [Bild 3] Atmen Sie in die Dehnung im Schultergürtel hinein.

■ Schieben Sie nun die verschränkten Arme behutsam zur linken Seite, der Oberkörper bewegt sich dabei nur minimal mit. Der linke Arm zieht dabei den rechten Arm sanft nach links. Halten Sie die Position für mehrere Minuten. Versuchen Sie, in dieser Position mit jedem Atemzug die Dehnspannung in Ihrem Schultergürtel zu erweitern. Hierfür lassen Sie ausatmend gemäß der Schwerkraft Ihren rechten Arm nach unten sinken. So kommen Sie mit jedem Atemzug in eine immer tiefere Dehnposition. [Bild 4]

■ Nehmen Sie die Arme wieder nach unten, und spüren Sie der Dehnung nach.

■ Wiederholen Sie die Übung auf der Gegenseite. Jetzt ist der linke Ellenbogen in der rechten Ellenbogenkehle.

■ Kommen Sie zur Ruhe und erspüren Sie bewusst nochmals Ihre Laterallinien.

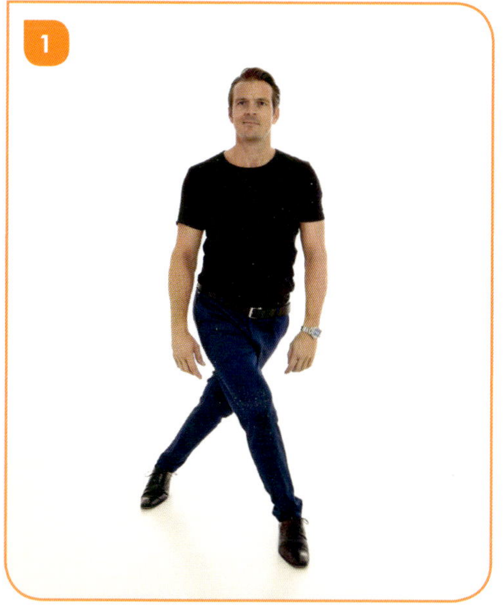

Darauf achten, dass der Ausfallschritt nach hinten nicht zu groß gewählt wird.

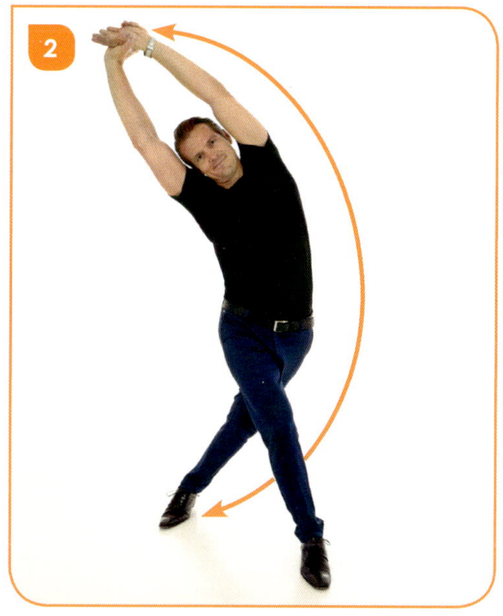

Bei jedem Atemzug den linken Arm und die linke Flanke etwas mehr zur rechten Seite sinken lassen.

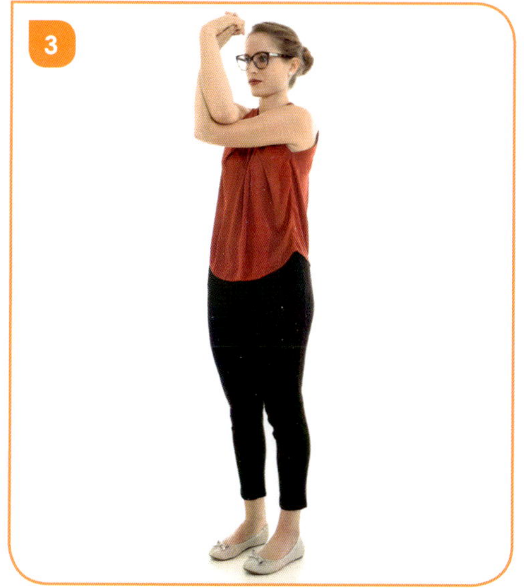

Die Arme möglichst auf Schulterhöhe halten und bewusst in die Dehnung im Schultergürtel hineinatmen.

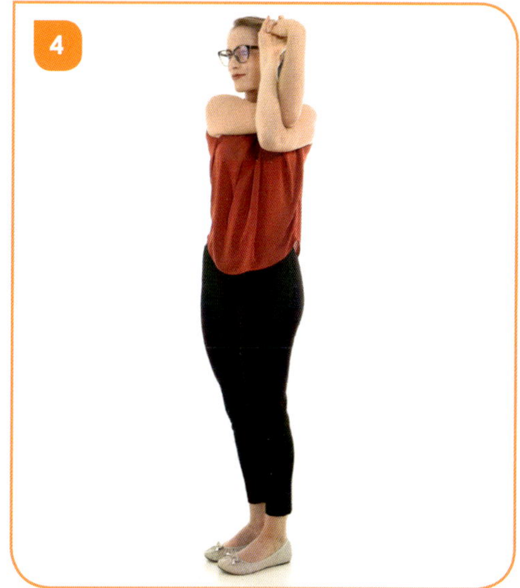

Mit jeder Ausatmung den rechten Arm etwas mehr nach unten sinken lassen.

Faszientraining und Indikationen

Einschränkungen in unserem faszialen Zugspannungssystem treten meist an einzelnen überbelasteten Körperstellen auf. Falls sie nicht behandelt werden, chronifizieren sie sich. Daher sollte immer wieder in den Körper hineingespürt werden, um möglichst frühzeitig mit entsprechenden Übungen zu reagieren.

Faszien umhüllen den gesamten Körper und verleihen ihm eine tensegrale Struktur, die nicht nur auf Fehlhaltungen reagiert, sondern auch auf Befindlichkeiten. Deshalb treten Fehlspannungen im Zugsystem nicht nur durch Bewegungsarmut oder lange Sitzzeiten auf, sondern auch durch Stressreize. Auf diese Weise entstehen Störungen entlang verschiedener myofaszialer Ketten, die mit der Zeit schmerzhaft werden können. Entsprechende Krankheitsbilder (vgl. S. 46ff.) sowie Kompensationsmuster werden jeweils im Vorspann zu den einzelnen Faszienprogrammen (z.B. zu den Spirallinien auf S. 97f.) skizziert.

Um solche und andere Problemstellungen beeinflussen zu können, haben wir versucht, Krankheitsbilder, Kompensationsmuster und körperliche Symptome mit dem Trainingssystem in Verbindung zu bringen (vgl. Tab. 14, S. 203). Damit Sie die Übersicht für sich nutzen können, gehen Sie wie folgt vor:
Eine Körperintrospektion, die auf Achtsamkeitsprozessen beruht, ist maßgebend dafür, frühzeitig Fehlspannungen gepaart mit Fehlfunktionen in unseren Körperstrukturen und Bewegungsabläufen erkennen zu können. Führen Sie deshalb vor Beginn der Übungen für sich einen Körper-Scan durch, indem Sie die in der Tab. 14 angegebenen Körperbereiche nach Symptomen durchchecken. Diese können allgemeiner Natur sein, etwa Schmerzpunkte, Verspannungen und andere körperlichen Symptome. Spezifische Symptome finden Sie in der Tab. 14.
Dann werden, bezogen auf die einzelnen Faszienprogramme bzw. faszialen Linien, in der Tab. 14 die Übungen angezeigt, die zur Lösung Ihrer Probleme beitragen können. Dem liegt die Überlegung zugrunde, dass durch Übungen, die mehrere fasziale Ketten einbeziehen, punktuell Problemstellungen gelöst werden können. Ganzheitliche Methoden der Schmerztherapie, wie zum Beispiel die Osteopathie, arbeiten nach solchen Prinzipien. Hier wird eine Zuordnung zwischen den erfühlten Körpersymptomen und den sich dort kreuzenden myofaszialen Zuglinien vorgenommen. So ist des Öfteren der Fall, dass Schmerzen, die an einer Stelle auftreten, ihren Ursprung an weit entfernten Stellen auf den Zuglinien haben können. Dieses Phänomen ist unter dem 'Da-wo-Prinzip' bekannt: Nicht da, wo es schmerzt, muss auch immer der Ursprung der Schmerzquelle sein.

Testen Sie nun selbst, welche Übungen für Sie besonders hilfreich sind. Gegebenenfalls können Sie auch die von uns angegebenen Alternativübungen benutzen. Im Ergebnis kann es sein, dass eine Übung für die Lösung der körperlichen Symptome

Tab. 14: Übungen zu ausgewählten Indikationsstellungen

Lesehinweis zur Tabelle – dargestellt am Beispiel 'Kopf-Nacken-Hals' zu den Rückenlinien: Am besten eignet sich hier die Übung 4 ('Nacken lockern'; vgl. S. 120); alternativ (kurz: al) können auch die Übungen 2, 5 und 8 durchgeführt werden.

Körper-bereiche	Symptome	Spirallinien vgl. S. 97ff.	Rückenlinien vgl. S. 113ff.	Frontallinien vgl. S. 129ff.	Laterallinien vgl. S. 145ff.	Armlinien vgl. S. 161ff.
Kopf, Nacken & Hals	Migräne, Kopfschmerzen & Nackenverspannungen	8 al: 2	4 al: 2	4 al: 5	- al: -	2 al: 8
Schulter	Einschränkungen in der Schulterbeweglichkeit, Impingement-Syndrom, Arthrose	8 al: 2, 3, 6, 7	2 al: 5, 8	5 al: 3	3 al: 2, 5, 8	4 al: 2, 5, 8
Brust-wirbel-säule & Brustkorb	Verspannungen in der Brustwirbelsäulen- & Brustmuskulatur	2 al: 3, 5, 6, 7, 8	2 al: 5, 8	5 al: 4	5 al: 4	8 al: 2, 5
Lenden-wirbel-säule	Verspannungen im Bereich der Lendenwirbelsäule	5 al: 2, 3, 4, 6, 7, 8	8 al: 2, 5, 6	8 al: 2	4 al: 5	7 al: -
Becken, Hüfte & Gesäß	Hüftarthrose, Blockaden am Iliosakralgelenk, Verspannungen im Gesäß- & Kreuzbeinbereich	4 al: 2, 3, 5, 6, 7, 8	8 al: 2, 3, 5, 6, 7	8 al: 2	4 al: 5	- al: -

ausreicht. Dann sollten Sie diese Übung immer mal wieder in Ihren Alltag einbauen. Möglich ist aber auch, dass Sie für sich aus den Vorschlägen ein eigenes kleines Programm zusammenstellen, das Sie regelmäßig durchführen.

Die SeKA-Faszien-Lernarchitektur

Mit dem Kauf dieser Schrift haben Sie den ersten und wichtigen Schritt getan, sofort in Ihr persönliches Faszien-Training einzusteigen. Sie können zusätzlich Ihr Training mit der SeKA-Faszien-Lernarchitektur unterstützen, nämlich dem Faszien-Upgrade-Paket 1 und dem Faszien-Upgrade-Paket 2.

DVD's sind in diesem Buch nicht beigefügt, dies aus zwei Gründen: [1] DVD's sind inzwischen eine veraltete Form der Datenübertragung. Denn viele Medien sind nicht mehr mit Wiedergabeformaten für eine DVD ausgestattet. [2] Die Ausstattung mit einer DVD hätte dieses Faszien-Buch erheblich verteuert.
Deshalb bieten wir Ihnen gegen eine Verwaltungsgebühr zwei online-Pakete als Upgrade an, mit denen Sie unsere gesamte Faszien-Lernarchitektur nutzen können: Laden Sie bequem Video- und Textdateien auf die von Ihnen bevorzugten Medien herunter.

■ **Faszien-Upgrade-Paket 1 – mit 5 Videodateien:** 5 Video-Versionen der 5 'Faszien low intensity'-Programme.

■ **Faszien-Upgrade-Paket 2 – mit 10 Videodateien und 10 E-Texten:** In Ergänzung zu Paket 1 erhalten Sie hier zusätzlich Videoversionen für alle Trainingsmöglichkeiten in Ihrem persönlichen Alltag. Zudem erhalten Sie elektronische Textdateien, sodass Sie ortsungebunden jederzeit Zugriff auf die bebilderten Übungstexte haben. Videodateien: 5 Video-Versionen der 5 'Faszien low intensity'-Programme; weitere 5 Videos, nämlich die Mini-Workouts zu den 5 'Faszien low intensity'-Programmen. E-Texte: 5 'Faszien low intensity'-Programme mit jeweils 15 Seiten pro Programm; 5 Mini-Workouts zu den 'Faszien low intensity'-Programmen mit jeweils 5 Seiten pro Programm.

Bestellen Sie Ihr Upgrade-Paket in drei einfachen Schritten:

■ **Schritt 1:** Senden Sie eine Mail an Prof. Dr. Norbert Fessler [entspannung@fessler-ket.de], und bestellen Sie entweder 'Faszien-Upgrade-Paket 1' oder 'Faszien-Upgrade-Paket 2'.

■ **Schritt 2:** Sie erhalten eine Bestätigungsmail mit der Bitte um Zustimmung zu den Erwerbsbedingungen der Materialien und Rücksendung per Mail.

■ **Schritt 3:** Sie erhalten einen personalisierten Code, der Ihnen bequem per Downstreaming die Video- und Textdateien zur Verfügung stellt.

Die beiden Upgrade-Pakete unterliegen wie das Buch dem Copyright und dürfen nur persönlich von Ihnen verwendet, also nicht an Dritte weitergegeben werden.

Schreiben Sie Prof. Dr. Norbert Fessler auch an, falls Sie bereits Faszien-Trainer/in sind, und Sie mit den Materialien in Ihren Kursen arbeiten wollen.

Faszien-Trainer werden

Die Kursleiterausbildungen der ket-Akademie sind das Ergebnis langjähriger Erfahrungen in der Entwicklung wissenschaftlich basierter Körper-Achtsamkeitsprogramme und deren Vermittlung in den Themenbereichen 'Körperbildung, Stressbewältigung & Entspannung'.

Die Kurskonzeptionen unterliegen einem fortlaufenden Evaluationsprozess. Durch die Nähe zum wissenschaftlichen Betrieb heben sich die Angebote von ket von der Masse der Anbieter auf dem 'Bewegungs- und Entspannungs-Markt' ab.

Die Ausbildungen sind in der Regel zertifiziert und besitzen den Zusatz '§ 20 SGB V'. Dies bedeutet, dass die von ket jeweils angebotene Kursleiterqualifikation wie auch die Kurse bei den Krankenkassen im Sinne des § 20 SGB V anerkannt sind. Die von ket ausgebildeten Kursleiterinnen und Kursleiter können das jeweilige Thema, hier 'Faszien-Training', als Kurs anbieten, die Kursteilnehmerinnen und -teilnehmer wiederum haben die Möglichkeit, dass solche Kurse über die jeweiligen Krankenkassen bezuschusst werden. Wer Kursleiterin bzw. Kursleiter werden will, muss für den Erwerb der Kursleiterqualifikation bestimmte Voraussetzungen mitbringen. Näheres ist dem Leitfaden Prävention der Zentralen Prüfstelle Prävention (ZPP) zu entnehmen, der auf unserer Website (siehe Infotafel) zu finden ist.

In den Ausbildungen wird Grundlagenwissen wie auch praktisches Know-how zur Thematik vermittelt, ebenso wird in das entsprechende Kursprogramm eingewiesen, das zur Durchführung von Kursen als

ket online

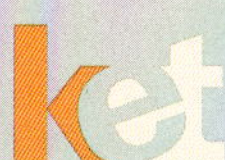

Unsere Website finden Sie unter:
https://www.entspannung-ket.de/
Weiter geht es zu 'Weiterbildung' und zu 'Kursleiterausbildung'. Dort finden Sie dann alle unsere Ausbildungskurse – natürlich auch die zu Faszien.

ket ist auch an der Hochschule verankert, nämlich dem Karlsruher Institut für Technologie. Hier finden Sie unsere Kursleiterausbildungen unter:
https://www.sport.kit.edu/
Weiter geht es zu 'Wissenstransfer', dann zu 'Karlsruher EntspannungsTraining' und schließlich zu 'Weiterbildung – ket-Akademie'.

Präventionsmaßnahme im Sinne des § 20 SGB V berechtigt. In den Kurskosten enthalten sind alle notwendigen Teilnehmerunterlagen, wie Texte, Übungsbeschreibungen mit Bildern oder digitale Formate.

Ausbildung zur 'Kursleitung Faszientrainer'

Näheres erfahren Sie auf unseren beiden Webseiten (siehe Infotafel).

Zielgruppen: Grundsätzlich richtet sich das Kursangebot an alle Interessierten, die ihre Kenntnisse zum Faszientraining vertiefen und eine Kursleiter-Qualifikation erwerben wollen. Insbesondere richtet sich die Ausbildung an folgende Zielgruppen: Sie besitzen einschlägige Berufserfahrungen und sind als Arzt, Erzieher, Sportlehrer, Pädagoge, Sozialpädagoge, Psychologe, Sportwissenschaftler, Therapeut, Trainer, Coach, als Fachkraft in Sport- und Gesundheitseinrichtungen tätig, haben Beratungsfunktionen im betrieblichen Gesundheitsmanagement inne oder sind als Physiotherapeut und Bewegungsmultiplikator in der betrieblichen Gesundheitsförderung tätig.

Ausbildungsformate: Wir bieten zwei Ausbildungsformate an.

- Format I: 4-tägige Ausbildung in 2 Abschnitten von 2 Tagen
- Format II: 3-tägige Ausbildung

Ausbildungsinhalte: In beiden Kursformaten umfasst die Faszien-Ausbildung 32 Unterrichtseinheiten. Vermittelt werden Ihnen die theoretischen Grundlagen zum Thema Faszien. Über praktische Übungsfolgen erfahren Sie dann selbst die Wirkung des Faszientrainings: Sie üben verschiedene Faszien-Formate bis hin zu Kurzformen und der Implementierung von Einzelübungen in den persönlichen Alltag. Im Anschluss lernen Sie, das Faszien-Curriculum methodisch-didaktisch in Kursform fundiert weiterzugeben. Sie erhalten zu Ihrer Weiterbildung ausführliche Seminarunterlagen, die es Ihnen ermöglichen, Ihre eigenen Kurse zu konzipieren, durchzuführen und ggf. nach § 20 SGB V mit den Krankenkassen abzurechnen. Einen Überblick zu den Inhalten unserer Faszienausbildung mit Angaben zur jeweiligen Anzahl der Unterrichtseinheiten finden Sie in der obenstehenden Infotafel.

Kursleiterausbildung Faszien

Inhalte der insgesamt 32 Unterrichtseinheiten [UE]

[8 UE] Grundlagenwissen zu Faszien (Historie, definitorische Ansätze, Bestandteile von Faszien, Faszienschichten, Funktionen, Eigenschaften, Trainingsprinzipien); [2 UE] Fehlregulationen im Fasziensystem; [1 UE] Indikationen & Kontraindikationen; [1 UE] Das Trainingssystem 'Faszien low intensity' – Didaktik & Methodik, wissenschaftliche Studien zum Übungssystem; [3 UE] 'Faszien low intensity' für die Spirallinien mit Kompensationsmustern & Faszientest; [3 UE] 'Faszien low intensity' für die Rückenlinien mit Kompensationsmustern & Faszientest; [3 UE] 'Faszien low intensity' für die Frontallinien mit Kompensationsmustern & Faszientest; [3 UE] 'Faszien low intensity' für die Laterallinien mit Kompensationsmustern & Faszientest; [3 UE]; 'Faszien low intensity' für die Armlinien mit Kompensationsmustern & Faszientest; [2 UE] Exkurs 1: Faszientraining mit der Hartschaumrolle – Wissenschaftlicher Stand, Indikationen & Kontraindikationen; [1 UE] Exkurs 2: Faszientraining – weitere Techniken wie Schröpfen & Flossing; [1 UE] Didaktik und Methodik: Strukturierung eines Faszien-Kurses mit Kursregularien; Aufbau von Unterrichtseinheiten; [1 UE] Einsatz nach § 20 SGB V

Kontakt: Haben Sie Fragen zu dieser Ausbildung? Wenn ja, dann schreiben Sie Prof. Dr. Norbert Fessler unter 'entspannung@fessler-ket.de' an.

Literatur

Adstrum, S., Hedley, G., Schleip, R., Stecco, C. & Yucesoy, C. A. (2016). Defining the fascial system. *Journal of Bodywork and Movement Therapies, 21*(1), 173-177. doi: 10.1016/j.jbmt.2016.11.003

Avison, J. (2016). Faszienform im Yoga. In R. Schleip & A. Baker (Hrsg.), *Faszien in Sport und Alltag* (S. 123-132). München: Riva.

Bierhaus, A. (2004). RAGE - Das Geheimnis des Alterns. *UGBforum, 6*(4), 296-299.

Bös, K. (Hrsg.) (2017). *Handbuch Motorische Tests. Sportmotorische Tests, Motorische Funktionstests, Fragebögen zur körperlich-sportlichen Aktivität und sportpsychologische Diagnoseverfahren* (3., überarb. und erw. Aufl.). Göttingen: Hogrefe.

Bormanns, L. (2011). *Glück. Das Wissen von 100 Glücksforschern aus aller Welt.* Köln: DUMONT.

Brand, E.-M. (2010). Kontraktilität von Faszien. *Deutsche Zeitschrift für Osteopathie, 8*(2),22-24. doi:10.1055/s-0030-1249122.

Bringeland, N. E. & Boeger, D. (2017). *Narbentherapie. Wundheilungs- und faszienorientierte Therapieansätze.* München: Urban & Fischer.

Brown, S. J., Child, R. B., Day, S. H. & Donnelly, A. E. (1997). Indices of skeletal muscle damage and connective tissue breakdown following eccentric muscle contractions. *European Journal of Applied Physiology and Occupational Physiology, 75,* 369-374. doi: 10.1007/s004210050174

Buckup, J. & Hoffmann, R. (Hrsg.) (2019). *Klinische Tests an Knochen, Gelenken und Muskeln* (6., überarb. und erw. Aufl.). Stuttgart: Thieme.

Busquet, L. (1985). *Les chaines musculaires du tronc et de la colonne cervicale* (2ième édition). Paris: Maloine.

Carano, A. & Siciliani, G. (1996). Effects of continuous and intermitted forces on human fibroblasts in vitro. *European Journal of Orthodontics, 18,* 19-26. doi: 10.1093/ejo/18.1.19

Corey, S. M., Vizzard, M. A., Bouffard, N. A., Badger, G. J. & Langevin, H. (2012). Stretching of the back improves gait, mechanical sensitivity and connective tissue inflammation in a rodent model. *Public Library of Science One, 7*(1), 1-8. doi: 10.1371/journal.pone.0029831

De Morree, J. J. (2013). *Dynamik des menschlichen Bindegewebes. Funktion, Schädigung und Wiederherstellung* (2. Aufl.). München: Urban & Fischer.

Dennenmoser, S. (2016). *Faszien – Therapie und Training.* München: Urban & Fischer.

Earls, J. (2015). Anatomische Zuglinien im Training. In T. W. Myers (Hrsg.), *Anatomy Trains. Myofasziale Leitbahnen* (S. 231-273; 3. Aufl.). München: Urban & Fischer.

Esch, T. (2012). *Die Neurobiologie des Glücks.* Stuttgart: Thieme.

Fessler, N. (2020). *Progressive Muskel-Relaxation nach Jacobson für den täglichen Gebrauch.* Schorndorf: Hofmann.

Fessler, N. & Knoll, M. (2015). *Achtsamkeitstraining für Kinder. Konzentriert und entspannt in Kita & Grundschule mit fantasievollen Geschichten und Körper-Achtsamkeitsübungen.* Münster: Ökotopia.

Findley, T. W. & Schleip, R. (2007). Introduction in fascia research. In T. W. Findley & R. Schleip (Eds.), *Fascia research – Basic science and implications for conventional and complementary health care* (pp. 2-7). München: ElsevierScience.

Fleckenstein, J., Zaps, D., Rüger, L. J., Lehmeyer, L., Freiberg, F., Lang, P. M. & Irnich, D. (2010). Discrepancy between prevalence and perceived effectiveness of treatment methods in myofascial pain syndrome: Results of a cross-sectional, nationwide survey. *BMC Musculoskeletal Disorders, 11*(1), 32. doi: 10.1186/1471-2474-11-32

Forneck, H. J. (2003). *Selbstlernarchitekturen, Lernprozesssteuerung und individualisiertes Lernen.* E-Publikation unter: https://www.qineb.de/publikationen/Selbstlernarchitekturen_in_Schlaegel.pdf.

Forneck, H. J. (2005). *Selbstlernumgebungen: Zur Didaktik des selbstsorgenden Lernens und ihrer Praxis.* Hohengehren: Schneider.

Freiwald, J. (2013). *Optimales Dehnen. Sport – Prävention – Rehabilitation* (2., überarb. Aufl.). Balingen: Spitta.

Freiwald, J. & Greiwing, A. (2016). *Optimales Krafttraining. Sport – Rehabilitation – Prävention.* Balingen: Spitta.

Gärtner, D. (2017). Beweglichkeitstraining im Sport. Teil 2: Verschiedene Dehnmethoden. *Bayern Turner, 3,* 6-13.

Gärtner, D. (2020). *Ganzheitliches Faszientraining. Mit innovativer PNF-Methode: für mehr Beweglichkeit, Kraft und Vitalität.* Igling: EMF.

Gendlin, E.T. (1981). *Focusing* (Dt. Erstausgabe). Salzburg: Müller.

Gibson, W., Arendt-Nielsen, L., Taguchi, T., Mizumura, K. & Graven-Nielsen, T. (2009). Increased pain from muscle fascia following eccentric exercise: Animal and human findings. *Experimental Brain Research, 194*(2), 299-308. doi: 10.1007/s00221-008-1699-8

GKV-Spitzenverband (2020). *Leitfaden Prävention – Handlungsfelder und Kriterien nach § 20 Abs. 2 SGB V.* Zugriff im September 2020 unter https://www.gkv-spitzenverband.de/krankenversicherung/praevention_selbsthilfe_beratung/praevention_und_bgf/leitfaden_praevention/leitfaden_praevention.jsp.

Goenka, S.N. (1994). Moralische Lebensführung, Sammlung und Weisheit. In S. Bercholz, & S. Chödzin (Hrsg.), *Ein Mann namens Buddha* (S. 123-150). München: Scherz.

Hepp, W. R. & Debrunner, H. U. (2004). *Orthopädisches Diagnostikum* (7., überarb. und aktual. Aufl.). Stuttgart: Thieme.

Janda, V. (2000). *Manuelle Muskelfunktionsdiagnostik* (4. Aufl.). München: Urban & Fischer.

Kabat-Zinn, J. (1994). *Full catastrophe living: Using the wisdom of your body and mind to face stress, pain and illness.* New York: Delacorte.

Kabat-Zinn, J., Lipworth, L. & Burney, R. (1985). The clinical use of mindfulness meditation for the self-regulation of chronic pain. *Journal of Behavioral Medicine, 8,* 163-190. doi: 10.1007/BF00845519

Kaiser, A. (2017). *Entwicklung und Evaluation selbstinstruktiver Körper-Achtsamkeitsprogramme zur Gesunderhaltung und Erholung am Arbeitsplatz.* Dissertationsschrift - Pädagogische Hochschule Karlsruhe.

Kant, I. (1764). Beobachtungen über das Gefühl des Schönen und Erhabenen. *Königsberg 73* (Ak. 2, 239).

Kapandji, A. I. (Hrsg.) (2016). *Funktionelle Anatomie der Gelenke. Schematisierte und kommentierte Zeichnungen zur menschlichen Biomechanik* (6. Aufl.). Stuttgart: Thieme.

Kjaer, M. (2004). Anpassung der Sehnen an körperliche Belastung. *Deutsche Zeitschrift für Sportmedizin, 55*(6), 148-151.

Klingler, W. & Schleip, R. (2016). Faszien als körperweites Spannungsnetzwerk: Anatomie, Biomechanik und Physiologie. In R. Schleip & A. Baker (Hrsg.), *Faszien in Sport und Alltag* (S. 15-23). München: Riva.

Krampen, G. (1991). *AT-EVA - Diagnostisches und evaluatives Instrumentarium zum Autogenen Training.* Göttingen: Hogrefe.

Krampen. G. (2002). *Entspannungstraining und Therapie. Teil 1 des diagnostischen und evaluativen Instrumentariums für Entspannungstraining und Entspannungstherapie. Manual.* Göttingen: Hogrefe.

Krampen, G. (2006). *ASS-SYM. Änderungssensitive Symptomliste zu Entspannungserleben, Wohlbefinden, Beschwerden- und Problembelastungen.* Göttingen: Hogrefe.

Krause, F. & Wilke, J. (2017). Relevanz myofaszialer Ketten in der Bewegungstherapie muskuloskeletaler Erkrankungen. Kritische Literaturübersicht. *Manuelle Therapie, 21,* 189-194.

Krause, F., Wilke, J., Vogt, L. & Banzer, W. (2016). Intermuskulärer Spannungsübertrag im Verlauf myofaszialer Meridiane: Eine systematische Übersichtsarbeit. *Deutsche Zeitschrift für Sportmedizin, 66*(7-8), 209.

Kremer, B. (2018). *Dehninterventionen im Spannungsfeld historischer Entwicklung, ritualisierter Anwendung, Meisterlehre und Wissenschaft – eine Bestandsanalyse.* Dissertation am Karlsruher Institut für Technologie. doi: 10.5445/KSP/1000084190.

Kuhnt, U. (2004). Eingangsfragebogen für die allgemeine, präventive Rückenschule. In U. Kuhnt (Hrsg.), *Präventive Rückenschule - Das Rückenschulmodell des Bundesverbandes der deutschen Rückenschulen (BdR) e.V.*. Hannover: BdR e.V. Zugriff am 06.05.2020 unter: http://www.uni-mainz.de/FB/Sport/physio/pdffiles/Ruecken-Anamnese04-III.pdf.

Lau, W. Y., Blazevich, A. J., Newton, M. J., Wu S. S. X. & Nosak, K. (2015). Reduced muscle lengthening during eccentric contractions as a mechanism underpinning the repeated bout effect. *American Journal of Physiology Regulatory, Integrative and Comparative Physiology, 308*(10), 879-886. doi: 10.1152/ajpregu.00338.2014

Leinmüller, R. (2008). Rückenschmerzen: Der Teil ist myofaszial. *Deutsches Ärzteblatt, 105,* 31-32.

Lindel, K. (2010). *Muskeldehnung* (2., überarb. Aufl.). Berlin, Heidelberg: Springer.

Lohmann-Haislah, A. (2012). *Stressreport Deutschland 2012. Psychische Anforderungen, Ressourcen und Befinden.* Dortmund, Berlin, Dresden: Bundesanstalt für Arbeitsschutz und Arbeitsmedizin (BAuA). Online: https://www.baua.de/de/Publikationen/Fachbeitraege/Gd68.pdf?_blob=-publicationFile&v=18.

Luczak, H. (2015). Der innere Halt. *GEO, 2*, 96-119.

Magnusson, S. P. (1998). Passive properties of human skeletal muscle during stretch maneuvers. A review. *Scandinavian Journal of Medicine and Science in Sports, 8*(2), 65-77. doi: 10.1111/j.1600-0838.1998.tb00171.x

Magnusson, S. P., Simonsen, E. B., Aagaard, P. & Kjaer, M. (1996). Biomechanical responses to repeated stretches in human hamstring muscle in vivo. *American Journal of Sports Medicine, 24*(5), 622-628. doi: 10.1177/036354659602400510

McBride, J. M., Deane, R. & Nimphius, S. (2007). Effect of stretching on agonist – antagonist muscle activity and muscle force output during single and multiple joint isometric contractions. *Scandinavian Journal of Medicine and Science in Sports, 17*, 54-60. doi: 10.1111/j.1600-0838.2005.00495.x

Meert, G. F. (2014). Strömungsdynamik im Fasziengewebe. In R. Schleip, T. W. Findley, L. Chaitow & P. A. Huijing (Hrsg.), *Lehrbuch Faszien. Grundlagen – Forschung – Behandlung* (S. 131-132). München: Urban & Fischer.

Meinl, D. (2017). *Das große Faszien-Yoga Buch: Das fasziale Netz gezielt in die Yoga-Praxis integrieren*. München: Irisiana.

Menon, R. G., Oswald, S. F., Raghavan, P., Regatte, R. R. & Stecco, A. (2020). T1-Mapping for musculoskeletal pain diagnosis: Case series of variation of water bound. *International Journal of Environmental Research and Public Health, 17*, 708-718. doi: 10.3390/ijerph17030708

Moll, K. & Moll, M. (2006). *Anatomie*. München: Urban & Fischer.

Mosetter, K. & Mosetter, R. (2016). *Schneller schmerzfrei mit der KiD-Methode*. Ostfildern: Patmos.

Müller, B. & Basler, H.-D. (1993). *Kurzfragebogen zur aktuellen Beanspruchung (KAB)*. Göttingen: Hogrefe.

Müller, M. (2016). *Körperbasiertes Entspannungstraining im Elementarbereich*. Schorndorf: Hofmann.

Müller, M. & Fessler, N. (2019). *Tennis 4ever. Achtsam mit dem Körper und sich selbst*. Schorndorf: Hofmann.

Mutch, S. (2016). Sporttraining. In R. Schleip & A. Baker (Hrsg.), *Faszien in Sport und Alltag* (S. 217-227). München: Riva.

Myers, T. (1997a). The anatomy trains. *Journal of Bodywork and Movement Therapies, 1*(2), 91-101. doi: 10.1016/S1360-8592(97)80010-1

Myers, T. (1997b). The anatomy trains: Part 2. *Journal of Bodywork and Movement Therapies, 1*(3), 135-145. doi: 10.1016/S1360-8592(97)80031-59

Myers, T. (2004). *Myofasziale Meridiane*. München: Urban & Fischer.

Myers, T. (Hrsg.) (2015). *Anatomy Trains. Myofasziale Leitbahnen* (3. Aufl.). München: Urban & Fischer.

Nagel, M. (2016). *Fasziendistorsionsmodell – Ein medizinisches Konzept*. Stuttgart: Haug.

Niederer, D., Bumann, A., Mühlhauser, Y., Schmitt, M., Wess K., Engeroff, T., Wilke,

J., Vogt, L. & Banzer, W. (2018). Specific smartphone usage and cognitive performance affect gait characteristics during free-living and treadmill walking. *Gait & Posture, 62*, 415-421. doi: 10.1016/j.gaitpost.2018.04.007

Paoletti, S. (2011). *Anatomie. Strukturen. Techniken. Spezielle Osteopathie* (2. Aufl.). München: Urban & Fischer.

Pollack, G. H. (2013). *Fourth phase of water. Beyond solid liquid vapor*. Seattle: Ebner and Sons Publishers.

Pollack, G. H. (2015). *Wasser - viel mehr als H_2O: Bahnbrechende Entdeckung: Das bisher unbekannte Potenzial unseres Lebenselements*. Kirchzarten: VAK.

Purslow, P. P. & Delage, J. P. (2014). Allgemeine Anatomie der Muskelfaszie. In R. Schleip, T. W. Findley, L. Chaitow & P. A. Huijing (Hrsg.), *Lehrbuch Faszien. Grundlagen – Forschung – Behandlung* (S. 4-8). München: Urban & Fischer.

Rathgeber, T. (2017). *Spannungsregulierende Wirkungen von moderaten körperlichen Aktivitäten*. Saarbrücken: SVH.

Richter, P. (2015). Modelle myofaszialer Ketten. In P. Richter & E. Hebgen (Hrsg.), *Triggerpunkte und Muskelfunktionsketten in der Osteopathie und Manuellen Medizin* (S. 10-26; 4., unver. Aufl.). Stuttgart: Haug.

Rieth, S. (2018). *Faszientraining für Rücken und Nacken. Schmerzfrei und beweglich - schnell und nachhaltig* (3. Aufl.). München: Gräfe und Unzer.

Riley, G. (2004). The pathogenesis of tendinopathy. A molecular perspective. *Rheumatology, 43*(2), 131-142. doi: 10.1093/rheumatology/keg448

Ritzel, W. (1985). *Immanuel Kant. Eine Biographie*. Berlin: Walter de Gruyter.

Schilder, A., Hoheisel, U., Magerl, W., Benrath, J., Klein, T. & Treede, R.-D. (2014). Sensory findings after stimulation of the thoracolumbar fascia with hypertonic saline suggest its contribution to low back pain. *Pain, 155*(2), 222-231. doi: 10.1016/j.pain.2013.09.025.

Schleip, R. (2004). Die Bedeutung der Faszien in der manuellen Therapie. *Deutsche Zeitschrift für Osteopathie, 1*, 10-16. doi: 10.1055/s-2004-818828

Schleip, R. (2016). Mechanotransduktion: von der zellulären Ebene bis zum ganzen Körper. *Osteopathische Medizin, 17*(3), 16-21. doi: 10.1016/S1615-9071 (16)30048-X

Schleip, R. & Bayer, J. (2016). *Faszienfitness – vital, elastisch, dynamisch in Alltag und Sport* (7. Aufl.). München: Riva.

Schleip, R. & Bayer, J. (2018). *Faszienfitness – vital, elastisch, dynamisch in Alltag und Sport* (8. erw. und überarb. Aufl.). München: Riva.

Schleip, R., Buschmann, B. & Bayer, J. (2016). *Faszien-Krafttraining. Optimal Muskeln aufbauen, die Figur definieren und Verletzungen vorbeugen. Das neue Gerätetraining nach dem Panther-Prinzip*. München: Riva.

Schleip, R., Duerselen, L., Vleeming, A., Naylor, I. L., Lehmann-Horn, F., Zorn, A., Jaeger, H. & Klingler, W. (2012). Strain hardening of fascia: Static stretching of dense fibrous connective tissues can induce a temporary stiffness increase accompanied by enhanced matrix hydration. *Journal of Bodywork and Movement Therapies, 16*(1), 94-100. doi: 10.1016/j.jbmt.2011.09.003

Schleip, R., Findley, T. W., Chaitow, L. & Huijing, P. A. (Hrsg.) (2014). *Lehrbuch Faszien. Grundlagen – Forschung – Behandlung.* München: Urban & Fischer.

Schleip, R. & Grau, T. (2009). Die Faszienstruktur des menschlichen Körpers und die Rolfing-Methode. *Zeitschrift für Komplementärmedizin, 1*(2), 18-23. doi: 10.1055/s-0029-1185405

Schleip, R., Jäger, H. & Klingler, W. (2012). What is ‚fascia'? A review of different nomenclatures. *Journal of Bodywork and Movement Therapies, 16*(4), 496-502. doi: 10.1016/j.jbmt.2012.08.001

Schleip, R., Klingler, W. & Lehmann-Horn, F. (2005). Active fascial contractility: Fascia may be able to contract in a smooth muscle-like manner and thereby influence musculoskeletal dynamics. *Medical Hypotheses, 65*(2), 273-277.

Schünke, M. (2014). *Funktionelle Anatomie. Topografie und Funktion des Bewegungssystems* (2. Aufl.). Stuttgart: Thieme.

Schwind, P. (2014). *Faszien – Gewebe des Lebens. Das geheimnisvolle Netzwerk des Körpers und seine Bedeutung für unsere Gesundheit.* München: Irisiana.

Slomka, G. (2015). *Faszien in Bewegung. Bedeutung der Faszien in Training und Alltag* (4. Aufl.). Aachen: Meyer & Meyer.

Slomka, G. (2016). *Faszien – kompakt: Training für das Bindegewebe* (2. Aufl.). Aachen: Meyer & Meyer.

Staubesand, J. & Li, Y. (1997). Begriff und Substrat der Fasziensklerose bei chronisch-venöser Insuffizienz. *Phlebologie, 26*, 72-79.

Stecco, C. (2016). *Atlas des menschlichen Fasziensystems.* München: Elsevier.

Stecco, C., Adstrum, S., Hedley, G., Schleip, R. & Yucesoy, C. A. (2018). Update on fascial nomenclature. *Journal of Bodywork and Movement Therapies, 22*, 354. doi: 10.1016/j.jbmt.2017.12.015

Stecco, C., Gagey, O., Macchi, V., Porzionato, A., De Caro, R. & Aldegheri, R. (2007). Tendinous muscular insertions onto the deep fascia of the upperlimb. First part: Anatomical study. *Morphologie, 91*, 29-37. doi: 10.1016/j.morpho.2007.05.001

Stecco, C., Pavan, P., Pachera, P., De Caro, R. & Natali, A. (2014). Investigation of the mechanical properties of the human crural fascia and their possible clinical implications. *Surgical and Radiological Anatomy, 36*(1), 25-32. doi: 10.1007/s00276-013-1152-y

Stechmann, K. (2016). *Faszien selbst behandeln: Endlich schmerzfrei werden.* Marburg: KVM.

Still, A. T. (1899). *The philosophy of osteopathy* (Volume II). Kirksville.

Thomä, D., Henning, C. & Mitscherlich-Schönherr, O. (2011). *Glück. Ein interdisziplinäres Handbuch.* Stuttgart: Metzler.

Tittel, K. (2003). *Beschreibende und funktionelle Anatomie des Menschen* (14. Aufl.). München: Urban & Fischer.

Tzelepis, G. E., Zakynthinos, S., Mandros, C., Tzelepis, E. & Roussos, C. (2005). Respiratory muscle performance with stretch-shortening cycle manoeuvres: Maximal inspiratory pressure-flow curves. *Acta Physiologica Scandinavica, 185*, 251-256. doi: 10.1111/j.1365-201X.2005.01486.x van den Berg, F. (2016). *Angewandte Physiologie. Das Bindegewebe des Bewegungsapparates verstehen und beeinflussen* (4. Aufl.). Stuttgart: Thieme.

Viidik, A. (1973). *Functional properties of collagenous tissues.* New York: Academic Press.

Weiler, A. & Fessler, N. (2012). *Fragebogeninstrumentarien zur Evaluation selbstinstruktiver Körper-Achtsamkeitsprogramme in der Betrieblichen Gesundheitsförderung.* Unveröffentlichtes Skript, Pädagogische Hochschule Karlsruhe.

Weineck, J. (2004). *Optimales Training. Leistungsphysiologische Trainingslehre unter besonderer Berücksichtigung des Kinder- und Jungendtrainings* (14. Aufl.). Balingen: Spitta.

Weineck, J. (2019). *Optimales Training: Leistungsphysiologische Trainingslehre unter besonderer Berücksichtigung des Kinder- und Jugendtrainings* (17., überarb. und erw. Aufl.). Balingen: Spitta.

Wellensiek, S. K. (2011). *Handbuch Resilienz-Training: Widerstandskraft und Flexibilität für Unternehmen und Mitarbeiter.* Weinheim und Basel: Beltz.

Wilke, J. (2016). Die Bedeutung myofaszialer Ketten für das Bewegungssystem unter besonderer Berücksichtigung des mechanischen Krafttransfers. Dissertation an der Johann Wolfgang-Goethe-Universität in Frankfurt am Main.

Wilke, J. & Krause, F. (2019). Myofascial chains of the upper limb: A systematic review of anatomical studies. *Clinical Anatomy, 32*, 934-940. doi: 10.1002/ca.23424

Wilke, J., Krause, F., Niederer, D., Engeroff, T., Nürnberger, F., Vogt, L. & Banzer, W. (2015). Appraising the methodological quality of cadaveric studies. Validation of the QUACS scale. *Journal of Anatomy, 226*(5), 440-446. doi: 10.1111/joa.12292

Wilke, J., Vogt, L., Niederer, D. & Banzer, W. (2017). Is remote lower limb stretching based on myofascial chains as effective as local exercise? A randomized, controlled trial. *Journal of Sport Science, 35*(20), 2021-2027. doi: 10.1080/02640414.2016.1251606

Willard, F. H. (2014a). Die somatische Faszie. In R. Schleip, T. W. Findley, L. Chaitow & P. A. Huijing (Hrsg.), *Lehrbuch Faszien. Grundlagen – Forschung – Behandlung* (S. 9-14). München: Urban & Fischer.

Willard, F. H. (2014b). Die viszerale Faszie. In R. Schleip, T. W. Findley, L. Chaitow & P. A. Huijing (Hrsg.), *Lehrbuch Faszien. Grundlagen – Forschung – Behandlung* (S. 39-41). München: Urban & Fischer.

Williams, P. (1990). Use of intermittent stretch in the prevention of serial sarcomere loss in immobilised muscle. *Annals of the Rheumatic Diseases, 47*, 1014-1016. doi: 10.1136/ard.49.5.316

Yahia, L. H., Pigeon, P. & DesRosiers, E. A. (1993). Viscoelastic properties of the human lumbodorsal fascia. *Journal of Biomedical Engineering, 15*(5), 425-429. doi: 10.1016/0141-5425(93)90081-9

Schriften der Forschungsgruppe Karlsruher EntspannungsTraining

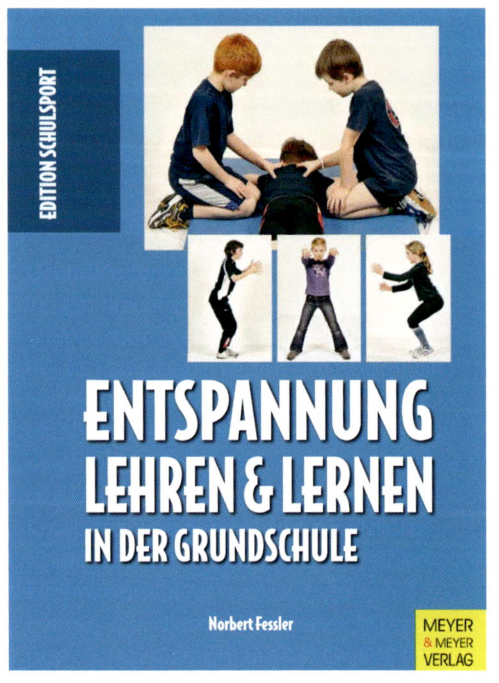

Norbert Fessler (Hrsg.) (2013). *Entspannung lehren und lernen in der Grundschule.* Aachen: Meyer & Meyer Verlag.

Die „Edition Schulsport" wird im Meyer & Meyer Verlag herausgegeben. Hier hat ket ein Handbuch für das Lehren und Lernen von Entspannungstechniken in der Grundschule entwickelt. Zu den Themen – Entspannung, Stress und Resilienz – werden, aufbauend auf den Lehrplanempfehlungen in den 16 deutschen Bundesländern, vielfältige Lehr- und Übungshilfen in Form von SeKA-Programmen bereitgestellt. Nach einem Grundlagenteil werden Übungen für ein entspanntes Atmen und Fantasiereisen vorgestellt. Es folgen wichtige Entspannungstechniken wie Progressive Relaxation, Eutonie, Massage, Qigong und Yoga, die Lehrpersonen mit ihren Klassen durchführen können.

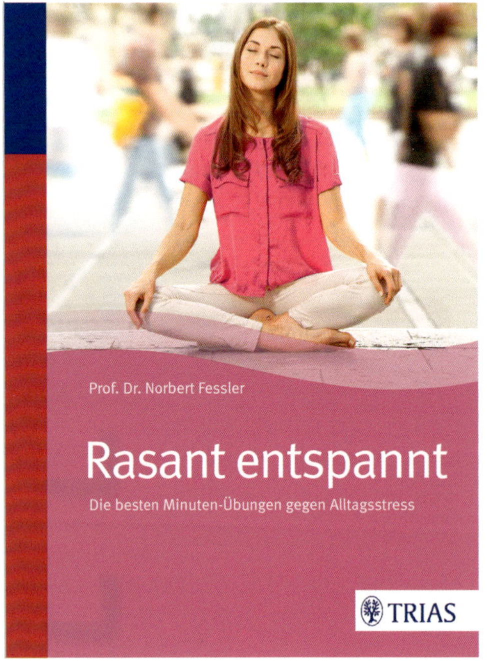

Norbert Fessler (2013). *Rasant entspannt - Die besten Minuten-Übungen gegen Alltagsstress.* Stuttgart: TRIAS Verlag.

Sie sind total im Stress, Ihre Schultern sind verspannt, der Rücken schmerzt, doch Sie finden keine Zeit zum Entspannen - und schon gar nicht für aufwendige Methoden wie Yoga, Tai Chi oder Feldenkrais? Sie sehnen sich nach kleinen Entspannungsinseln inmitten des hektischen Alltags, wo Sie zwischendurch Energie tanken und Ihr Wohlbefinden sofort steigern können? „Rasant entspannt" gibt auf 128 Seiten Antworten. Neun ganzheitlich ausgerichtete und selbstständig trainierbare Programme helfen bei Verspannungen, Schmerzen und Überlastung. Und nicht nur das: Jede Bewegungsfolge führt zu neuer Konzentration, innerer Ruhe und geistiger Frische.

Marcus Müller (2014). *Körperbasiertes Entspannungstraining im Elementarbereich. Entwicklung, Implementierung und Evaluation.* Karlsruhe: Dissertation, Pädagogische Hochschule Karlsruhe. Download: https://www.entspannung-ket.de [siehe 'ket im Überblick']

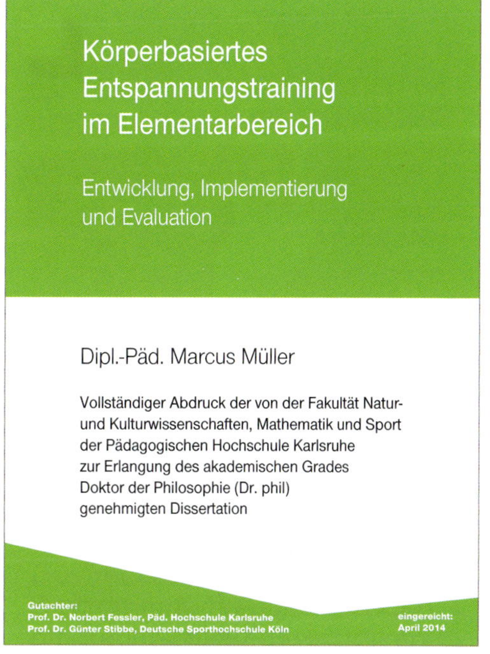

Der Autor hat für Kinder im Alter von 4-6 Jahren verschiedene Kurz-Entspannungsprogramme zu Autogenem Training, Progressiver Muskel-Relaxation, Qigong, Yoga und auch Massage entwickelt. Diese hat er dann mittels psychophysiologischer Parameter (z.B. elektrodermale und neuromuskuläre Aktivitäten) auf Wirksamkeit getestet. Im Ergebnis zeigt sich, dass schon jüngeren Kindern verschiedene Entspannungstechniken vermittelt werden können und zu einer signifikant messbaren Spannungsreduktion führen.

Norbert Fessler (2015). *Einfach. Yoga. 6 Asana-Reihen für mehr Gesundheit, Achtsamkeit und Energie (unter Mitarbeit von Volker Linder).* Stuttgart: TRIAS Verlag.

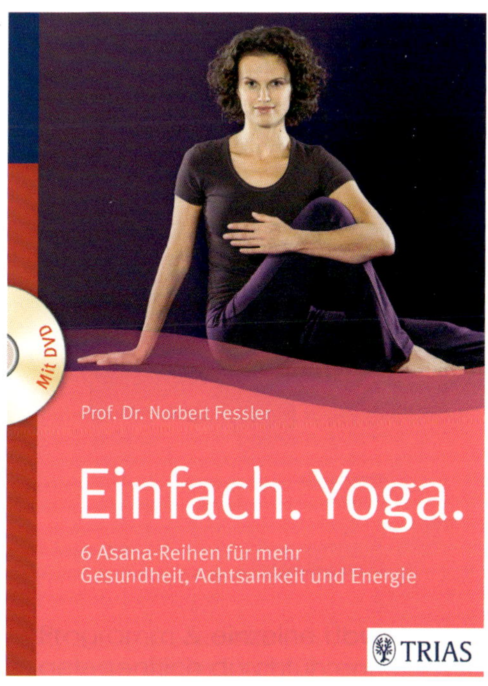

Gesund, gesünder, Yoga – lautet das Motto dieses Buches. 6 Programme mit insgesamt 40 Asanas vermitteln den Yoga-Einstieg in präventiv-therapeutischer Perspektive und sorgen ohne Verletzungsgefahr neben gezieltem Stressabbau für spezifische Gesundheits-Effekte: den Rücken stärken, Nacken-Schultermuskeln entspannen, die Verdauung anregen, den Stoffwechsel aktivieren, das Gleichgewicht fördern und die Gelenke geschmeidig halten. Eine DVD mit den 6 Programmen, die in Echtzeit ein medial begleitetes Üben ermöglichen, sichern den Lernerfolg für das persönliche Üben zu Hause.

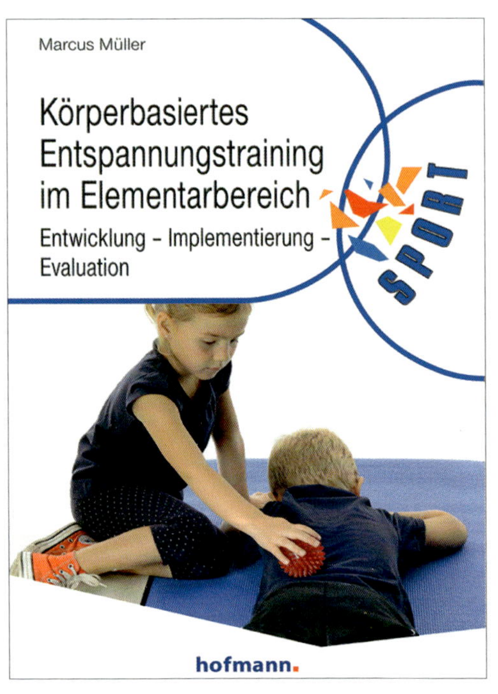

Marcus Müller (2016). *Körperbasiertes Entspannungstraining im Elementarbereich.* Schorndorf: Hofmann-Verlag.

Elementarpädagogische Einrichtungen haben die Aufgabe, Schutz- und Resilienzfaktoren in ihre Erziehungsarbeit zu integrieren. Die hier vorgestellte Studie thematisiert den Einsatz von Körper-Achtsamkeitsprogrammen in diesem Setting. An der Evaluation der Programme nahmen 431 Kinder teil, ebenso deren Eltern und das Fachpersonal von 24 Kindertageseinrichtungen (N=946). Erstmals wurden auch psychophysiologische Verfahren zur Messung der Entspannungswirkungen bei Kindern eingesetzt. Die Studie weist nach, dass Achtsamkeitsprogramme im Kita-Alltag implementiert werden können und bei den Kindern gesundheitsfördernde Wirkungen hervorrufen.

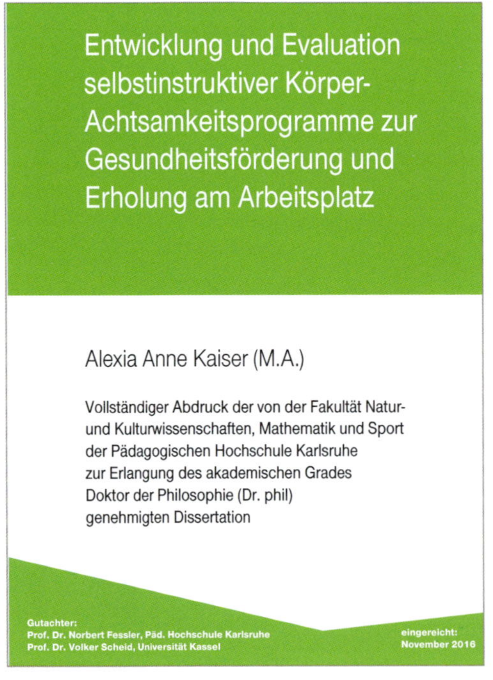

Alexia Kaiser (2016). *Entwicklung und Evaluation selbstinstruktiver Körper-Achtsamkeitsprogramme zur Gesundheitsförderung und Erholung am Arbeitsplatz.* Karlsruhe: Dissertation, Pädagogische Hochschule Karlsruhe. Download: https://www.entspannung-ket.de [siehe 'ket im Überblick']

Die Autorin überprüfte unter Einsatz einer Kontrollgruppe die kurz- und mittelfristige Wirksamkeit des SeKA-Basisprogramms zur Körper-Achtsamkeit. Sie kann unter anderem nachweisen, dass die regelmäßige Durchführung der Körper-Achtsamkeitsprogramme am Arbeitsplatz eine signifikante Reduktion des Beanspruchungsniveaus sowie eine Verbesserung des körperlichen Erholungszustandes hervorruft. Ebenso wurde eine Abnahme körperteilspezifischer Beschwerden festgestellt.

Tobias Rathgeber (2017). *Spannungsregulierende Wirkungen von körperlich-sportlicher Aktivität und körperbasiertem Entspannungstraining.* Karlsruhe: Dissertation, Pädagogische Hochschule Karlsruhe. Download: https://www.entspannung-ket.de [siehe 'ket im Überblick']

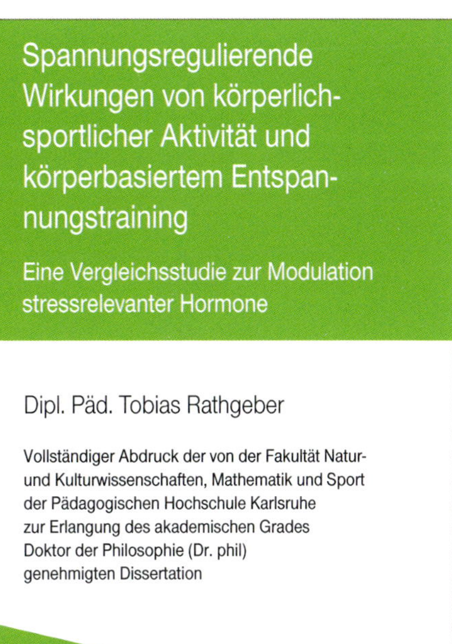

Der Autor weist an hormonellen Stressparametern wie Cortisol nach, dass moderat-intensive körperliche Aktivitäten (Cardio-Programme) gegenüber Entspannungstechniken vergleichbar hohe spannungsreduzierende Effekte besitzen. Die Prüfung der Wirksamkeit der SeKA-Cardio-Programme erfolgte per Messung unterschiedlicher Intensitäten von 60, 70, 80 und 90 Prozent der individuellen Ausbelastung. Dabei stellt sich heraus, dass je nach Intensität unterschiedliche stressreduzierend-anabole Effekte auftreten.

Tobias Rathgeber (2017). *Spannungsregulierende Wirkungen von moderaten körperlichen Aktivitäten.* Saarbrücken: SVH.

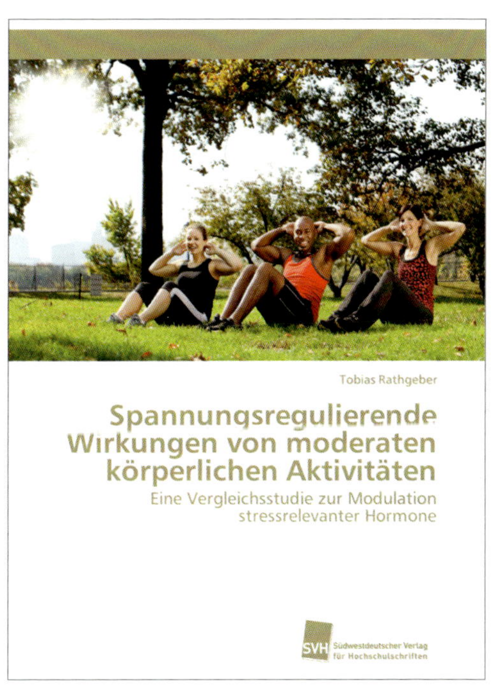

Auf Grundlage eines Prüfmodells auf hormoneller Basis wird die Frage beantwortet, ob selbst erlernbare und in individuelle Tagesabläufe gut integrierbare Achtsamkeitsprogramme als wirksame Intervention gegenüber chronifizierten Stresszuständen eingesetzt werden können. In der Studie gelingt der Nachweis, dass durch solche Programme katabole Stresseffekte (Cortisol) reduziert und anabole Gegenspieler (Testosteron und Estradiol) die stressinduzierte katabole Schwächung des Körpers puffern können. Der vom Autor entwickelte Sexualhormon/Cortisol-Quotient erklärt, warum manche Menschen unter Dauerstress krank werden, andere hingegen nicht.

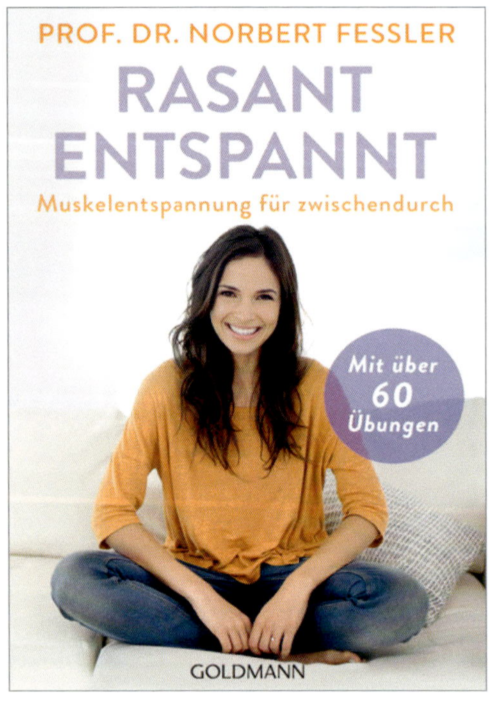

Norbert Fessler (2017). *Rasant entspannt. Muskelentspannung für zwischendurch*. München: Goldmann Verlag.

Stress, verspannte Schultern, Rückenschmerzen, aber keine Zeit zum Entspannen? Das SeKA-Basistraining (SeKA steht für Selbstinstruktives Körper-Achtsamkeitstraining) stellt Programme zur Verfügung, mit denen man ganz einfach Energie tanken kann. Ob im Büro, in der Bahn oder vor dem Fernseher: Die vom „Karlsruher EntspannungsTraining" (ket) entwickelten Übungen sind jederzeit ohne großen Aufwand umsetzbar und führen im Nu zu neuer Konzentration, innerer Ruhe und geistiger Frische.

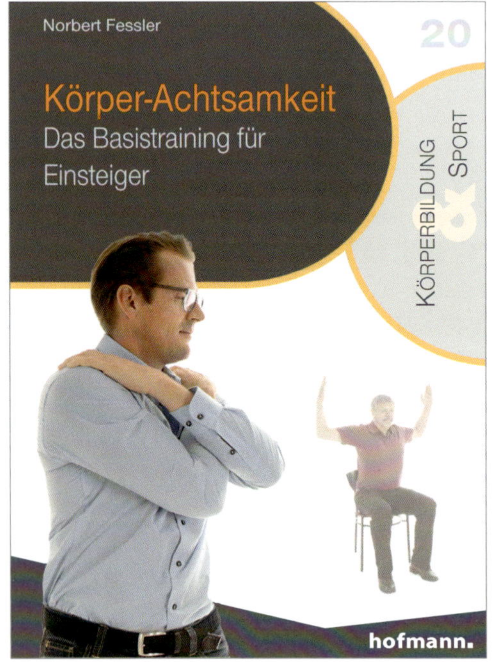

Norbert Fessler (2018). *Körper-Achtsamkeit. Das Basistraining für Einsteiger.* Schorndorf: Hofmann-Verlag.

12 Programme, 72 Übungen, auf 12 Körperregionen bezogen. Sie gründen ein selbstinstruktives Achtsamkeitstraining, das den Körper im Fokus hat. Sanfte und bewusst ausgeführte Übungen fordern Körperkonzentration und legen den Schalter um: Die Außenwelt rückt hintenan, wenn man sich gedanklich auf seinen Körper und sich selbst konzentriert. Physisch bedeutet das, den Körper zu regulieren und gezielt eine eutonisch-wohltuende Spannung herbeizuführen. Die psychischen Wirkungen bleiben nicht aus: Der Kopf wird frei, es wird innere Einkehr gehalten, die Reizüberflutung ist für die Zeit des Übens ausgeblendet, Belastungen werden relativiert und Stress abgebaut.

Norbert Fessler & Volker Linder (2018). *Yoga der Achtsamkeit – für jedes Alter jeden Tag.* Schorndorf: Hofmann-Verlag.

Bei diesem Yoga steht die individuelle Adaptierbarkeit von Yogahaltungen im Mittelpunkt. Denn Körper und Geist brauchen etwas anderes, je nachdem, in welcher Entwicklungsphase sich der Einzelne befindet. Versammelt sind in diesem Buch essentielle Asanas aus der Yogatradition, die in gesundheitspräventiver Absicht eingebettet sind in ein erprobtes System aus Mobilisierungs- und Entspannungsübungen und tiefer gehenden Werkzeugen wie der Atmung. Unter den Themen „Atem vertiefen – Beweglichkeit fördern – Körper kräftigen – Gleichgewicht verbessern“ werden 17 geprüfte Programme angeboten, die zwischen fünf und acht Übungsmodule beinhalten, meist 10 - 12 Minuten dauern und eigenständig geübt werden.

Norbert Fessler & Michaela Knoll (2019). *Achtsamkeitstraining für Kinder. Konzentriert und entspannt in Kita & Grundschule mit fantasievollen Geschichten und Körper-Achtsamkeitsübungen* (3. Auflage). Münster: Ökotopia

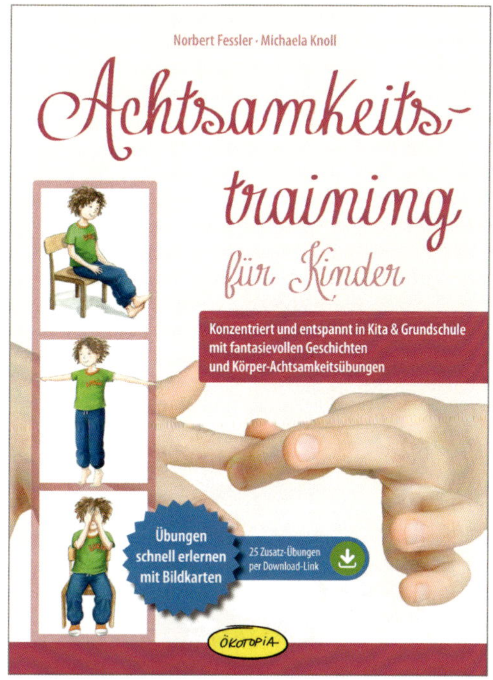

Die Publikation beinhaltet das SeKA-Basic-Trainingssystem für Kinder. Gezielt in den Tagesablauf integriert, hilft dieses Training, den Kinderalltag zu rhythmisieren und die Balance von Anspannung und Entspannung zu regulieren. Das gesamte Trainingssystem besteht aus 9 Fantasiegeschichten sowie 65 für Kinder von 4 bis 10 Jahren leicht zugängliche Körperübungen, die in diese Geschichten eingearbeitet sind. Diese Körperübungen von Kopf bis Fuß entwickeln die Fähigkeit, den eigenen Körper achtsam wahrzunehmen.

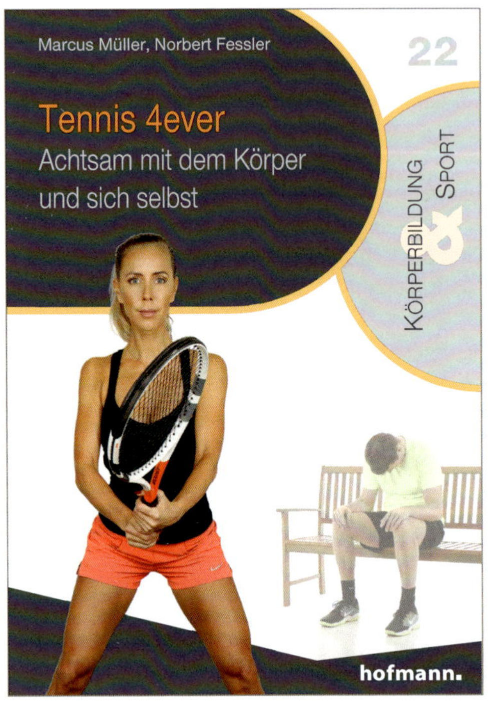

Marcus Müller & Norbert Fessler (2019). *Tennis 4ever. Achtsam mit dem Körper und sich selbst*. Schorndorf: Hofmann-Verlag.

Achtsamkeitsübungen zur Verbesserung der Körperwahrnehmung und zielorientierter Umsetzung von Tennistechniken oder zur Modulation von Emotionen in Stresssituationen sollten nicht nur dem Tennis-Spitzensport, sondern auch Tennisspielern jeden Alters zugänglich sein, um das eigene Spiel erfolgreicher zu gestalten und dabei gesund zu bleiben. Das nun vorliegende Achtsamkeitstraining umfasst 9 Programme von jeweils 15 bis 20 Minuten Übungsdauer. Sie beinhalten 63 Übungsmodule, die vielseitig eingesetzt werden können: als Warm up oder Cool down, aber auch für den situativen Einsatz etwa bei Seitenwechseln oder in Trainings- und Spielpausen zur schnellen körperlichen und mentalen Erholung.

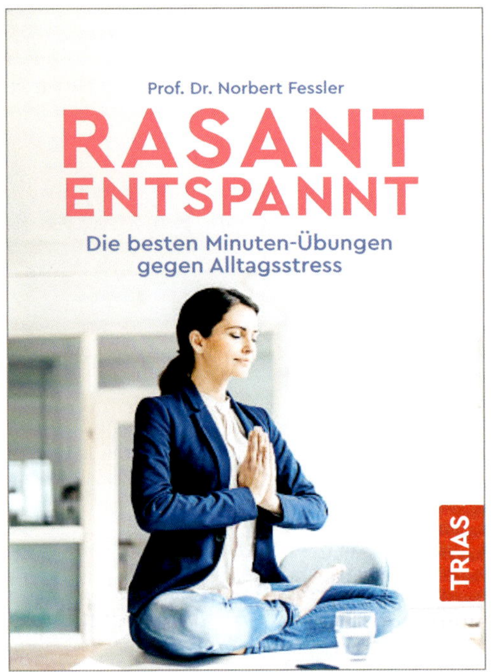

Norbert Fessler (2020). *Rasant entspannt. Die besten Minuten-Übungen gegen Alltagsstress* (3. Auflage). Stuttgart: TRIAS Verlag.

Sie sind total im Stress, Ihre Schultern sind verspannt, der Rücken schmerzt, doch Sie finden keine Zeit zum Entspannen - und schon gar nicht für aufwendige Methoden wie Yoga, Tai Chi oder Feldenkrais? Sie sehnen sich nach kleinen Entspannungsinseln inmitten des hektischen Alltags, wo Sie zwischendurch Energie tanken und Ihr Wohlbefinden sofort steigern können? „Rasant entspannt“ gibt auf 128 Seiten Antworten. Neun ganzheitlich ausgerichtete SeKA-Programme helfen bei Verspannungen, Schmerzen und Überlastung. Und nicht nur das: Jede Bewegungsfolge führt zu neuer Konzentration, innerer Ruhe und geistiger Frische.

Norbert Fessler (2020). *Progressive Muskel-Relaxation nach Jacobson – für den täglichen Gebrauch*. Schorndorf: Hofann-Verlag.

Das PMR-Trainingssystem setzt sich zusammen aus 5 Basisprogrammen mit je 10 Übungen zu 5 Körperregionen – ergänzt durch Kurzprogramme und Mini-Workouts – ermöglichen mit der PMR-Technik einen optimalen Einstieg in persönliche Problemzonen, mit denen schnell der Entspannungsmodus erreicht wird. Weiterhin werden 5 spezielle PMR-Programme für wichtige Alltagssituationen vorgestellt, nämlich für den Start in den Tag und am Ende des Tages, für Schreibtisch- und Bildschirmarbeit sowie für Leistungssituationen. Schließlich wird die 26-Schritte-Langform angeboten, mit der 24 verschiedenene Muskelgruppen step by step ein intensives Body-Feeling ermöglichen.

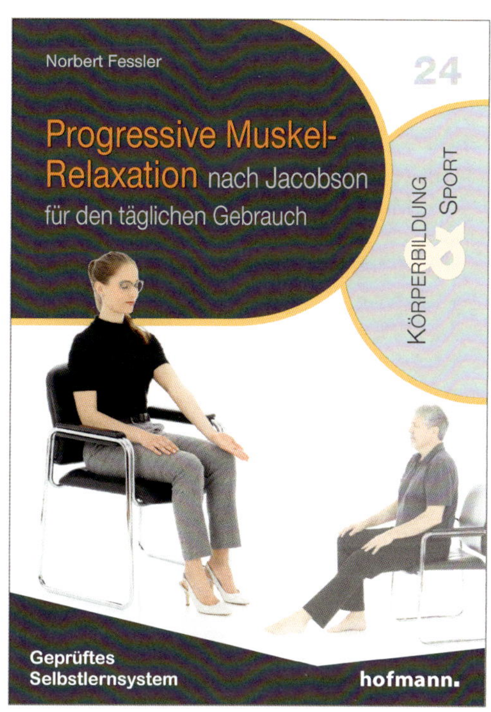

SeKA-Medien – Der SeKA-Yoga Kurs

SeKA-Yoga ist mit 49 Asanas ein vollständiger Yoga-Kurs für Anfänger und Fortgeschrittene, der auch begleitend zum Training im Yogastudio eingesetzt werden kann. Der Kurs umfasst 8 geprüfte, schnell erlernbare und jederzeit persönlich verfügbare Yoga-Kurzprogramme für Erwachsene, die bei Bogner-Records erschienen sind. www.bogner-records.com

Energie tanken [CD1 – 17043] – mit dem Yoga-Achtsamkeits-Sonnengruß und dem Yoga-Fitness-Sonnengruß (8 Asanas und 25 verbindende Übungen).

Der Sonnengruß [Surya Namaskar] kennt viele Varianten. Er hilft Ihnen jederzeit, Energie zu tanken. Sie können ihn entschleunigt üben für mehr Achtsamkeit oder beschleunigt für bessere Fitness. Beide Formen finden Sie auf dieser CD.

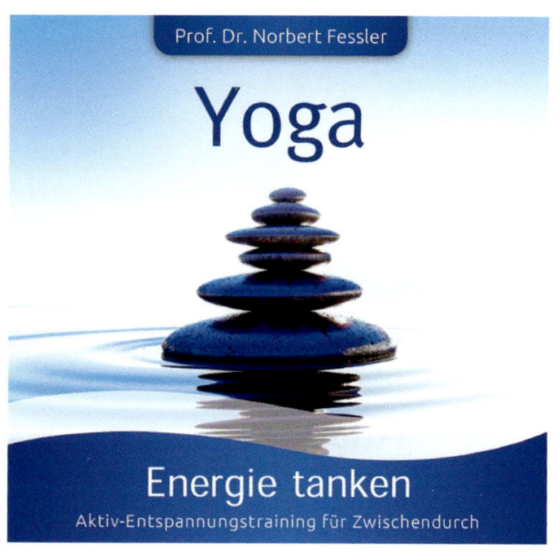

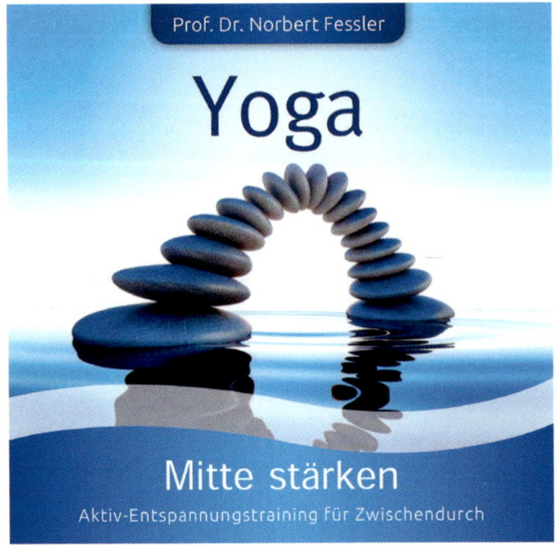

Mitte stärken [CD3 – 17063] – mit dem Yoga-Bauch-Programm und dem Yoga-Rücken-Programm (16 Asanas und 4 verbindende Übungen).

Wenn Sie Ihre Mitte stärken, dann zeigen Sie zunächst einmal dem Rückenschmerz die rote Karte. Auch leben Sie gesünder, wenn Sie Ihre Verdauung besser regulieren können und sich in Ihrem Bauchraum wohlfühlen.

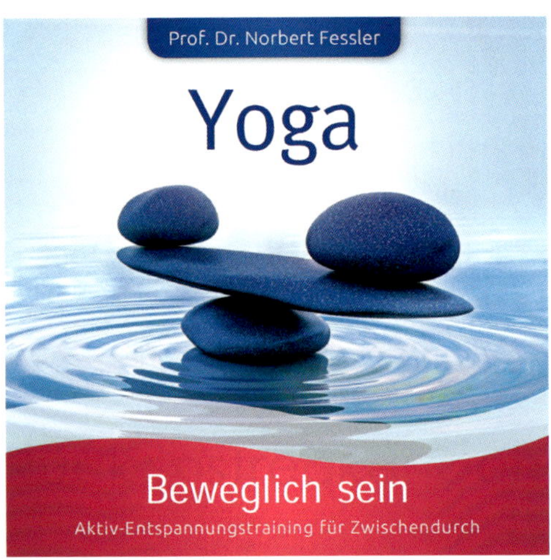

Beweglich sein [CD4 – 17073] – mit dem Yoga-Beweglichkeits-Programm und dem Yoga-Gleichgewichts-Programm (13 Asanas und 3 verbindende Übungen).

Wenn Sie Ihren Körper geschmeidig halten und Ihren Körper ausbalancieren können, gehen Sie selbstbewusster durchs Leben. Denn gesundes Sitzen, Stehen und Gehen gibt Ihrer Körper- und Geisteshaltung Ausdruck.

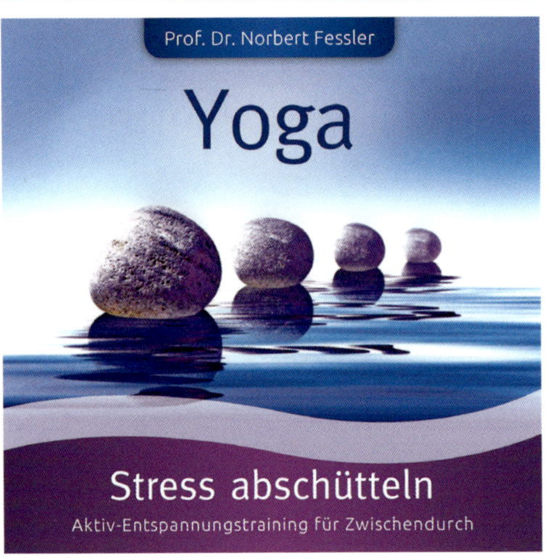

Stress abschütteln [CD2 – 17053] – mit dem Yoga-Anti-Stress-Programm und dem Yoga-Kräftigungs-Programm (12 Asanas und 11 verbindende Übungen).

Stress abzuschütteln gelingt mit Yoga hervorragend. Wenige Übungsminuten reichen aus, Ihre Nervosität zu senken und sich besser zu konzentrieren. Auch Ihr Blutdruck, bei Stress meist erhöht, wird signifikant gesenkt.